黄帝内经

养生智慧全书

主编 ■ 于雅婷 孙平

江苏凤凰科学技术出版社
·南京·

国际标准针灸穴位图

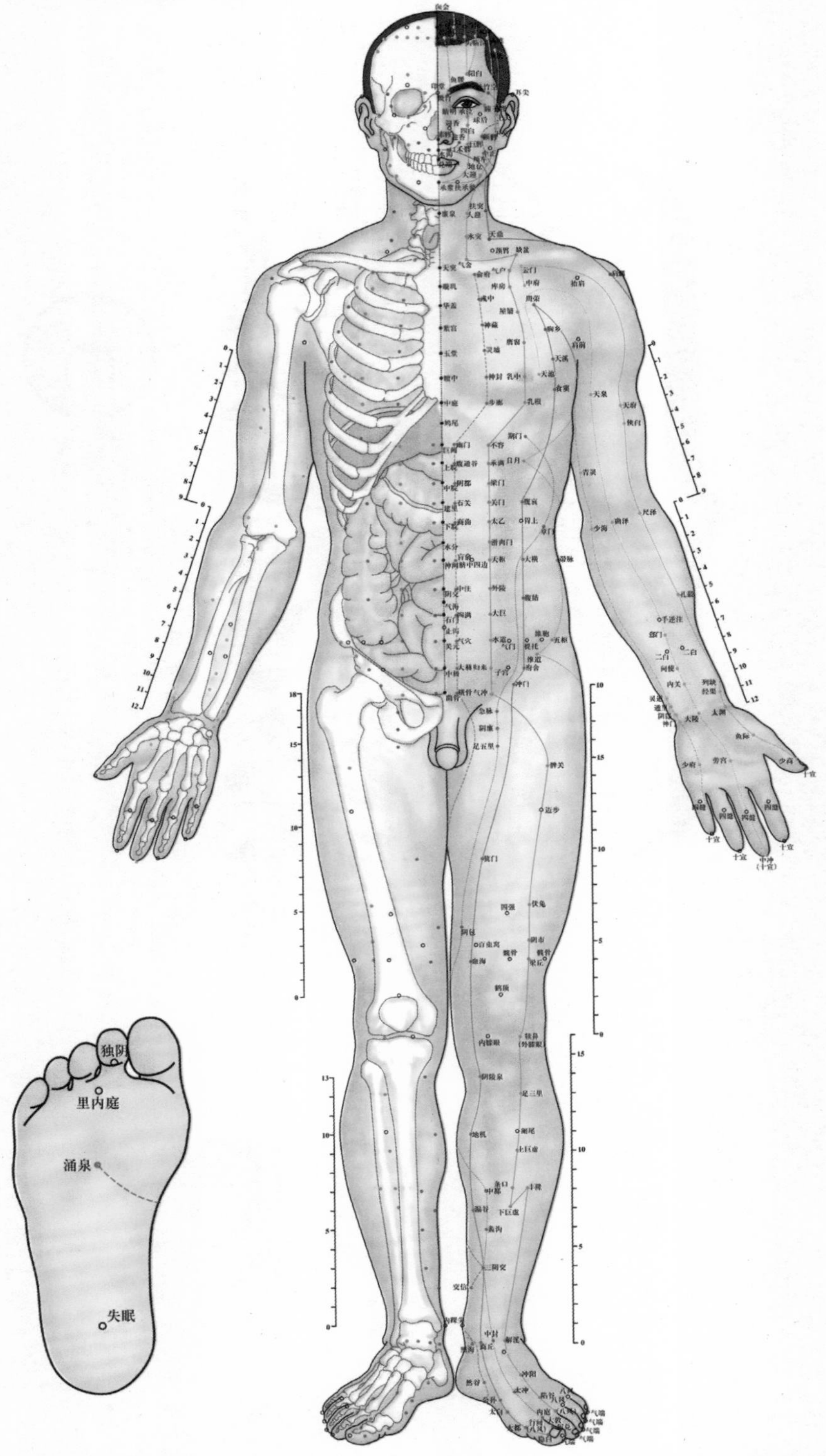

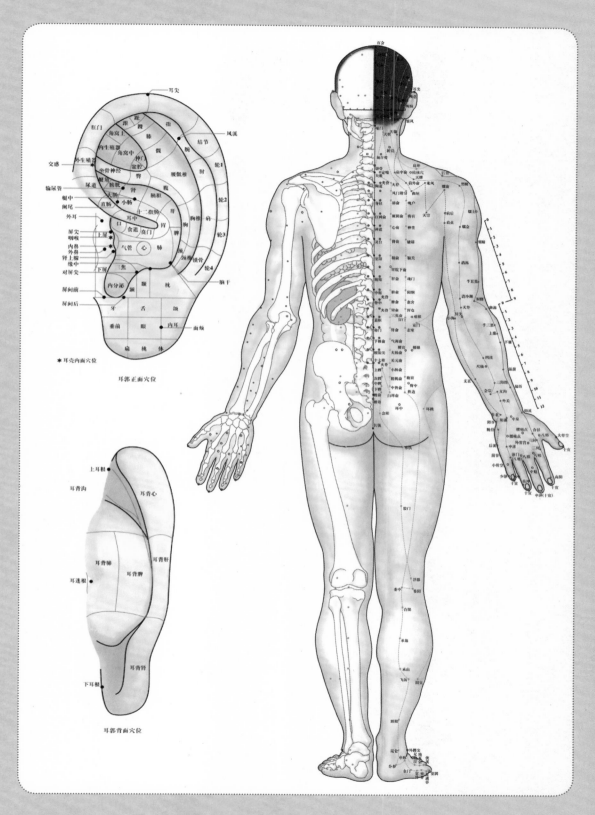

耳郭正面穴位

耳郭背面穴位

3

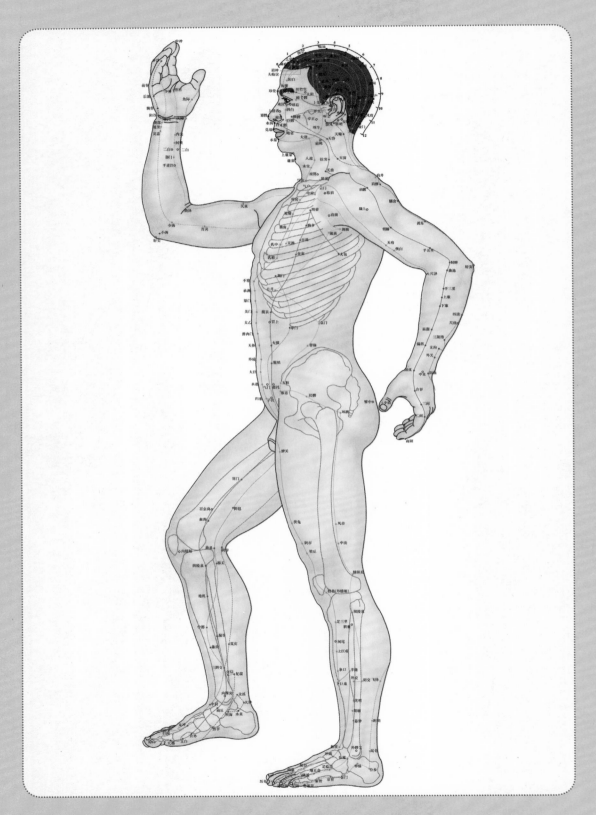

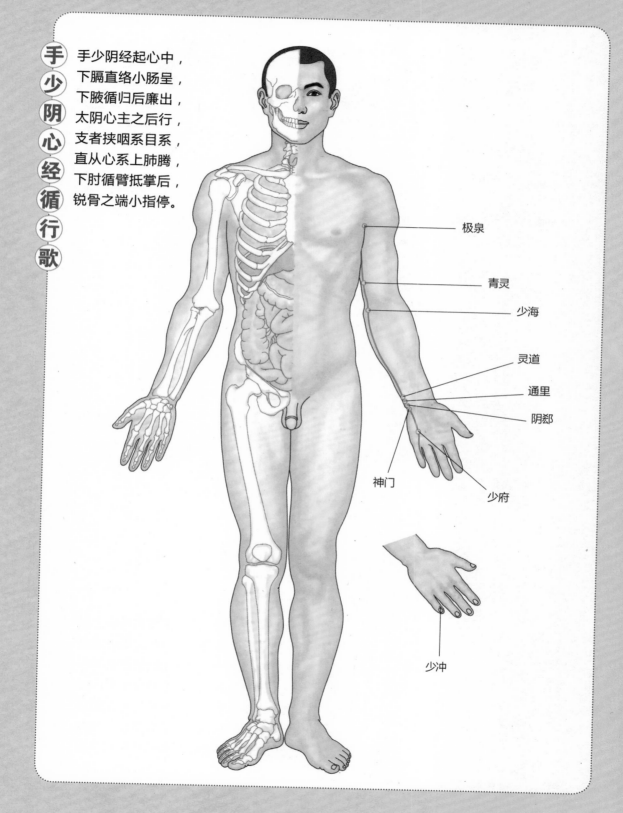

手少阴心经循行歌

手少阴经起心中，
下膈直络小肠呈，
下腋循归后廉出，
太阴心主之后行，
支者挟咽系目系，
直从心系上肺腾，
下肘循臂抵掌后，
锐骨之端小指停。

极泉

青灵

少海

灵道

通里

阴郄

神门

少府

少冲

5

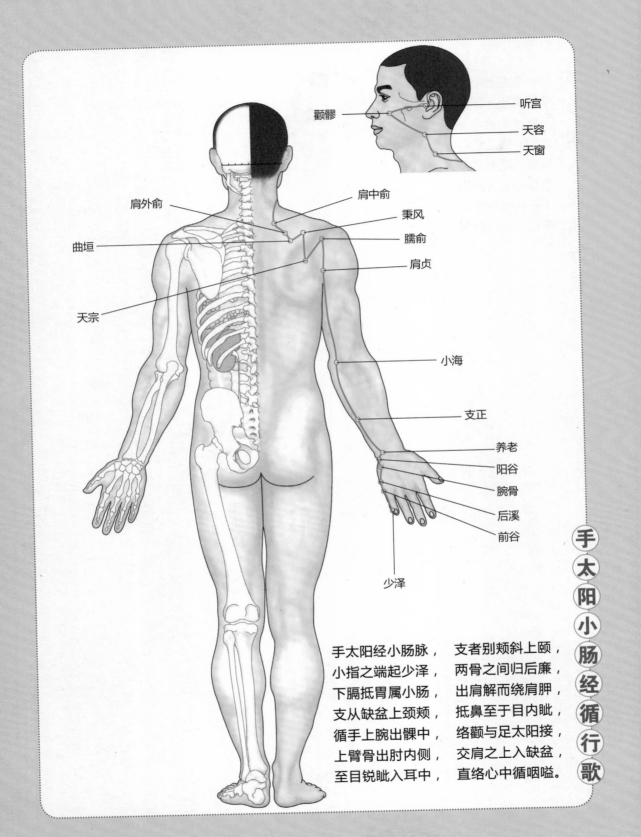

颧髎　听宫
天容
天窗

肩外俞　肩中俞
　　　　秉风
曲垣　　臑俞
　　　　肩贞

天宗

小海

支正

养老
阳谷
腕骨
后溪
前谷

少泽

手太阳经小肠脉，　　支者别颊斜上颐，
小指之端起少泽，　　两骨之间归后廉，
下膈抵胃属小肠，　　出肩解而绕肩胛，
支从缺盆上颈颊，　　抵鼻至于目内眦，
循手上腕出髁中，　　络颧与足太阳接，
上臂骨出肘内侧，　　交肩之上入缺盆，
至目锐眦入耳中，　　直络心中循咽嗌。

手太阳小肠经循行歌

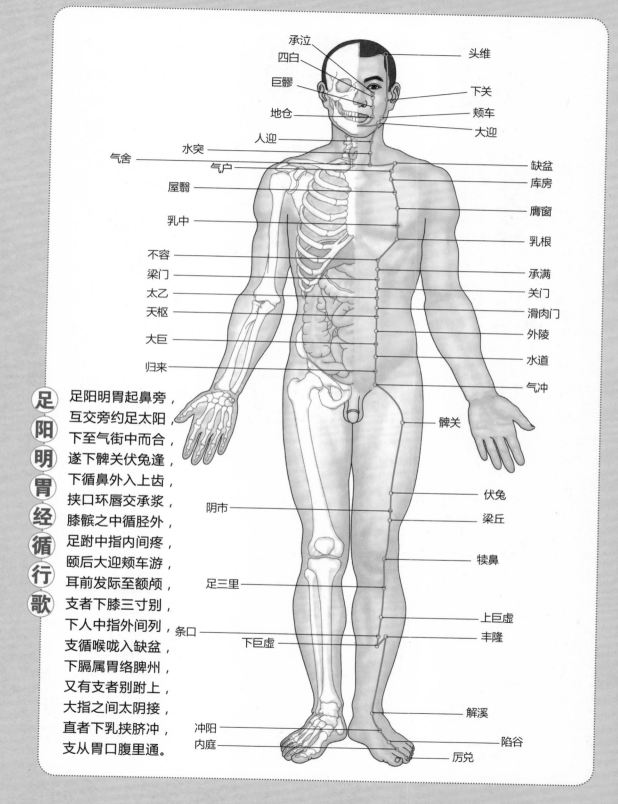

承泣
四白
巨髎
地仓
人迎
水突
气舍
气户
屋翳
乳中
不容
梁门
太乙
天枢
大巨
归来

头维
下关
颊车
大迎
缺盆
库房
膺窗
乳根
承满
关门
滑肉门
外陵
水道
气冲
髀关
伏兔
梁丘
犊鼻
上巨虚
丰隆
阴市
足三里
条口
下巨虚
解溪
冲阳
内庭
陷谷
厉兑

足阳明胃经循行歌

足阳明胃起鼻旁，
互交旁约足太阳，
下至气街中而合，
遂下髀关伏兔逢，
下循鼻外入上齿，
挟口环唇交承浆，
膝髌之中循胫外，
足跗中指内间疼，
颐后大迎颊车游，
耳前发际至额颅，
支者下膝三寸别，
下人中指外间列，
支循喉咙入缺盆，
下膈属胃络脾州，
又有支者别跗上，
大指之间太阴接，
直者下乳挟脐冲，
支从胃口腹里通。

7

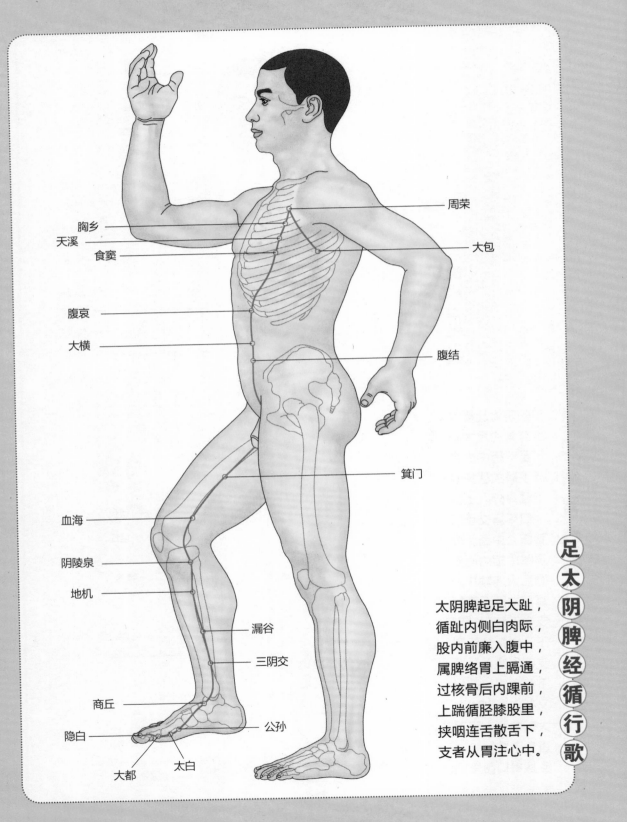

周荣

胸乡
天溪
食窦

大包

腹哀

大横

腹结

箕门

血海

阴陵泉

地机

漏谷

三阴交

商丘

公孙

隐白

太白

大都

太阴脾起足大趾，
循趾内侧白肉际，
股内前廉入腹中，
属脾络胃上膈通，
过核骨后内踝前，
上端循胫膝股里，
挟咽连舌散舌下，
支者从胃注心中。

足太阴脾经循行歌

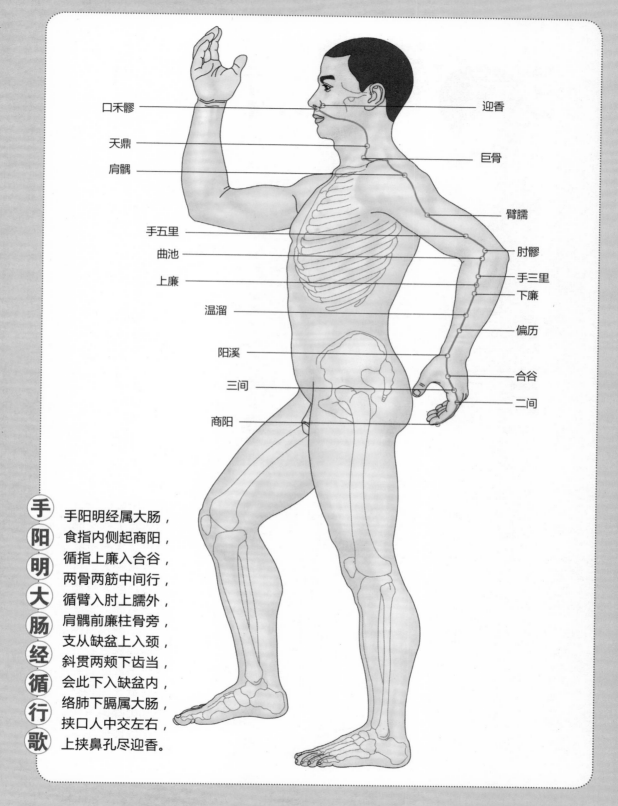

口禾髎　　　　　　　　　　迎香

天鼎　　　　　　　　　　　巨骨

肩髃

　　　　　　　　　　　　　臂臑

手五里　　　　　　　　　　肘髎

曲池　　　　　　　　　　　手三里

上廉　　　　　　　　　　　下廉

温溜　　　　　　　　　　　偏历

阳溪　　　　　　　　　　　合谷

三间　　　　　　　　　　　二间

商阳

手阳明大肠经循行歌

手阳明经属大肠，
食指内侧起商阳，
循指上廉入合谷，
两骨两筋中间行，
循臂入肘上臑外，
肩髃前廉柱骨旁，
支从缺盆上入颈，
斜贯两颊下齿当，
会此下入缺盆内，
络肺下膈属大肠，
挟口人中交左右，
上挟鼻孔尽迎香。

9

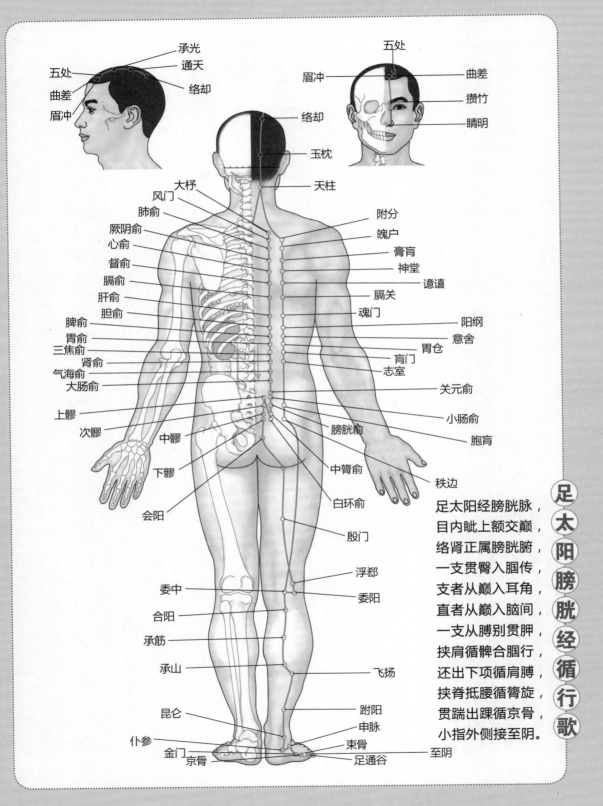

承光
通天
五处
络却
曲差
眉冲

五处
眉冲
曲差
攒竹
睛明

络却
玉枕
天柱

大杼
风门
肺俞
厥阴俞
心俞
督俞
膈俞
肝俞
胆俞
脾俞
胃俞
三焦俞
肾俞
气海俞
大肠俞
上髎
次髎
中髎
下髎
会阳

附分
魄户
膏肓
神堂
譩譆
膈关
魂门
阳纲
意舍
胃仓
肓门
志室
关元俞
小肠俞
胞肓
膀胱俞
中膂俞
白环俞
秩边

殷门

浮郄
委阳

委中
合阳
承筋
承山

飞扬

昆仑
仆参
金门
京骨

跗阳
申脉
束骨
足通谷
至阴

足太阳经膀胱脉，
目内眦上额交巅，
络肾正属膀胱腑，
一支贯臀入腘传，
支者从巅入耳角，
直者从巅入脑间，
一支从膊别贯胛，
挟肩循髀合腘行，
还出下项循肩膊，
挟脊抵腰循膂旋，
贯踹出踝循京骨，
小指外侧接至阴。

足太阳膀胱经循行歌

10

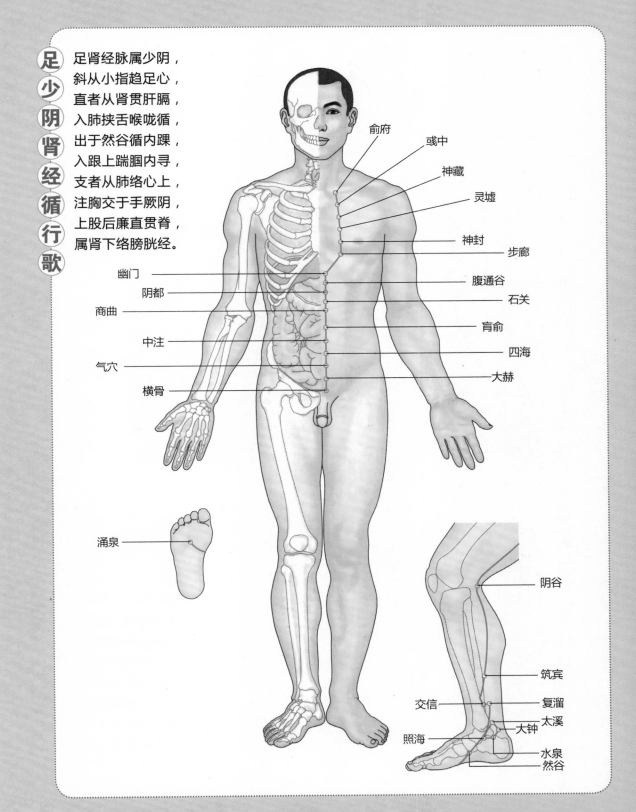

足少阴肾经循行歌

足肾经脉属少阴，
斜从小指趋足心，
直者从肾贯肝膈，
入肺挟舌喉咙循，
出于然谷循内踝，
入跟上踹腘内寻，
支者从肺络心上，
注胸交于手厥阴，
上股后廉直贯脊，
属肾下络膀胱经。

俞府
彧中
神藏
灵墟
神封
步廊
幽门
阴都
商曲
中注
气穴
横骨
腹通谷
石关
肓俞
四海
大赫
涌泉
阴谷
筑宾
交信
复溜
太溪
大钟
照海
水泉
然谷

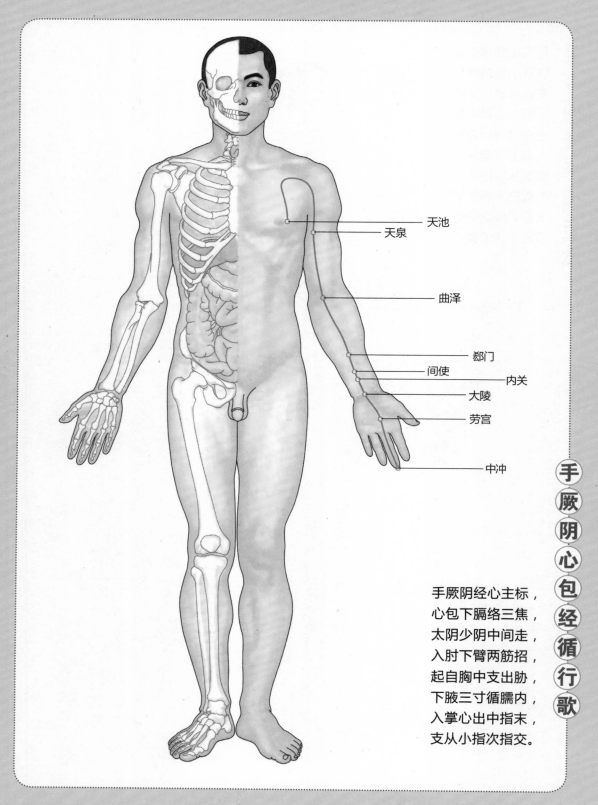

天池
天泉

曲泽

郄门
间使
内关
大陵
劳宫

中冲

手厥阴经心主标，
心包下膈络三焦，
太阴少阴中间走，
入肘下臂两筋招，
起自胸中支出胁，
下腋三寸循臑内，
入掌心出中指末，
支从小指次指交。

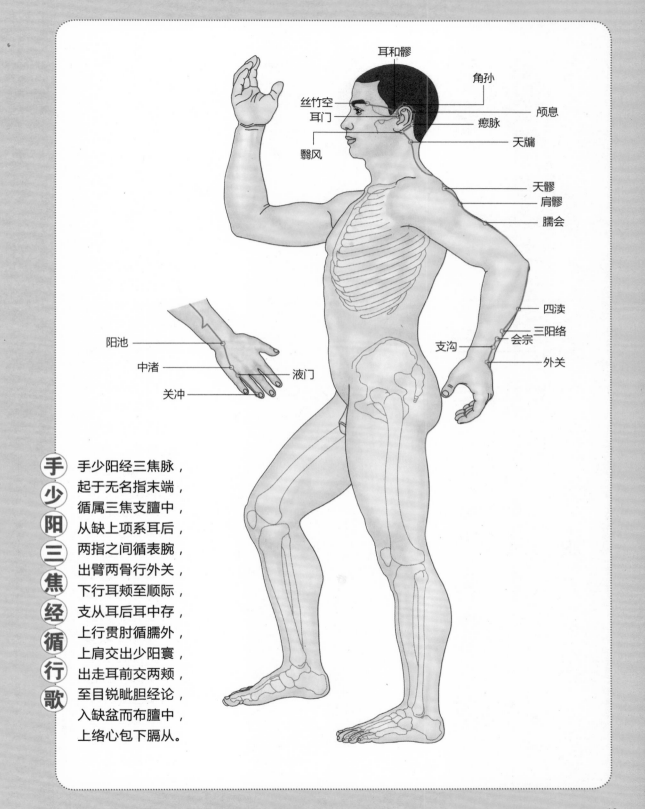

耳和髎
角孙
丝竹空
耳门
颅息
瘈脉
天牖
翳风

天髎
肩髎
臑会

四渎
三阳络
会宗
支沟
外关

阳池
中渚
液门
关冲

手少阳三焦经循行歌

手少阳经三焦脉，
起于无名指末端，
循属三焦支膻中，
从缺上项系耳后，
两指之间循表腕，
出臂两骨行外关，
下行耳颊至顺际，
支从耳后耳中存，
上行贯肘循臑外，
上肩交出少阳寰，
出走耳前交两颊，
至目锐眦胆经论，
入缺盆而布膻中，
上络心包下膈从。

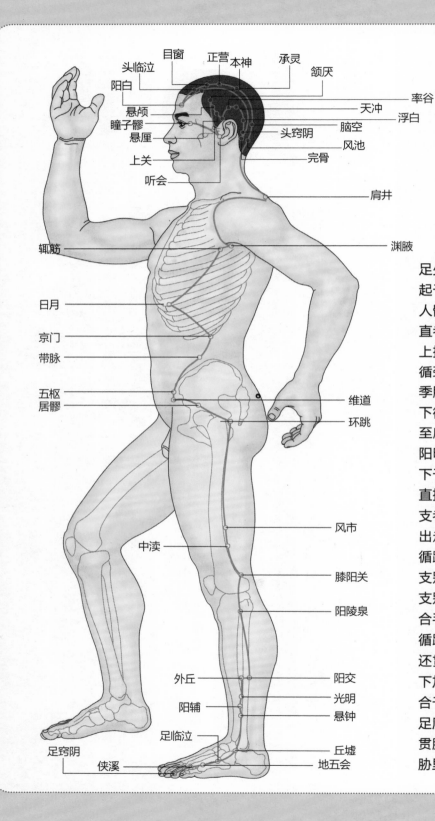

足少阳脉胆经传，
起于两目锐眦边，
人髀厌中脉来横，
直者缺盆下腋胸，
上抵头角下耳后，
循颈行手少阳前，
季胁下合髀厌中，
下循髀阳膝外廉，
至肩却出少阳后，
阳明缺盆之外旋，
下于外辅骨之前，
直抵绝骨出外踝，
支者耳后人耳中，
出走耳前锐眦逢，
循跗入小次趾间，
支别跗上入大趾，
支别锐眦下大迎，
合手少阳抵顺宫，
循趾歧骨出其端，
还贯爪甲出三毛，
下加颊车下颈行，
合于缺盆胸中承，
足厥阴经于此连，
贯膈络肝原属胆，
胁里气街毛际萦。

足少阳胆经循行歌

14

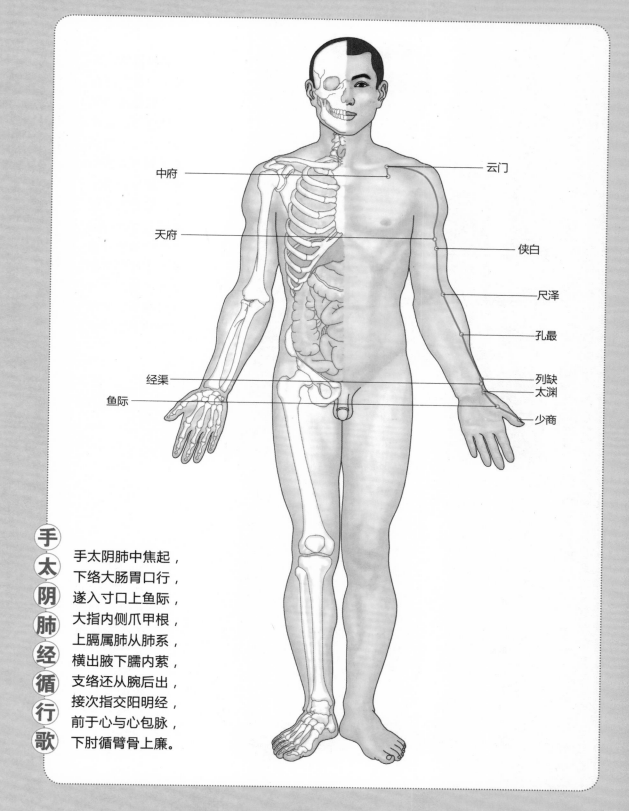

中府

云门

天府

侠白

尺泽

孔最

经渠

列缺
太渊

鱼际

少商

手太阴肺经循行歌

手太阴肺中焦起，
下络大肠胃口行，
遂入寸口上鱼际，
大指内侧爪甲根，
上膈属肺从肺系，
横出腋下臑内蓁，
支络还从腕后出，
接次指交阳明经，
前于心与心包脉，
下肘循臂骨上廉。

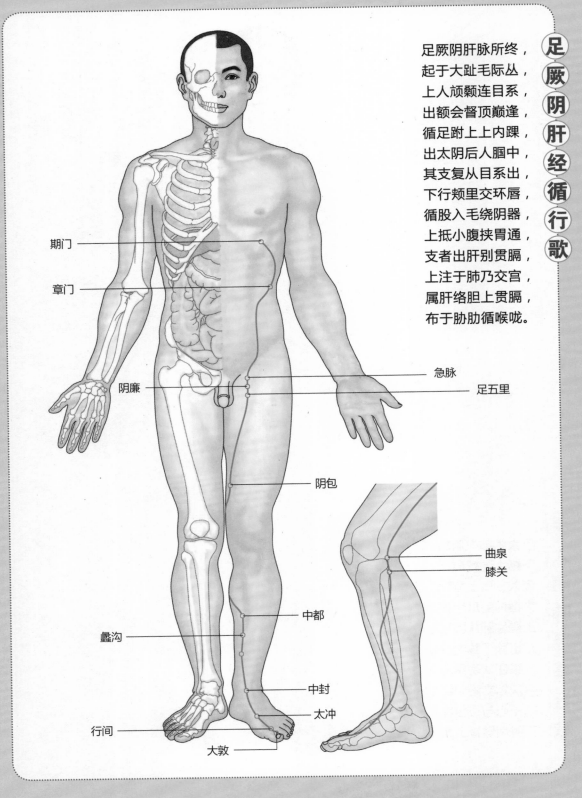

足厥阴肝脉所终，
起于大趾毛际丛，
上人颃颡连目系，
出额会督顶巅逢，
循足跗上上内踝，
出太阴后人腘中，
其支复从目系出，
下行颊里交环唇，
循股入毛绕阴器，
上抵小腹挟胃通，
支者出肝别贯膈，
上注于肺乃交宫，
属肝络胆上贯膈，
布于胁肋循喉咙。

足厥阴肝经循行歌

期门

章门

急脉

足五里

阴廉

阴包

曲泉
膝关

中都

蠡沟

中封

太冲

行间

大敦

16

藏在时间树里的养生密码

　　时令养生和体质养生，是《黄帝内经》中强调养生的重要原则。如果将本书比作一棵健康树，那么《黄帝内经》就是它最肥沃的土壤，四季养生就像支撑健康树的树干，节气养生就像是健康树的树枝，时辰养生就像健康树的树叶，体质养生就像其花苞。时令与体质养生的健康秘密就隐藏在健康树中，让我们一一地把它挖掘出来。

　　《黄帝内经》传说是黄帝所著，是我国现存最早的一部医学理论典籍，是我国人民养心、养性、养生的千年圣典，也是一本蕴含生命哲学的大百科全书。本书参考了数千年来人们对《黄帝内经》的大量研究成果，不但将原有经文翻译成了现代人容易理解的白话文，而且结合生命科学、道家养生理论和我国传统文化，对其中的思想采用图解的形式进行全方位解读。让你理解更深入、更透彻，力求使你轻松读懂每一句话。

　　编者将《黄帝内经》中有关时令与体质养生方面的知识进行了全方位的提炼：

● 首先，养生要顺应四季。

　　春生、夏长、秋收、冬藏，是气之常也，人亦应之"春温、夏热、秋燥、冬寒"。在春夏时节保养阳气，秋冬两季养收、养藏，应与自然界万物一样，维持着春生、夏长、秋收、冬藏的规律。如果违背了这个基本原则，就会伤及人的根本，损耗人的元气。

● 其次，养生要顺应二十四节气。

　　我们将这些节气的特点和该阶段的易发病与临床表现相结合，为你提炼出不同时期的养生重点。不仅如此，我们还介绍了二十四节气的传统民俗，让你在各个节气不仅可以进行身体养生，还可以进行精神调养。

● 再次，养生要落实到一天的十二时辰。

我们将各个时辰的特点与养生作了细致精妙的论述。配合天地、阴阳等，搭配十二时辰的经络运行，强调以时养生的原则，并建议人们应依照各个时辰的经络走向，顺应其养生特点。例如丑时(1 时至3 时) 是肝造血的时间，不宜熬夜加班或酗酒，否则将容易发病。

● 最后，养生应根据相应体质。

每个人的身体素质都不相同，在中医上这些千差万别的特征都可以归为体质。在此，我们介绍了生活中六种常见的偏颇体质：气虚型、阴虚型、血虚型、气滞型、淤血型和痰湿型体质。并分别对以上六种体质作了详尽的介绍，深入每种体质，分析其阴阳消长、气血强弱、寒热冷暖的偏向，并针对各种体质的常见疾病给出了相应的食疗和养生建议。

总的来说，本书集合多种功能于一身，既是一本清晰的体质诊断书，又是一本实用的时令养生指导手册，还是一本详尽的食物功效说明书，更是一本内容丰富的食疗药膳养生食谱。让你彻底地认识自己的体质，并根据时令进行适时的养生，通过食疗轻松地防病治病，在享受美味的同时拥有健康！

Contents 目录 ▶

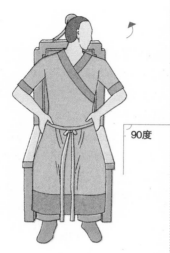

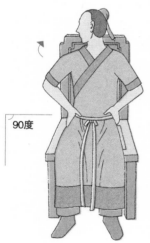

转腰导引功图

　　具体方法：端坐于椅子上，两脚分开与肩同宽，大腿与小腿呈90度角，躯干伸直，全身放松，下颌向内微收。端坐，全身放松，两手叉腰。拇指在前，其余四指在后，含胸，两肩内收，向左转到极限，再向右转到极限为1次，共做64次。

　　适应病症：肚腹冷，气机不畅，胸闷不舒。

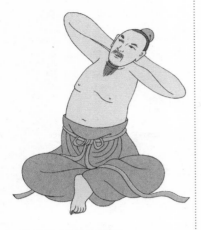

秋分八月中坐功图

主治：膝髌肿痛、腹大水肿、风湿积滞、股胫外侧痛、消谷善饮、膚乳气冲、胃寒喘满、遗尿、腹胀。

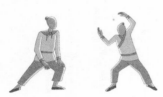

虎形　　　　鹿形

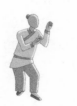

熊形

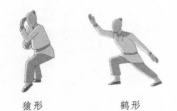

猿形　　　　鹤形

五禽戏

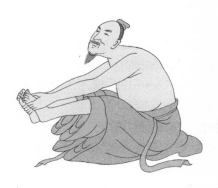

霜降九月中坐功图

　　《灵枢·经脉篇》说："膀胱足太阳之脉……是动则病冲头痛，目似脱，髀不可以屈，是主筋所生病者，痔，疟，狂、癫疾，目黄，泪出，鼽衄。"上述病症采用本法锻炼，有较好的防治作用。
　　具体方法：每日凌晨 3~7 点时，平坐，伸展双手攀住双足，随着脚部的动作用力，将双腿伸出去再收回来，如此做 5~7 次，然后牙齿叩动 36 次，调息吐纳，津液咽入丹田 9 次。

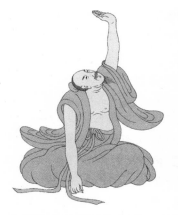

小寒十二月节气坐功图

　　主治：胃脘疼痛，腹胀，身体沉重，营卫不和，黄疸，大小便不畅，心下急痛等。

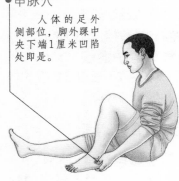

●申脉穴

人体的足外
侧部位，脚外踝中
央下端1厘米凹陷
处即是。

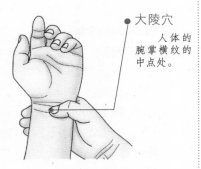

●大陵穴

人体的
腕掌横纹的
中点处。

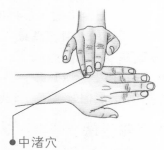

●中渚穴

小指和无名指根间向下
2厘米，手背凹陷处。

下篇：
体质养生

第一章 体质关乎一生的健康

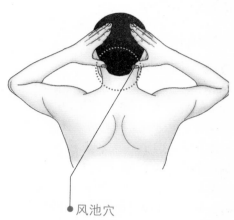

● 风池穴

后颈部，后枕骨下，两条大筋外缘陷窝处，相齐于耳垂。

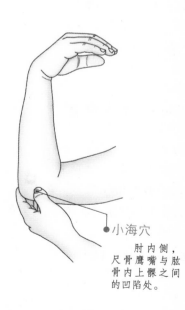

● 小海穴

肘内侧，尺骨鹰嘴与肱骨内上髁之间的凹陷处。

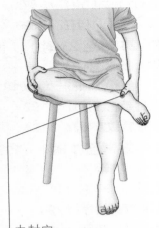

●中封穴

　　人体足背侧，足内踝前1
寸处。
　　功效：《医宗金鉴》云此
穴"主治梦泄遗精、阴缩、五
淋、不得尿、鼓胀、瘦气"。

●阳陵泉穴

　　人体膝盖斜下方，小腿外
侧的腓骨小头稍前的凹陷中。
　　功效：对长期筋骨僵硬、
酸痛，容易痉挛的症状有改善
作用。

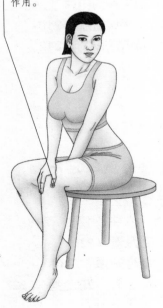

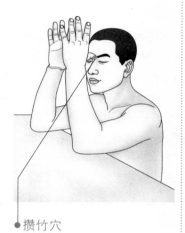

● 攒竹穴

　　眉毛内侧端，眼眶骨上凹陷处。

　　功效：按摩此穴位，能缓解眼睛红肿、疼痛、视物不清等，还能治疗结膜炎。

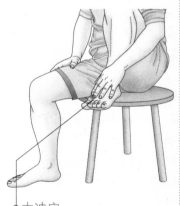

● 太冲穴

　　在足背，第1、2跖骨的连接部位中间，能感到动脉的位置。

　　功效：能平肝、理血、通络，治疗失眠、月经不调、乳腺炎、肾脏炎症等。

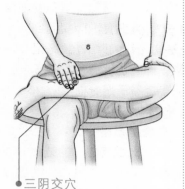

● 三阴交穴

　　位于小腿内侧，脚踝以上3寸的地方。
　　功效：经常按揉三阴交穴，可以调补肝、脾、肾三经的气血，达到健康长寿的目的。

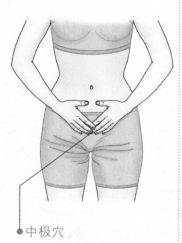

● 中极穴

　　下腹部，前正中线上，当脐中下4寸处。
　　功效：有助气化，能治疗遗精、小便频繁、痛经、盆腔炎、月经不调等。

黄帝内经养生智慧全书

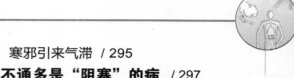

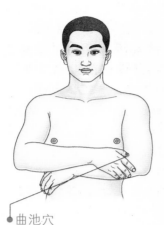

●曲池穴

屈肘成直角,在肘横纹尽头筋骨间凹陷处。
功效:能治疗肩肘关节疼痛、肠胃炎、扁桃体炎、咽喉炎、高血压等疾病。

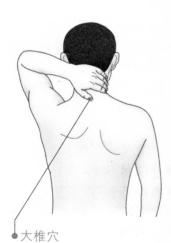

●大椎穴

背部正中线上,第7颈椎棘突下凹陷中。
功效:能舒筋活络,治疗颈椎病、肩背痛、头痛、中暑、支气管炎等。

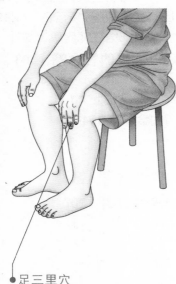

●足三里穴

外膝眼下3寸，胫骨前嵴外侧约1横指处。

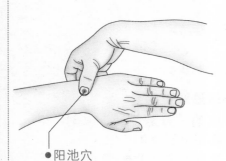

●阳池穴

在人体的手腕部位，即腕背横纹上，前对中指和无名指的指缝。

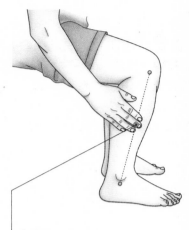

●丰隆穴

　　位于足外踝上8寸处，
大约在外膝眼与外踝尖的
连线中点。

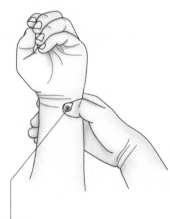

●神门穴

　　手腕关节的手掌一侧，尺骨
侧腕屈肌腱的桡骨侧凹陷处。

● 阅读导航

我们在此特别设置了阅读导航这一单元，对内文中各个部分的功能、特点等作一说明，这就会大大地提高您在阅读本书时的效率。

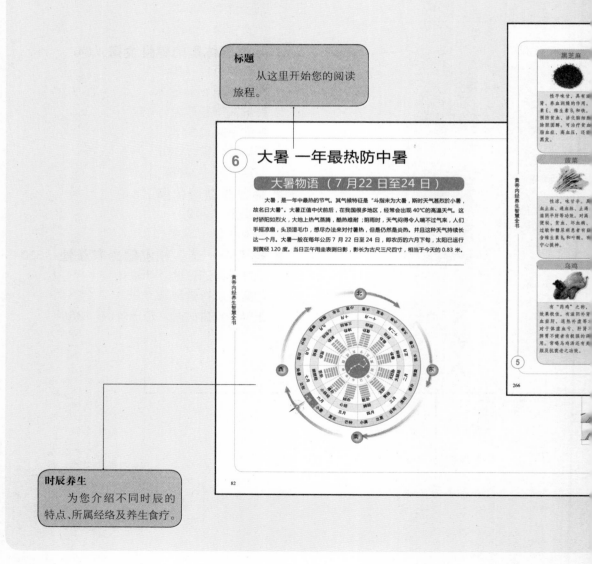

标题
从这里开始您的阅读旅程。

6 大暑 一年最热防中暑

大暑物语（7 月22 日至24 日）

大暑，是一年中最热的节气。其气候特征是"斗指未为大暑，斯时天气甚烈於小暑，故名曰大暑"。大暑正值中伏前后，在我国很多地区，经常会出现40℃的高温天气。这时骄阳如烈火，大地上热气蒸腾，酷热难耐；阴雨时，天气闷得令人喘不过气来，人们手摇凉扇，头顶湿毛巾，想尽办法来对付暑热，但是仍然是炎热。并且这种天气持续长达一个月。大暑一般在每年公历7 月22 日至24 日，即农历的六月下旬，太阳已运行到黄经120 度。当日正午用圭表测日影，影长为古尺三尺四寸，相当于今天的0.83 米。

时辰养生
为您介绍不同时辰的特点、所属经络及养生食疗。

饮食宜忌

　　介绍不同体质的禁忌食物与适宜食物。

推荐食疗菜谱

　　选用每种体质适宜的食材，配以简单明确的制作方法，让您在家里就能烹饪出有益健康的佳肴。

核桃

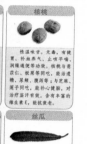

性温味甘。无毒，有健胃，补血养气、止咳平喘、润肠通便等功效。核桃与芝麻丝、板栗等同吃，能治遗精、尿频、腹泻等；与芝麻、莲子同吃，能补心健脑，对治疗盗汗有效。含有丰富的维生素E，能抗衰老。

丝瓜

性平味甘，具有通经络、顺气血、泄血解毒等功效，还有防治妇科病的功效，可使老丝瓜连皮煮水以利乳，调节子宫出血或血崩，解有痰咳、止血带，对治疗脚气效果明显。适合做菜食用。

动物肝脏

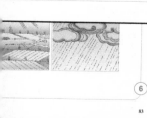

猪肝、羊肝、牛肝、鸡肝等动物肝脏含有丰富的维生素和铁、磷等元素，具有滋肝补血的作用。人的肝脏功能下降时，多食动物肝脏有补益功效，面色苍青者适当吃动物肝脏可改善体质。

血虚型体质的养生食谱 ⑥

● 枸杞子牛肉汤

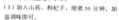

【原料】山药 600 克，牛肉 500 克，枸杞子 10 克，盐适量。

【制作】（1）牛肉切块洗净焯水；山药去皮洗净切块。

　　　　（2）将牛肉放入锅，加 800 毫升水以大火煮开，转小火慢炖 1 小时。

　　　　（3）加入山药、枸杞子，续煮 10 分钟，加盐调味即可。

● 桂圆煲猪心

【原料】猪心 1 个，姜片 15 克，桂圆 35 克，党参 10 克，红枣 10 颗，盐适量。

【制作】（1）猪心洗净，去肥油，切小片；红枣洗净去核；党参洗净切段备用。

　　　　（2）猪心用沸水余烫后，捞出沥干水分。

　　　　（3）砂锅上火，加 200 毫升水，放入猪心和其他材料，大火煮沸后改用小火煲约 2 小时，最后再加盐调味即可。

● 参须枸杞子炖河鳗

【原料】河鳗 500 克，人参须 15 克，枸杞子 10 克，盐适量。

【制作】（1）鳗鱼清理干净后余煲去腥，捞出再冲净，盛入炖锅。

　　　　（2）人参须冲净，撒在鱼上，加水盖过材料，移入电饭锅，加 300 毫升水。

　　　　（3）炖至开关跳起，揭开锅盖撒进枸杞子，再按一次开关直至跳起，加盐调味即可。

第三章
血虚型体质

267

⑥

83

31

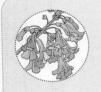

顺时养生才是最正确的选择

时令养生，是《黄帝内经》中强调养生的一条极其重要的原则。

《黄帝内经》中有"春夏养阳，秋冬养阴"的养生原则。春应肝而养生，夏应心而养长，长夏应脾而变化，秋应肺而养收，冬应肾而养藏。人体五脏生理活动必须适应四时阴阳变化，才能与外界环境保持协调平衡。

二十四节气是把一年内太阳在黄道上的位置变化和引起的地面气候的演变次序分为二十四段，每段约隔半个月，分别在十二个月里面。如果节气反常，必将影响人体正常的气血运行，造成人体节律紊乱、阴阳失调，致使疾病缠身。不同的节气应采取不同的养生措施，要因时而异，根据不同的特点来进行身体的保养。

人体的生物钟十分准确，它会在适当的时候告诉我们该做什么。如果每天都按十二时辰的规律生活，就会身体健康、精神十足，工作自然也会如鱼得水。反之，如果我们生活没有任何规律，生物钟就会紊乱，进而导致身体出现各种各样的不适或疾病。

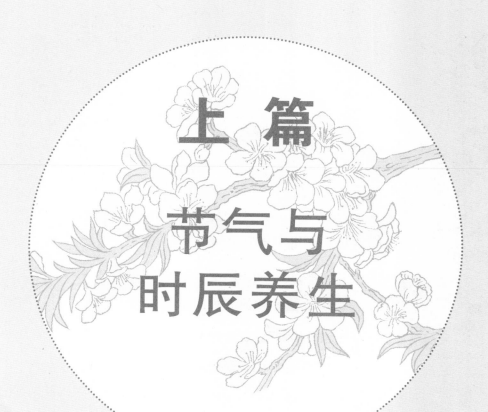

上 篇

节气与
时辰养生

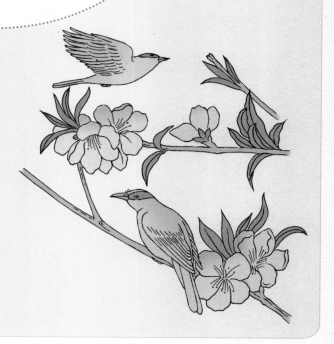

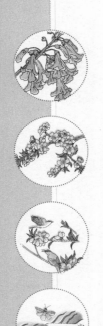

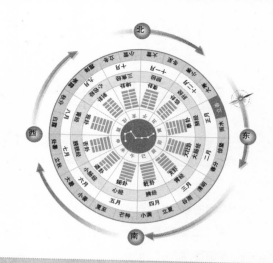

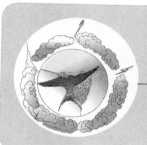

第一章
春季节气养生

　　春季的三个月，是万物复苏的季节，自然界生机勃发，故称其为发陈。自然界呈现出一种新生的状态，万物欣欣向荣。在此时，人们应该晚睡早起，起床后到庭院里散步，披散开头发，穿着宽敞的衣物，不要使身体受到拘束，以便使精神随着春天万物的生发而舒畅活泼、充满生机，这是适应春季的养生法则及方法。

立春 助阳气以抗严寒

立春物语

立春节气的十五天分为三候，"初候东风解冻，二候蛰虫始振，三候鱼陟负冰。"由这三候的名称我们就可以非常清楚地看到立春的季节变化特征——刚刚告别了寒冷的冬天。

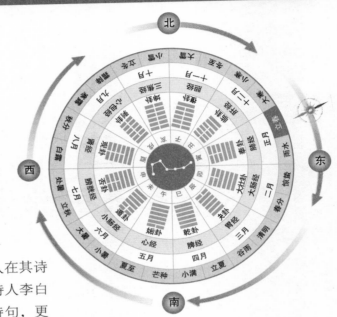

● 立春季节特征

关于初候，许多文人在其诗词中都有提及，唐朝大诗人李白"春风吹破琉璃瓦"的诗句，更精彩地形容了春风的力度。"二月春风似剪刀"也将春风的作用表现得淋漓尽致。春风吹绿了万物，吹醒了冬眠的动物，它们因感受到了春天的温暖，而蠢蠢欲动，不断向外界活动，因此产生了二候，便是"蛰虫始振"的说法。三候说的是潜伏在深水中过冬动物的活动情况：水底的鱼儿迫不及待地要到水面上来感受一下春天的气息。

● 立春与春节

在有着悠久历史的中国，新年凝聚着各族人民的伦理情感、生命意识、审美情趣和信仰等的一些特殊的文化。春节一般都会赶在立春时节，这正是数九天中五九、六九的时候，所以春节和立春的相对时间也不固定。依据北斗星所指方位来讲，立春节这天，北斗星的斗柄指东北方，这时对应的月份正好是正月。若在腊月就已立春，则正月里就肯定没有立春了，倘若赶上闰月或闰年，则立春就又推到了明年的正月。这样的年份就会全年都无立春节气。民间传说"全年无立春光景不好"，这样的说法是没有任何根据的，这只是公历计算方式与农历计算方式在排列上的差异而造成的现象。围绕一个春字引出了诸多的文化内涵，这是勤劳智慧的人们对美好生活的期盼和装点。

立春冬虽尽，要防"倒春寒"

立春时节，最容易遇上"倒春寒"，此时养生应以防风御寒为要务，"阴冷莫过倒春寒，预防疾病放在先"，说的就是比冬天的冷风还厉害的"倒春寒"。首先我们要在穿衣上捂得严实点，俗话说的"春捂秋冻"就是这个意思。如果逞能抖派头，就可能是"英雄"三五天，难受半个月。

立春后阳气生发，居室内也要及时除尘通风，以减少和抑制病菌存活和繁殖，降低流行病的发病率；适当的户外锻炼，呼吸新鲜空气，可改善心肺功能，促进身体更迅速、更准确地调节体温，适应春季的多变气候。

● 立春多食平性食物

立春时节的气候多变，易使人形成肝火内郁。在这种情况下，养生的重点可在饮食上。如温补可能会使人内热上行心肺，脸红口渴，引起感冒发热。食物有寒、热、温、凉、平五种食性。建议此时多吃平性食物，如萝卜、白菜、银耳和其他蔬菜及水果。慎吃温性食物，如南瓜、辣椒、山楂、茴香、海虾、羊肉、鹿肉、鲢鱼、白酒等。

● 谨防"倒春寒"

当遇上"倒春寒"，三类人应特别注意。首先是患有高血压、心脏病的人，"倒春寒"可使高血压患者发生脑卒中（即中风），诱发心绞痛或心肌梗死。第二类人是儿童，此时儿童极易感染百日咳、猩红热、感冒等疾病。第三类人是体质虚弱和免疫力低下者，在冬去春来时，不要急于脱掉冬装，建议多捂一段时间来缓慢调整身体的阴阳平衡，适应新的气候条件。

● 四时痹病的发生

痹病是由于外邪入侵所致，它们在不同季节侵入人体的皮毛、血脉、肉、筋、骨等不同部位，引起不同部位发生痹病。立春时节遇到"倒春寒"，而没有采取保暖措施，是最容易遇到风邪、寒邪和湿邪的侵害，所以我们务必要谨记"春捂秋冻"的养生原则。

(1)

立春养生的药膳食疗方

　　立春时节的饮食宜甜少酸。因为酸味入肝，具收敛之性，对阳气的生发和肝气的疏泄不利。在调养上投其脏腑所好，可有目的地选择一些疏肝理气、柔肝养肝的草药和食品，如枸杞子、丹参、延胡索等草药，选配辛温发散的红枣、豆豉、葱、香菜等食品。药膳食疗是针对人体已明显出现气、血、阴、阳方面的不足，在中医指导下施以甘平的补药。

● 首乌肝片

【功效】　具有补肝肾、益精血、乌发明目的功效。配料中的首乌既能保肝，又可降脂、降压；黑木耳有通利血脉之效，无病常吃也能健身益寿。

【原料】　可取何首乌 20 克，鲜猪肝 250 克，水发黑木耳 25 克，青菜叶少许，料酒、醋、盐、淀粉、鲜汤、酱油、葱、姜、蒜、食用油各适量。

【制作】　何首乌煎汤浓缩，取 20 毫升药液备用，猪肝剔筋洗净切片，葱、姜、蒜洗净，葱、姜切丝，蒜切片，青菜洗净控干。将猪肝片放入首乌汁内浸蘸（取一半首乌汁），加少许盐，放适量淀粉搅拌均匀，另把剩余的首乌汁、酱油、料酒、醋、湿淀粉和鲜汤兑成汤汁。炒锅置大火上烧热入油，待油热放入拌好的猪肝片炒透，用漏勺沥去余油，锅内剩少量油；下入蒜片、姜丝略煸出香味下猪肝片、水发黑木耳，爆炒数分钟；将青菜叶入锅翻炒数次，八成熟时倒入汤汁拌炒均匀；出锅前把葱丝下锅，翻炒几下，起锅即成。

● 粉蒸胡萝卜

【功效】　具有补肾阳、固肾气、通乳汁的功效。配料中韭菜含有大量粗纤维，能刺激肠壁，增强蠕动，这道菜也可作为习惯性便秘患者的膳食。

【原料】　可取虾仁 30 克，韭菜 250 克，鸡蛋 1 个，盐、酱油、淀粉、植物油、香油各适量。

【制作】　虾仁洗净，泡水发涨，约 20 分钟后捞出沥干水分待用；韭菜择洗干净，切 3 厘米长段备用；鸡蛋打破盛入碗内，搅拌均匀加入淀粉、香油调成蛋糊，把虾仁倒入拌匀待用。炒锅烧热倒入植物油，待油热后下虾仁翻炒，蛋糊凝住虾仁后放入韭菜同炒。待韭菜炒熟，放盐、淋香油，搅拌均匀起锅即可。

立春时令食物排行榜

食物排行榜	①	②	③	④	⑤
食物名称	韭菜	白萝卜	黄豆芽	菠菜	大蒜
食物的五色	绿色	白色	黄色	绿色	白色
食物的五味	味甘	味甘辛	味甘	味甘辛	味辛辣
食物的性质	性温	性平	性微寒	性凉	性温
食物的功效	补肾温阳、益肝健胃	消积滞、清热化痰、下气宽中、解毒	清热利湿、消肿除痹	通血脉、开胸膈、下气调中、润燥止渴	解滞气、暖脾胃、解毒杀虫、止泻痢
营养食谱	韭菜炒鸡蛋	白萝卜羊腩汤	素炒黄豆芽	肉茸菠菜	蒜蓉娃娃菜
搭配禁忌	忌与白酒同食	忌与胡萝卜、橘子同食	不宜与猪肝同食	不宜与豆腐同食	忌与鸡肉同食
不适合人群	扁桃体炎和中耳炎者	脾胃虚寒者,慢性胃炎、胃溃疡患者	腹泻、脾胃虚寒者	脾虚便溏者	眼睛患有疾病者

② 雨水 春雨如织防湿邪

雨水物语（2月18日至20日）

雨水是立春后的第二个节气。每年公历2月18日至20日，即正月的下旬为雨水节气。"斗指寅为雨水，东风解冻，冰雪皆散而为水，化而为雨，故名雨水。"

古时候的人们将一年分为二十四节气，是按照圭表测日影的方法计算出来的。这一天太阳的运行位置在黄经330度，影长为古尺九尺一寸六分，相当于今天的2.05米。夜晚观测，北斗星的斗柄指向东北方向，也就是寅的方位，农历叫正月、寅月、元月。十二消息卦为泰卦，卦象为上三阴下三阳，表示自冬至一阳生开始，现在已进入阴阳数量相等的时候了。

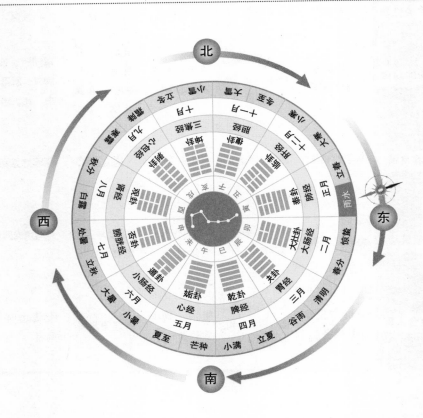

黄帝内经养生智慧全书

●雨水季节特征

雨水节正是数九天"七九河开，八九雁来"的阶段，这时的冰河由南向北逐渐融化，我国大部分地区的气温回升到了 0℃以上。河水解冻，河里的鱼浮出水面活动，于是相应产生了"初候獭祭鱼"的说法；冬天寒冷的北方不适合大雁生长，到了这个时候气温回升，"二候候雁北"，大雁因气候的变暖而成群结队飞回北方的栖息地了；"三候草木萌动"，春雨滋润大地，各种草木开始萌发新芽了，形成生机勃勃之势。这三候的说法将雨水节的各方面形象地表现了出来。雨水节期间，不同地区的温度也不一样，在北方有时还有降雪出现。同时伴随着雨水，菜花、杏花和望春花也相继开放，使春天更加美丽。

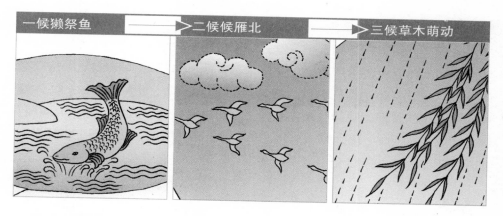

一候獭祭鱼　　　　　　二候候雁北　　　　　　三候草木萌动

●雨水时节春雨贵

我国是农业大国，尤其是在古代农耕文明的时代，人们的种植劳作只能靠天吃饭，"春雨贵如油""肥不过春雨"的形容是再恰当不过了。此时是庄稼开始生长的时期，需要充足的雨水来滋润庄稼，于是春雨就显得尤为可贵。在我国流传下来的绘画艺术中就有这些活动的详细记载，真实地再现了那个时代人们祈求神灵庇佑或降雨的全过程。这些记载是我们了解先人活动的最具意义的历史资料。现在科技进步了，人们不再只是信仰神灵，而是更多的付诸实际行动，如用开渠引水、修筑水库等一些方法来克服自然带来的灾难，使庄稼更好地生长。

2

雨水来临时，脾胃养护正当时

"立春天渐暖，雨水送肥忙。"对农民来说，雨水是小春管理、大春备耕的关键时期，而对此时的养生来说，最重要的是调养脾胃。因为脾胃历来被视为"后天之本""气血生化之源"，是决定人之健康长寿重要基础。明代医家张景岳提出："土气为万物之源，胃气为养生之主。胃强则强，胃弱则弱，有胃则生，无胃则死，是以养生必当以脾胃为先。"（在五行与五脏的关系中，五行中的土对应于五脏中的脾）又说："养脾者，养气也，养气者，养生之要也。"可见，脾胃功能健全，则人体营养得到充分的利用，身体健康，反之营养缺乏，体质也由此而下降。

● 雨水莫忘养脾胃

春天之肝木何以与脾土相关？五行学说在中医学的应用中，以五行的特性来说明人体五脏的生理功能。肝属木，木性可曲可直，条顺畅达，有生发的特性，故肝喜条达而恶抑郁，有疏泄的功能。脾（胃）属土，土性敦厚，有生化万物的特性，脾又有消化水谷，运送精微，营养五脏、六腑、四肢百骸之功效，为气血生化之源。其五脏在生理上相互联系，在病理上相互影响。在五行相生相克关系传变中，木旺乘土，即肝木过旺克伐脾土，也就是说由于肝木疏泄太过，则脾胃因之而气虚，若肝气郁结太甚，则脾胃因之而气滞，两者皆肝木克脾土也。《难经》称为"逆传"，即肝病传脾。所以，雨水养生中既要注意春季阳气生发的特点，扶助阳气，又要避免伤及脾胃。

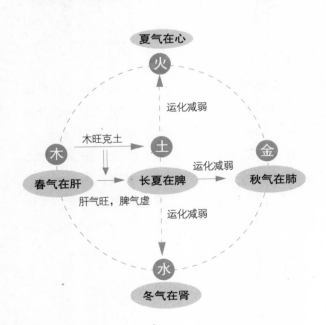

● 养脾胃不生病

　　中医学称脾胃为"水谷之海"，有益气化生营血之功。人体功能活动的物质基础，如营卫、气血、津液、精髓等，都化生于脾胃，脾胃健旺，化源充足，脏腑功能才能强盛；脾胃又是气机升降运动的枢纽，脾胃协调，可促进和调节身体新陈代谢，保证生命活动的协调平衡。而人身元气是健康之本，脾胃则是元气之本。元代著名医家李东垣提出"脾胃伤则元气衰，元气衰则人折寿"的观点。他在《脾胃论》中说："真气又名元气，乃先身生之精气，非胃气不能滋。"并指出"内伤脾胃，百病丛生"，说明脾胃虚弱是滋生百病的主要原因。

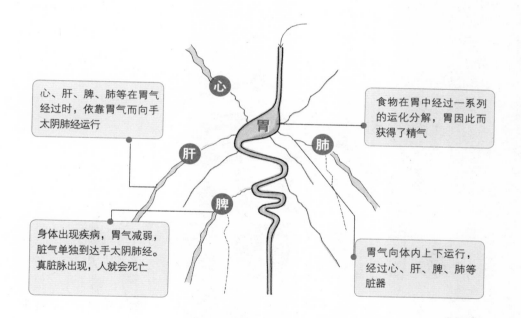

心、肝、脾、肺等在胃气经过时，依靠胃气而向手太阴肺经运行

食物在胃中经过一系列的运化分解，胃因此而获得了精气

身体出现疾病，胃气减弱，脏气单独到达手太阴肺经。真脏脉出现，人就会死亡

胃气向体内上下运行，经过心、肝、脾、肺等脏器

惊蛰 春日当时宜养阳

惊蛰物语（3月5日至7日）

　　惊蛰，一年中的第三个节气，在每年公历 3 月 5 日至 7 日，即农历二月上旬。农历书中记载："斗指卯为惊蛰，雷鸣动，蛰虫皆震起而出，故名惊蛰。" 所谓斗即斗纲，也就是北斗七星中的魁、衡、勺三颗星。它们随着天体的运行，斗纲指向不同的方向和位置，其所指的位置就是所代表的月份。在公历中，斗指卯时，太阳黄经为 345 度。影长为古尺八尺二寸，相当于今天的 2.018 米。夜晚观察星辰，北斗星斗柄正指卯的方位，也就是正东方。这个时段一般在农历的二月，又叫卯月、杏月、令月、如月。

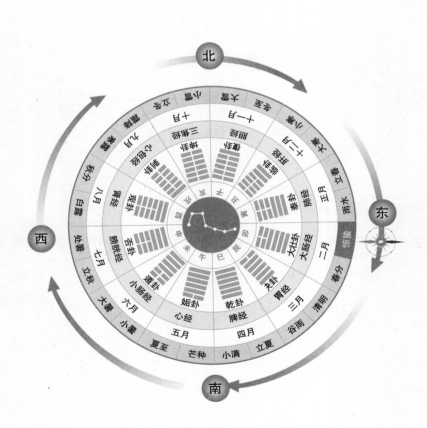

黄帝内经养生智慧全书

44

● 惊蛰季节特征

　　惊蛰节分为三候，"初候桃始华，二候仓庚鸣，三候鹰化为鸠"。惊蛰的初候应满园桃树开花，如霞似锦，让人沉浸在无尽的美景之中；二候是指黄鹂鸟（又叫仓庚）在开满鲜花的树枝间跳来跳去，鸟儿啼叫好像美妙的歌声；三候时天空中已经看不到雄鹰的踪迹，我们只能看见斑鸠在鸣叫。惊蛰时相继开放的分别是桃花和蔷薇花。

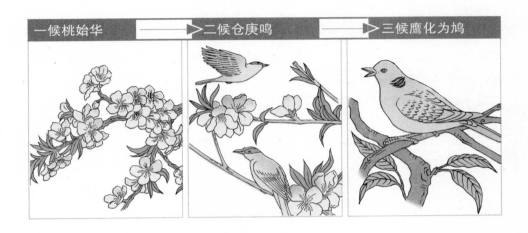

● 惊蛰闻雷收成好

　　惊蛰是一个表述物候的节令，这时节春光明媚，万象更新，生机盎然；蛰是藏的意思，动物钻进土里冬眠叫入蛰。惊蛰时节，春雷乍响，于是人们就认为冬眠于地下的虫子受到了惊吓而从土中钻出，开始新的一年的活动。《月令七十二候集解》云："二月节万物出于震，震为雷，故曰惊蛰，是蛰虫惊而出走矣。"但是事实上使冬眠动物苏醒出土的，并不是隆隆的雷声，而是气温回升到一定程度，适宜它们出来活动。惊蛰时节，我国有些地区已是桃花红、李花白，黄莺鸣叫、燕飞来的时节，大部分地区都已进入春耕季节。有谚语云："雷打惊蛰谷米贱，惊蛰闻雷米如泥。"这是说惊蛰日或惊蛰日后听到雷声是正常的，证明当年风调雨顺，会有一个好收成。

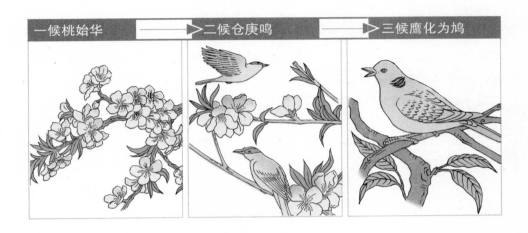

③

惊蛰时节重在护养肝气

● 惊蛰重在养肝

《黄帝内经》中说："春三月，此谓发陈。天地俱生，万物以荣。夜卧早行，广步于庭，披发缓行，以便生志。"意思是，春季万物复苏，应该晚睡早起，散步缓行，可以使精神愉悦、身体健康。由于春季与肝相应，如养生不当则可伤肝。现代流行病学调查亦证实，惊蛰属肝病的高发季节。此外，诸如流行性感冒、水痘、带状疱疹、流行性出血热等在这一节气都易爆发流行，因此要严防此类疾病。惊蛰节气的养生也要根据自然物候现象和自身体质差异，进行合理的精神、起居、饮食的调养。惊蛰时节，养好三焦护肝胆。此时节气温升温快、雷雨天气增多，可根据自身体质特点进行养生。

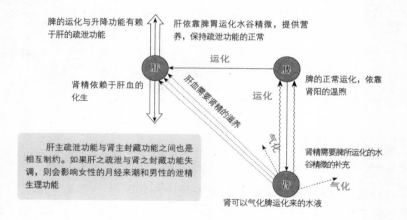

脾的运化与升降功能有赖于肝的疏泄功能

肝依靠脾胃运化水谷精微，提供营养，保持疏泄功能的正常

运化

肾精依赖于肝血的化生

肝血需要肾精的滋养

运化

脾的正常运化，依靠肾阳的温煦

肝主疏泄功能与肾主封藏功能之间也是相互制约。如果肝之疏泄与肾之封藏功能失调，则会影响女性的月经来潮和男性的泄精生理功能

肾精需要脾所运化的水谷精微的补充

气化

气化

肾可以气化脾运化来的水液

● 惊蛰要注重四种体质养生

对于不同体质的人来说，节气时令变化时的养生措施也有具体的差异。每个人的身体素质是不一样的，由于人体先天的基础条件有差异，又受制于后天多种因素的影响，在其生长发育和衰老过程中，形成了不同的心理、生理功能上的相对稳定的某种特征，这种特征往往又决定着身体对某些致病因素的易感性和病变过程中的倾向性，因此在养生中要因人而异，不能一概而论。惊蛰节气里，养生的重点可关注以下四种体质。

阴虚体质的人容易阴虚火旺，着重在调养肝肾，可进行食补，选择清淡的食物，参加一些舒缓的运动锻炼。

阳虚体质的人对气候适应能力较弱，建议加强饮食调节和体育锻炼，多

黄帝内经养生智慧全书

食用补阳食品，多晒太阳提升阳气，以提高身体免疫能力。

　　痰湿体质的人，随着雨水惊蛰后阴雨天气增多，应特别防止湿邪侵袭，多吃一些祛湿化痰、健脾利湿的食物。

　　血淤体质的人要注意精神调节，保持乐观心境，最好食用活血化淤的食物。

惊蛰时令食物排行榜

食物排行榜	①	②	③	④	⑤
食物名称	菠菜	芦荟	红萝卜	黑木耳菜	芹菜
食物的五色	绿色	绿色	红色	绿色	绿色
食物的五味	味甘辛	味苦涩	味辛涩	味甘酸	味辛甘
食物的性质	性凉	性寒	性寒	性寒	性凉
食物的功效	通血脉、开胸膈、下气调中、润燥止渴	杀菌、抗炎、美容	降低血脂、软化血管、稳定血压	清热、解毒、滑肠、润燥	镇静安神、养血补虚、降压
营养食谱	菠菜拌藕片	盐水花生芦荟	腌制酱菜	蒜泥黑木耳菜	芹菜拌干丝
搭配禁忌	忌与豆腐同食	无	忌与人参、西洋参同食	无	忌与虾、醋、黄瓜同食
不适合人群	脾虚便溏者	小儿脾胃虚寒泄泻及不思食者	阴盛偏寒体质者、脾胃虚寒者	孕妇	脾胃虚寒者、肠滑不固者、血压偏低者

3

47

④ 春分 阴阳交替防旧病

春分物语（3月20日至22日）

　　春分，古时又称为"日中""日夜分""仲春之月"，在每年公历的3月21日前后，农历二月下旬。"春分者，阴阳相伴也。故昼夜均而寒暑平。"一个"分"字指出了昼夜寒暑的界限。农历书中记载："斗指壬为春分，约行周天，南北两半球昼夜均分，又当春之半，故名为春分。"

　　春分还是春季九十天的中分点，这天太阳处在黄经0度的位置。太阳直射赤道，南、北半球昼夜时间相等。《月令七十二候集解》载："分者半也，此当九十日之半，故谓之分。"从这一天开始，太阳直射的位置渐渐向北方移动，南北半球的昼夜长短也随之发生相应的变化，北半球昼长夜短，南半球夜长昼短。春分节一到，雨水明显地增多，气温相对来说比较稳定，是庄稼生长的好时节。

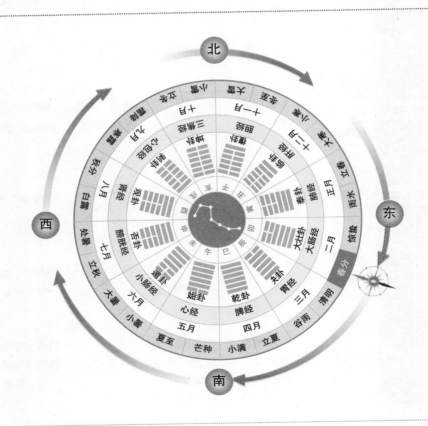

● 春分季节特征

　　根据古人的测定标准，可以将春分分三候。"初候玄鸟至"，玄鸟就是燕子，属于季节性候鸟，春分时节北方天气变暖，在南方越冬的燕子又飞回北方，衔草含泥筑巢居住，又开始新一年的生活。"二候雷乃发生"，虽说惊蛰有雷声，可是真正多雨的时节是在春分，这个时候天气转暖，雨水增多，空气潮湿，于是有"二候雷乃发生"。"三候始电"，由于雨量渐多，伴随着的是雷声和闪电。这时人们经常可以看见从云间凌空劈下的闪电，古代的文人们将这些自然现象想象成有生命的神仙写进了作品中，于是在中国的文学上就出现了风师、雨伯、雷公、电母这些神仙的形象。

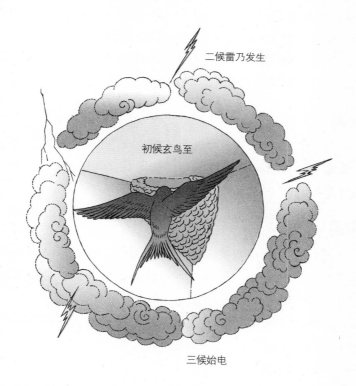

二候雷乃发生

初候玄鸟至

三候始电

● 民俗中的传统节日

　　春分不仅是二十四节气中的一个节气，还是民间一个独立的传统节日。《礼记》中记载，在周代春分这天还是祭日的日子，书中说："春分时'祭日于坛'，此俗历代相传。"这种风俗在清代还流行，据《帝京岁时纪胜》载："春分祭日，秋分祭月，乃国之大典，士民不得擅祀。"

4

健身防"三毒"，饮食要清淡

春分时节，人们大都会选择进行户外健身养生。然而，此时户外养生需防毒。例如，有些人面对姹紫嫣红的花朵，会出现头昏脑涨、咽喉肿痛等症状。这与有些花释放的一种对人体有害的废气有关，其中有的含有害毒碱，人久与花相伴会造成慢性中毒。以下"三毒"值得大家在养生中警惕。

● 一为蜂毒

蜂飞蝶舞、百花争艳的春日，若受到蜜蜂蜇刺，就会发生局部红肿和剧痛，但几天后可以恢复。倘若同时受到 200 只以上蜜蜂蜇刺，就会因呼吸中枢麻痹而死亡。所以，此时去户外参加健身运动最好不要涂抹香水、发胶和其他芳香的化妆品，携带的甜食和含糖饮料也要密封好。

● 二为花毒

春季户外运动，踏青赏花宜动眼不动手，不要随意贪食，因为误食后可导致中毒。如常见的含毒花草有断肠草、杜鹃花、含羞草、夹竹桃、水仙花、一品红、马蹄莲等。

● 三为病毒

春游时，最好穿上长袖衣裤，不要长时间在山林或草丛中躺卧。因为此时是各种病毒性疾病高发期。例如，有一种野鼠类动物，会携带某种流行性出血热病毒，造成病毒性传染病，给野外活动者带来隐患。

在春分时节的饮食策略上，建议不同年龄段的人，可根据不同的生理特点，调整相应的饮食结构，补充必要的微量元素，维持体内各种元素的平衡，将会有益于我们身体健康。

医书有云："当春之时，食味宜减酸易甘，以养脾气，饮酒不可过多，米面团饼不可多食，以免损伤脾胃。"尽量少用补品及补药，清淡爽口的饮食更利于此时养生。病中或病后恢复期的老年人，春季应以清凉、素净、味鲜可口、容易消化的食物为主，可选用大米粥、薏苡仁粥、赤小豆粥、莲子粥、黑米粥、青菜泥、肉松等，切忌食用太甜、油炸、油腻、生冷及不易消化的食品，以免损伤脾胃功能。

春分时令食物排行榜

食物排行榜	①	②	③	④	⑤
食物名称	黄豆芽	香椿	梅子	菠菜	草莓
食物的五色	黄、白	绿色	绿色	绿色	红色
食物的五味	味甘	味苦平	味甘酸	味甘辛	味酸甘
食物的性质	性凉	性凉	性平	性凉	性凉
食物的功效	清热利湿、消肿除痹、减肥	清热解毒、健胃理气、润肤明目、杀虫	敛肺止咳、除烦静心、止痛止血	通血脉、开胸膈、下气调中、润燥止渴	清暑解热、生津止渴、利尿止泻、利咽止咳
营养食谱	豆芽炒猪肝	香椿拌豆腐	梅子蒸排骨	菠菜猪血汤	草莓蜜蜂羹
搭配禁忌	不宜与猪肝同食	忌与动物肝脏同时食用	忌与鳗鱼同食	忌与豆腐同食	忌与钙剂同食
不适合人群	肾病患者	皮肤过敏、体内阴虚有热者	胃酸过多者、外感咳嗽者、湿热泻痢者	脾虚便溏者	痰湿内盛、肠滑便溏者、尿路结石患者

第一章 春季节气养生

4

51

⑤ 清明 春游踏青防过敏

清明在每年的4月4日至6日，即农历三月上旬。在每年的此时万物复苏，春光明媚，一派绿油油的景象，这个时节也正是人们踏青的好时候。此时节的三候为："一候桐始华；二候田鼠化为鹌；三候虹始见。"意思是说清明时先是白桐花开放，接着喜阴的田鼠不见了，全回到了地下的洞中，然后是雨后的天空可以见到彩虹的景象。清明一到，气温升高，是种植庄稼的最好时节，于是就有了"清明前后，点瓜种豆""植树造林，莫过清明"的说法。可见，清明节对于农民来说是一个非常重要的日子，农民可以根据这个节气制订自己的种植计划。除此之外，清明节又是我国的传统节日——祭祀日，在这一天人们对已经去世的人进行祭拜，也就是祭祖和扫墓的日子。扫墓俗称"上坟"，这是对死者的一种怀念仪式。

清明节既是一种节气，又是一种节日，所以它还拥有节日应有的风俗，并有一定的纪念意义。清明节起源很早，大概在我国周朝就出现了，但是真正成为民俗节日是在唐宋之后。清明时具有时令与节日的双重意义，并且其民俗意义日渐增强。

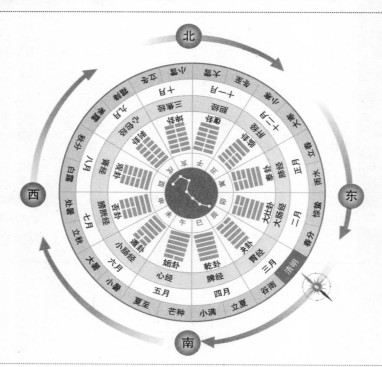

黄帝内经养生智慧全书

52

● 清明季节特征

　　清明时节的三候为："一候桐始华；二候田鼠化为鹌；三候虹始见。"意思是说清明时先是白桐花开放，接着喜阴的田鼠不见了，全回到了地下的洞中，然后是雨后的天空可以见到彩虹的景象。

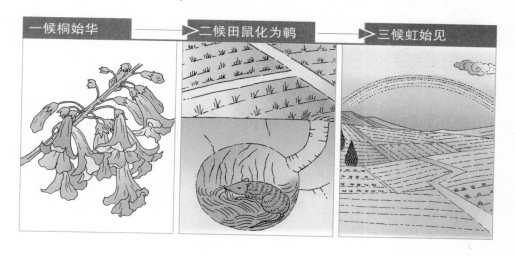

● 清明节习俗

　　清明节的习俗是丰富有趣的，除了讲究禁火、扫墓，还有放风筝、荡秋千、蹴鞠、植树等一系列风俗体育活动。

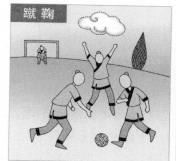

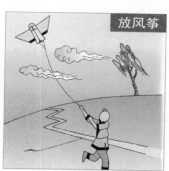

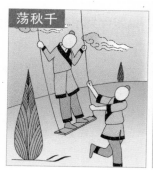

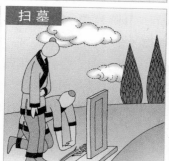

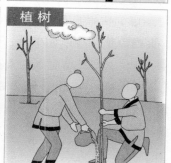

清明雨水多，补肝勿过度

清明是一个重要的节气，此节气的养生对身体健康有着重要的意义。天气，基本上不会再有寒流出现了。但是，多雨是这一季节的特点，气温会随着降雨而降低，雨过天晴后，气温又会不断升高。在八卦中，此时，卦象中五阳一阴，可见阳气已十分充足。有道是"物极必反，否极泰来"，在此节气中不可对肝脏进补。

● 补肝勿过度

古人云："食酸咸甜苦，即不得过分食。春不食肝，夏不食心，秋不食肺，冬不食肾，四季不食脾，如能不食，此五脏万顺天理。"意思是说，养生中对五脏的食物进补不可过度。其中所说的"四季不食脾"，指的便是农历一年中的三月、六月、九月及十二月四个季月，不应对脾进行过度的进补。这只是大致的说法，精确地说，每个季月的最后十八天，才是脾旺的时节。清明节气中尽管处于四月，但肝脏在此时仍处于极其旺盛的状态中，所以避免补肝过度才是此节气养生的重点。

● 谨防高血压

肝属木，木生火，火为心，所以在此节气中心脏功能会过于旺盛，所以这一段时间也是高血压的易发期，对此要予以高度的重视。高血压是指体循环内动脉压持续增高，并可伤及血管、脑、心、肾等器官的一种常见的临床综合征。该病的发病率是随着年龄的增长而增加的。高血压患者冠心病和急性心肌梗死的发病率也较正常血压者高出 3 ~ 5 倍。中医对本病的辨证要点，除观察血压变化外，还要对患者眩晕、头痛等全身症状进行分析。常见类型有：阴虚阳亢（头痛头晕、四肢麻木、失眠多梦、面颊潮红、耳鸣眼花）；肝肾阴虚（头晕眼花、目涩目干、耳鸣耳聋、腰酸腿软、足跟疼痛）；阴阳两虚（头目昏花、行走如坐舟、面白少华、间有烘热、心悸气短、夜尿频多，或伴有水肿）。患有高血压的人在进行养生时，应针对阴阳失调、本虚标实的病理，以调和阴阳、扶助正气为宗旨，采用综合调养的方法，如情志调摄。因为本病与情志因素关系密切，在情志不遂、喜怒太过之时，常常影响肝木之疏泄、肾水之涵养。

● 疾病的乘传

五脏中的任何一脏感受了邪气都可能会传给其他脏，根据传播的距离长短，可以表现出五种疾病。除此之外，忧、恐、悲、喜、怒五种情志因素也会引起五脏气虚，其中一个脏器因为情志影响而气虚，相克的脏气会乘其虚。所以疾病的转变一共有二十五种变化。

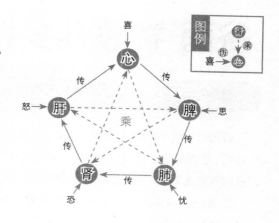

● 阴阳平衡是养生的根本

阴阳是自然界存在的基础，阴阳平衡是确保自然万物不受损害的根本，人类养生也必须以调和阴阳为基础。

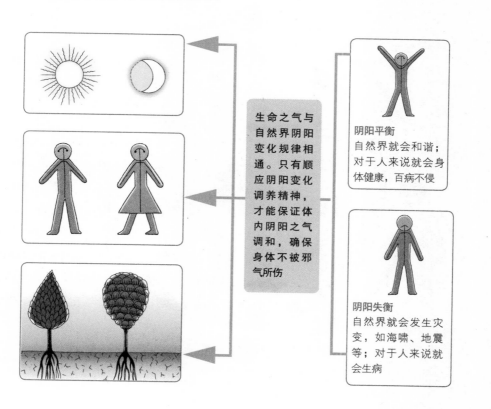

生命之气与自然界阴阳变化规律相通。只有顺应阴阳变化调养精神，才能保证体内阴阳之气调和，确保身体不被邪气所伤

阴阳平衡
自然界就会和谐；对于人来说就会身体健康，百病不侵

阴阳失衡
自然界就会发生灾变，如海啸、地震等；对于人来说就会生病

5

谷雨 春愁几多调情志

谷雨物语（4月19日至21日）

　　谷雨在每年阳历的4月19日至21日，即农历三月下旬，是二十四节气中的第六个节气，也是春季的最后一个节气。俗语有云"清明断雪，谷雨断霜"，我国的大部分地区平均气温在12℃，当日太阳到达黄经30度，正午用圭表测日影，影长为古尺五尺三寸二分 相当于今天的1.313米。夜晚观测北斗七星的斗柄指向辰的位置 也就是东南方，这时一般为农历三月，又叫辰月或蚕月。

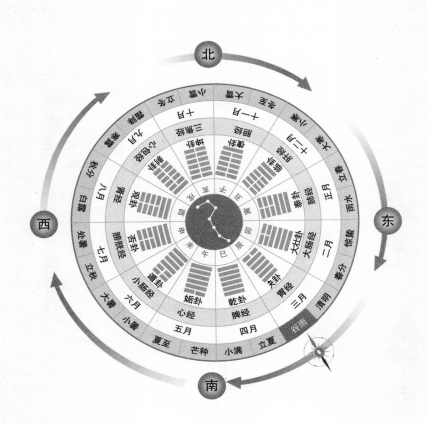

● 谷雨季节特征

　　谷雨分三候，谚语说："初候萍始生，二候鸣鸠拂其羽，三候戴降任于桑。"初候说浮萍开始生长，这时候水温升高，浮萍开始在水面上生长；二候斑鸠就出现了，因为斑鸠也是迁徙性动物，寒冷的冬天一到它就会迁徙到相对温暖的地方，斑鸠出而拂其羽毛是说明其适应这样温暖的气候；三候到戴胜鸟降落到生长茂盛的桑树上，谷雨时节是桑树生长旺盛之际，所以出现了这种说法。

　　谷雨时节正是庄稼生长的最佳时节，农作物处于最佳时期。这时人们忙碌着田中的庄稼，插秧、播种成为农民们主要的农活，从这时起就真正地进入了农忙的时节。如果在这个时节不降雨，现代的人们也可以根据高科技的手段进行灌溉，来保证庄稼的需要，获取粮食的丰收。

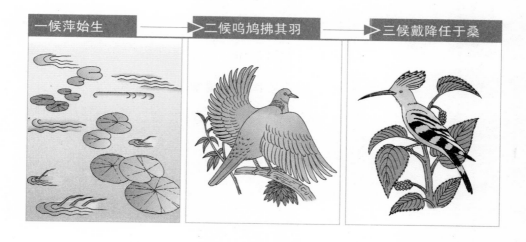

● 谷雨食椿正当时

　　谷雨前后，香椿新芽初绽，民间有"三月八，吃椿芽儿"的说法，这时的香椿醇香爽口，营养价值高，故有"雨前香椿嫩如丝"之说。古时候，人们把春天采摘、食用香椿说成是"吃春"，寓意迎接新春到来。香椿又名香椿头、香椿尖、椿叶、春尖头，是香椿树的幼芽。香椿一般分为紫椿芽、绿椿芽，尤以紫椿芽最佳。据说早在汉朝，我们的祖先就有在谷雨食用香椿的习俗。

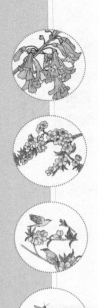

本章看点

- 立夏 阳盛养心正当时
- 小满 梅雨淅沥需除湿
- 芒种 除湿祛热两相宜
- 夏至 养生最需子午觉
- 小暑 湿热同行防暑湿
- 大暑 一年最热防中暑

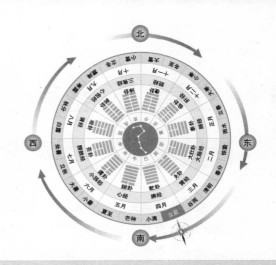

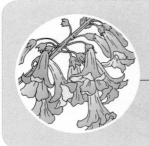

第二章
夏季节气养生

　　夏季的三个月，万物生长华丽，故称其为蕃秀。天地阴阳之气相互交通，植物开花结果。当此之时，人们应当晚睡早起，切莫厌恶白天过长，保持心情舒畅，使精神之花更加秀丽。阳气宣泄通畅，对外界事物有浓厚兴趣，这是适应夏季养生的法则及方法。

立夏 阳盛养心正当时

立夏物语（5月5日至7日）

立夏表示夏天正式的来临。立夏在每年的公历5月5日至7日，即农历四月上旬。用天文学的知识来讲，立夏这天，太阳运行到黄经45度，正午用圭表测日影，影长为古尺四寸三尺六分，相当于今天的1.108米。正如谚语中所说的，北斗七星的斗柄指向巳的位置，也就是东南方向。这个阶段一般在农历四月，又叫巳月、初夏、槐夏、孟夏。

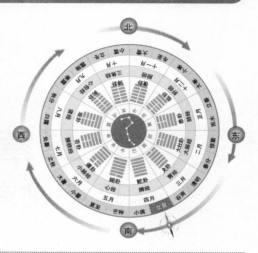

● 立夏季节特征

农谚中将立夏很鲜明地分为三候，"初候蝼蝈鸣"，"蝼蝈"也就是指蛤蟆，是蛙的一种，一到立夏，雨水开始增多，蛤蟆也开始出现在田间鸣叫觅食了。"二候蚯蚓出"，土地湿润，地下温度持续升高，蚯蚓也开始从地下钻出来，呼吸新鲜空气了。"三候王瓜生"，"王瓜"也叫土瓜，这时已开始长大成熟了。三候分别将各个时段的特征很准确地表现了出来。这时动物活动更加频繁，不仅农作物的生长十分茂盛，就连田间的害虫也开始频频活动。各种鸟雀齐鸣，为夏季的到来增添了更加活跃的气氛。这时不论是南方还是北方，都十分忙碌。南方的早稻已经成熟，而北方的冬小麦也正在扬花灌浆。春播作物大豆、玉米、高粱、谷子等已相继出苗。

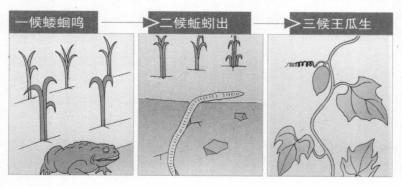

一候蝼蝈鸣 ➤ 二候蚯蚓出 ➤ 三候王瓜生

● 立夏习俗

　　立夏是一个很受重视的日子。民间有畏忌夏季炎热而称体重的习俗，据说这一天称了体重之后，就不怕夏季炎热，不会消瘦，否则会有病灾缠身。江西一带还有立夏饮茶的习俗，说是不饮立夏茶，会一夏苦难熬。江浙一带还有"立夏吃花饭"的习俗，也有叫"吃补食"的。民间俗语还有"立夏吃蛋，石头都踩烂"，说立夏时吃鸡蛋、鸭蛋可以增强体质，还可以耐暑。各地的情况不同，所以会有不同的习俗。

立夏养生要护心

　　《素问·四气调神大论》曰："夏三月，此谓蕃秀；天地气交，万物华实。"夏三月是指从立夏到立秋前，包括立夏、小满、芒种、夏至、小暑、大暑六个节气。立夏、小满在农历四月前后，称之为孟夏。天气渐热，植物繁盛，此季节有利于心脏的生理活动，人在此节气相交之时故应顺之。所以，在整个夏季的养生中要注重对心脏的特别养护。

● 心为一身之主

　　《医学源流论》曰："心为一身之主，脏腑百骸皆听命于心，故为君主。心藏神，故为神明之用。"在中医文献中，把心解释为血肉之心和神明之心，血肉之心即指实质性的心脏。《医学入门》曰："血肉之心形如未开莲花，居肺下肝上是也。神明之心……主宰万事万物，虚灵不昧是也。"心主血脉包括了主血、主脉两方面。血指血液，脉指脉管，又称经脉，是血液运行的通道。心脏和脉管相连，形成一个密闭的系统，成为血液循环的枢纽。心脏不停地跳动，推动血液在全身脉管中循环无端，周流不息，成为血液循环的动力。

● 立夏养心，"淡、苦"为先

　　立夏后，结合气候渐热、人体喜凉的特点，人体五脏需要清补，一些叶类、花菜和部分瓜果蔬菜是最理想的选择，如鲜藕、绿豆芽、茄子、西瓜、黄瓜、冬瓜、苦瓜。同时可配合食用大米粥、绿豆粥、银耳、莲子心汤等清热且含有较丰富营养成分的饮品。对于一些患有顽疾者来说，适当多吃清淡食品，远远胜过补药。阴虚火旺者需要清补，适宜食用的食物有大米赤小豆粥、清炖牡蛎肉等；阴虚寒凉体质者，适宜食用党参煮牡蛎等；阴虚火旺者适宜食用薏苡仁粥、沙参炖猪瘦肉等；阴虚脾弱体质适宜食用茯苓大米粥、山药炖乳鸽等。适应夏季气候特点，苦味食品具有抗菌消炎、帮助消化、增进食欲、提神醒脑、消除疲劳等作用，如啤酒、茶叶、苦瓜、苦菜等。夏季炎热，吃苦味食品能恢复脾胃功能，增进食欲，同时可以降低体内"火气"，抵制湿气。

● 统帅全身的心脏

人体心脏与各脏腑器官的关系就像国君与臣子的关系一样，它们互相协调，各有分工，共同维持着人体的阴阳调和。

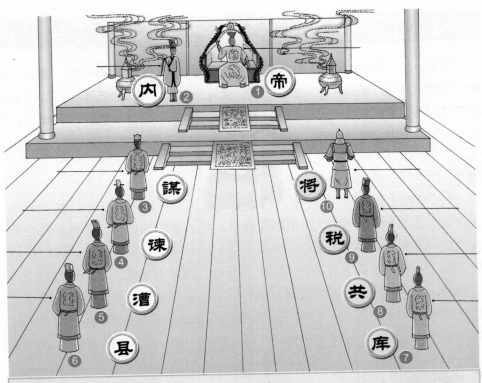

① 国君相当于人体的心脏，统帅全身

② 内臣相当于人的膻中，传达心的指令

③ 谋士相当于人的肾，藏精壮骨

④ 谏臣相当于人的胆，分辨营养与糟粕

⑤ 漕官相当于人的大肠，传导运输

⑥ 县官相当于人的膀胱，气化水液

⑦ 仓库之官相当于人的脾胃，接收和消化食物

⑧ 共工相当于人的三焦，疏通全身水道

⑨ 税官相当于人的小肠，接收胃中的食物后进行消化和吸收

⑩ 将军相当于人的肝，主管疏泄，维持脏腑平衡

立夏纳微凉，充足睡眠和合理运动

入夏的养生，首要的就是保证睡眠。有诗云"仲夏苦夜短"，立夏后，昼长夜短，气温升高，最容易引发睡眠不足、心理疲惫等病症。立夏后夜晚天气闷热难以入睡，而第二天又亮得早，太阳升高，高温又卷土重来，睡不着。如此下去，会使人产生不良情绪，如焦虑、忧郁、急躁等，甚至会对生理功能造成损害，导致食欲不振、消化不良、免疫功能低下，引发或加重失眠症，造成神经官能症、溃疡病、糖尿病、心脑血管疾病等。

● 立夏养生靠睡眠

这个时节，人体新陈代谢旺盛，消耗能量大，只有通过晚上充足的睡眠才能很好地补充白天消耗的能量。当睡眠不足时就会破坏体内新陈代谢平衡，使身体的消耗不能及时得到补充，而且激素合成不足，会造成身体内环境不协调。倘若长期身体平衡受到破坏，健康的身体将被破坏。

以睡眠保健康，保证温度、湿度、光照强度适宜，过高过低都不利于睡眠。建议睡眠时，卧室温度以25～28℃、相对湿度50%～70%为佳。减少室内空气污染，开窗换气是必不可少的。同时在开空调、电扇时，不宜对着空调、电扇吹，否则容易感冒。睡前可食用安神镇静的食品，具有促进睡眠的效果，如适当进食牛奶、苹果等。

● 疰夏综合征

所谓疰夏就是人们所说的"苦夏"，它是夏季常见的时令综合征。通常是由于立夏后气温的变化，体质较弱的人不能适应这些变化，出现乏力、精神萎靡、胸闷、头昏和消化系统症状。在进食少，营养一时跟不上的情况下，体重会下降，面色萎黄。

疰夏莫着慌，运动是良方。由疲劳引起血压偏低，进而诱发血液循环不良，如果此时进行轻快运动则能很好地解决这一问题。如慢跑、跳绳等。这些轻松愉快的健身运动都可有效预防和缓解"苦夏"症状。

● 立夏养生

立夏后，昼长夜短，气温升高，最容易引发睡眠不足、心理疲惫的病症。如此下去，会使人产生不良情绪，如焦虑、忧郁、急躁等，甚至会对生理功能造成损害，如消化不良、免疫功能低下，引发或加重失眠，造成神经官能症、糖尿病、心脑血管疾病等。

①

② 小满 梅雨淅沥需除湿

小满物语（5月20日至22日）

　　小满一般在公历5月20日至22日，即农历四月下旬。这天太阳运行到黄经60度，当日正午用圭表测日影，影长为古尺三尺四寸，相当于今天的0.83米。夜晚观测北斗星的斗柄指向巳的位置。它是一个表示物候变化的节气。

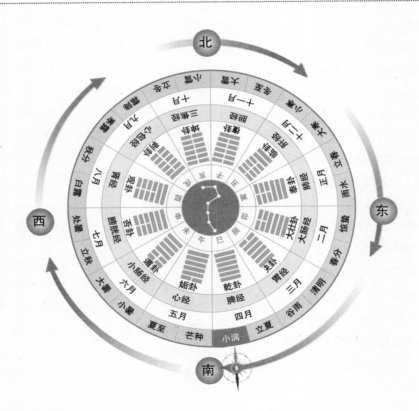

● 小满忙收成

　　从这个节气字面的意思便可以看出它是一个与收成有关的节气。小满时节，阳光明媚，普照大地，抬头望去，高粱、玉米已经有了惊人的变化，长势旺盛，像是一个将要成人的孩子。小麦则锋芒指天，在微风中轻轻摆动，麦秆上直挺着长势旺盛的麦穗，看上去已是滚圆，这时小麦开始灌浆，不久就要成熟了。对于日夜辛勤的农民来说，历经秋播、冬灌、春长、夏熟，就要看到丰收这一天了，他们表现出了由衷的喜悦。于是二十四节气中的这个"满"字用得是再恰当不过了。

小满时节人们不能只是单纯地等待着收获，还要时刻注意"干热风"的侵袭，否则一年的收成将会毁于一旦，眼看着将要收获的庄稼，就会失去。这个时候要特别注意做好田间的管理工作，注意浇水以保证小麦的长势，更有效地抵御"干热风"的侵袭。除此之外还要采取更多有益于庄稼生长的措施，使庄稼能够顺利地成熟和丰收。

◉ 小满季节特征

小满和其他节气一样，可以分为三候，"初候苦菜秀，二候靡草死，三候麦秋至"。初候苦菜花开，呈现出一种秀丽的景色；二候时蔓草开始枯死；三候是指麦子快要到收获的季节，在记载中又叫做麦秋。《月令章句》载"百谷各以其初生为春，熟为秋，故麦以孟夏为秋"，这里是说麦子已经成熟了。

我国的气候还有一个特点就是冬季南北温差很大，到了夏季温差就减小了。从小满开始真正地进入到夏季，我国各地区的平均气温都在 22℃以上，南方的水稻已经分蘖，杂草在这个时间也在肆意地疯长，于是农民们这时在田间忙得不可开交。繁忙的季节使农民们感觉今天的收成会给自己带来更多的喜悦。

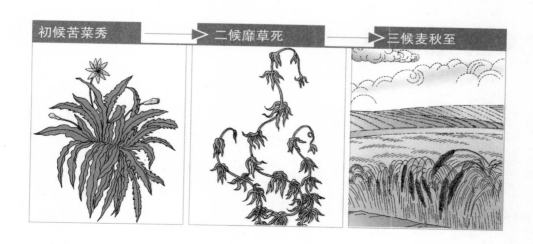

初候苦菜秀 → 二候靡草死 → 三候麦秋至

小满阳升储阳气

小满时节的特点是阳气不断上升，但在程度上还远没有达到最鼎盛的时期。对此时阴阳变化的反应也是因人而异。例如一些冬天阳气潜藏较好者会表现为心中不躁，喜欢吃温补之物且没有热象，可吃温性和热性食物；而那些在冬季潜阳不利者，则会表现为心里烦躁、面红头晕，是阴不制阳、浮阳外越之象。这时就不可吃温性和热性食物，反而要吃平性和凉性食物。禁吃酸涩辛辣、温热助火的食物，如生葱、韭菜、胡椒、辣椒、姜及各种海鲜等。

● 未病先防

小满节气正值五月下旬，气温明显增高，如若贪凉卧睡必将引发风湿病、皮肤病等疾病。在小满节气的养生中，我们要特别提出"未病先防"的养生观点。就是在未病之前，做好各种预防工作，以防止疾病的发生。在未病先防的养生中仍然强调天人相应的整体观和正气内存、邪不可干的病理观。

中医学认为人体是一个有机的整体，人与外界环境也是息息相关的，人类必须掌握自然规律，顺应自然界的变化，保持体内外环境的协调，才能达到防病保健的目的。中医学还认为，疾病的发生关系到正气与邪气两个方面的因素。邪气是导致疾病发生的重要条件，而人体的正气不足则是疾病发生的内在原因和根据，但不否定外界致病因素在特殊情况下的主导作用。因此，"治未病"应该从增强身体的正气和防止病邪的侵害这两方面入手。

● 积极运动和合理睡眠

配合饮食的养生，起居活动也要做到与自然规律相协调。进行广泛的户外活动，与自然万物同气相求。通过运动，将自己融入自然，以运动的阳气充实健康的身体，可以使人清气上升，浊水下泻。睡眠方面，应该天黑即睡觉，天亮即起床。不要怕白天的炎热，反而应尽量多做室外活动，接触日照，增强体质，以平肝阳；积极运动起来，是与夏天相和谐，也是夏天保健的正确方法。倘若缺乏运动，夏天未接受充足的阳气，身体会因缺少热量的储存而怕冷。到了秋天体内阳气匮乏，到冬天时就极容易患病。

● 小满应升清气降浊气

　　自然界阴阳之气是在不断变化的，但是这种变化是有规律的：阳气轻清上升，阴气重浊下降。小满时节养生，人们应该抓住这一有利时机调补升阳，让浊气下降，充实身体。

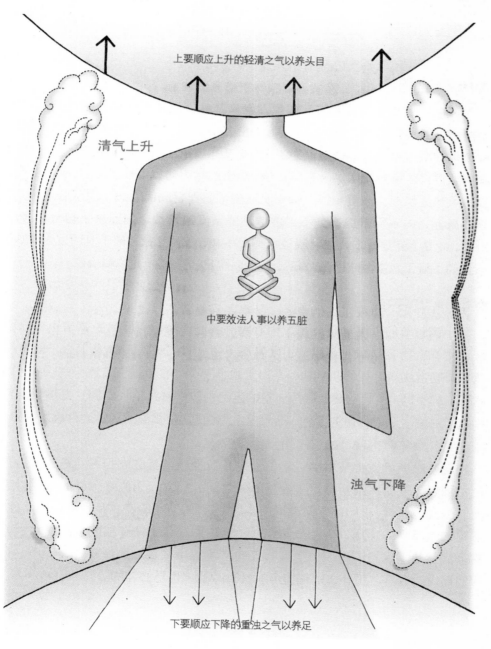

上要顺应上升的轻清之气以养头目

清气上升

中要效法人事以养五脏

浊气下降

下要顺应下降的重浊之气以养足

皮肤要护理，肠道需养护

　　小满时节，因为多雨潮湿的气候特点，所以很容易诱发人体汗斑、风疹、风湿病、湿疹、脚气病、湿性皮肤病等病症。下面我们重点讲讲风疹的防治。

● 风疹的防治

　　风疹可发生于身体的任何部位，发病迅速，皮肤上会突然出现大小不等的皮疹，或成块成片，或呈丘疹样，此起彼伏，并伴有皮肤异常瘙痒，随气候冷热而减轻或加剧。《金匮要略·中风历节篇》云："邪气中经，则身痒而瘾疹。"古代医家对此病早已有所认识。风疹的病因病机不外乎三点：湿郁肌肤，复感风热或风寒，与湿相搏，郁于肌肤皮毛腠理之间而发病；由于肠胃积热，复感风邪，内不得疏泄，外不得透达，郁于皮毛腠理之间而来；与身体素质有关，吃鱼、虾、蟹等食物过敏导致脾胃不和，蕴湿生热，郁于肌肤发为本病。当我们了解了风疹发病的机理后，就可以有目的地加以预防和治疗。

● 肠道需养护

　　小满时节的气温已渐升高，相对应的肠道传染病病原生长繁殖也日趋活跃。夏季食物容易腐败变质，引发胃肠不适，倘若不注意饮食卫生，就可能诱发胃肠道疾病。如幼儿群体，多由于饮食不节、食量过大、感染性疾病（如感冒、肺炎等）引起呕吐、腹泻，有的还会引起中毒，出现腹痛、发热等。若是吃了沾染了痢疾杆菌的食物，极易患上急性痢疾，解脓血便，这种病发病急，变化快，24 小时内便可能引起死亡。

　　在此时节的饮食结构中，吃鱼、虾及贝类最容易造成肠胃问题。因为它们特别容易变质而不新鲜，易被病原菌污染，加之人们偏好海鲜的生猛鲜美而常生食，更容易被病菌感染造成中毒。专家的建议：冷藏食品也应烧熟煮透；煮熟的食品立即食用，需冷藏储存时，应生熟分开；储存过的食品在食用前需彻底加热；保持厨房、食品容器等的清洁卫生；尽量选择新鲜、干净、在保质期内的食品。另外，出现腹泻症状及时就诊也是必需的。

小满时令食物排行榜

食物排行榜	①	②	③	④	⑤
食物名称	苦菜	黄花菜	丝瓜	荸荠	蛇肉
食物的五色	绿色	浅黄或金黄色	绿色	深褐色	白色
食物的五味	味苦	味甘、微苦	味甘	味甘	味甘咸
食物的性质	性寒	性平	性凉	性寒	性平、温
食物的功效	清热、凉血、解毒、明目、和胃、止咳	养血平肝、利尿消肿	清热化痰、凉血解毒、解暑除烦、通经活络	清热止渴、利湿化痰、降血压	祛风湿、散风寒、舒筋活络
营养食谱	蒜蓉鲜蘑拌苦菜	黑木耳炒黄花菜	西红柿丝瓜汤	海蜇荸荠汤	脆蛇冬瓜汤
搭配禁忌	无	忌与驴肉、狗肉、板栗同食	忌与泥鳅、白酒、竹笋同食	无	忌与萝卜同食
不适合人群	脾胃虚寒者	皮肤瘙痒症、肠胃病患者	脾胃虚寒、腹泻者	脾肾虚寒和有血淤者	孕妇

③ 芒种 除湿祛热两相宜

芒种，在公历6月5日至7日。太阳黄经为75度，当日正午，用圭表测日影，影长为古尺二尺四寸四分，相当于今天的0.585米。这个阶段一般在农历四月底或五月初，又叫午月。农历书记载："斗指午为芒种，此时可种有芒之谷，过此即失效，故名芒种也。"就是说，芒种节气是最适合播种有芒的谷类作物。芒种也是种植农作物时机的分界点，由于天气炎热，已经进入典型的夏季，农事种作过了这一节气，农作物的成活率就越来越低。

芒种时节麦子也已成熟了，于是人们就在这个时节争分夺秒地收割田里的麦子。夏季天气的阴晴就像小孩子的脸随时会变化，如果麦子到了成熟的时候没有收割，赶上一场雷阵雨，那么田里的庄稼就会受到严重的影响。除了丰收之外，还有进行耕种。农谚说："芒种，芒种，样样要种，一样不种，秋后囤空，"这是说要适时地进行耕种。这时的天

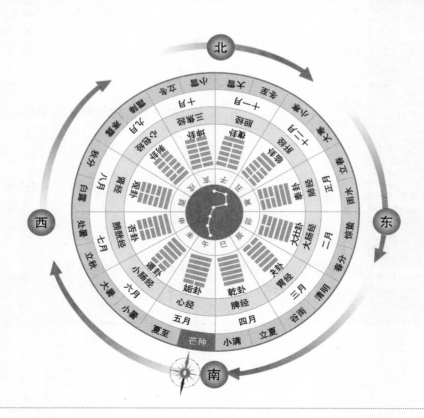

黄帝内经养生智慧全书

70

气又和收获时有一定的矛盾。收获小麦时害怕天气突然降雨，而到了耕种时节需要一场及时雨，这样才能保证庄稼很好地生长，可见天气对农耕是非常重要的。二十四节气在农事方面起到了很重要的作用，农民根据农时合理地安排农事活动，才能收获好的结果。

关于芒种的谚语民间多是这样说的，"初候螳螂生，二候鵙鸟始鸣，三候反舌无声"，很具体地指出了芒种的节气特点。

此时，温度已经普遍升高，人们更多的是进行户外活动。在芒种节期间，各族人民举行各种各样的庆祝活动，他们隆重地庆祝这个时节带给人们的惊喜。每年在农历五月五日举行端午节，人们用这种活动的方式来共同庆祝芒种节的到来。

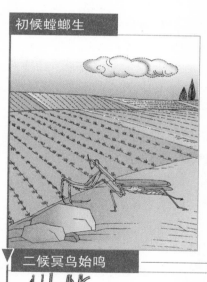
初候螳螂生

● 芒种季节特征

芒种和其他的节气一样也分为三候，初候主要以螳螂为主，螳螂出现在田间地头的庄稼中间为自己寻找可口的食物；二候伯劳鸟开始鸣叫；三候的时候能够学习其他鸟鸣叫的反舌鸟，却因感应到了阴气的出现而停止了鸣叫。

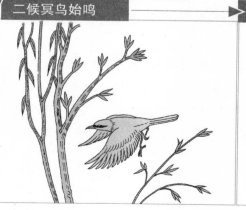
二候鵙鸟始鸣

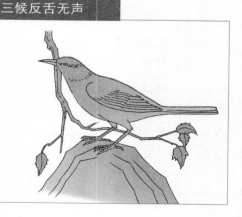
三候反舌无声

3

芒种梅雨多，小心湿病生

芒种时节，我国长江中游、下游地区开始进入梅雨时节，气温升高，阴雨连绵，空气潮湿，天气闷热，蚊虫开始滋生，极易传染疾病。

● 生活起居

根据这一气候特点，这一时期的养生要注意以下几个方面：

起居方面，要顺应昼长夜短的季节特点，晚睡早起，适当地接受阳光照射，以顺应旺盛的阳气，利于气血运行。

精神调养方面，应使自己保持轻松愉快的心情，忌恼怒忧郁，这样可使气机得以宣畅、通泄。

中午最好小睡一会儿，以解除疲劳。天热出汗多，衣服要勤换勤洗，要"汗出不见湿"，因为若"汗出见湿，乃生痤疮"。要经常洗澡，但出汗时不能立刻用冷水冲澡，不要因贪图凉快而迎风或露天睡卧，也不要因大汗而光着身子吹风。

● 饮食调养

芒种期间的饮食宜以清补为主。从营养学角度看，饮食清淡在养生中起着重要作用，如蔬菜可为人体提供所必需的糖类、蛋白质、脂肪和矿物质及大量的维生素。因此，芒种期间要多食蔬菜、水果，如菠萝、芒果、西瓜、荔枝、绿豆、红豆、苦瓜等。这些食物含有丰富的维生素、蛋白质、脂肪等，可提高人体的抗病能力。

芒种时节天气炎热，雨水增多，湿热之气到处弥漫，使人身之所及、呼吸之所受，均不离湿热之气，而湿邪重浊易伤肾气、困肠胃，使人易感到食欲不佳、精神困倦。

当人体大量出汗后，不要马上喝过量的白开水，可喝些果汁或糖盐水，以防止血钾过度降低，适当补充钾元素则有利于改善体内钾钠平衡。钾元素可以从日常饮食中摄取，含钾较多的食物有粮食中的荞麦、玉米、甘薯、黄豆等，水果中的香蕉，蔬菜中的菠菜、香菜、油菜、芹菜、葱、蒜、土豆、山药、毛豆等。

● 血、气的同一性

食物在胃里消化后被运化至全身，是身体活力的源泉。人体内的血、气都由此而来，它们实际都是同一种物质。

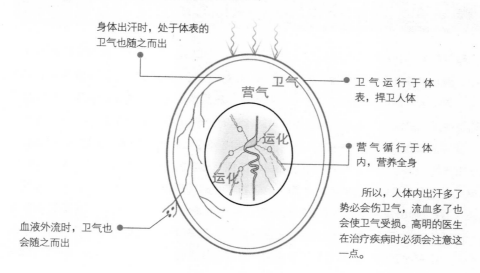

身体出汗时，处于体表的卫气也随之而出

营气

卫气

运化

运化

卫气运行于体表，捍卫人体

营气循行于体内，营养全身

所以，人体内出汗多了势必会伤卫气，流血多了也会使卫气受损。高明的医生在治疗疾病时必须会注意这一点。

血液外流时，卫气也会随之而出

● 人打哈欠的原因

阴阳之气的运行决定了人精力是否充沛。一般情况下，卫气在阳则人精力充沛，卫气在阴则人没精神。如果睡眠充足仍哈欠不断，则说明体内阴气太重。对于此病的治疗，可泻足少阴经以抑止其阴气，补足太阳经以充盛其阳气。黎明时，阳气尽而阴气盛，人就会醒来。

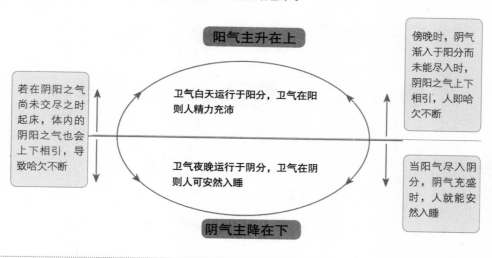

阳气主升在上

若在阴阳之气尚未交尽之时起床，体内的阴阳之气也会上下相引，导致哈欠不断

卫气白天运行于阳分，卫气在阳则人精力充沛

卫气夜晚运行于阴分，卫气在阴则人可安然入睡

傍晚时，阴气渐入于阳分而未能尽入时，阴阳之气上下相引，人即哈欠不断

当阳气尽入阴分，阴气充盛时，人就能安然入睡

阴气主降在下

③

4 夏至 养生最需子午觉

　　每年的夏至日在公历的 6 月 21 日 至 22 日，即农历五月下旬。此时太阳直射北回归线，是北半球一年中白昼最长的一天。夏至这天虽然白昼最长，太阳角度最高，但并不是一年中天气最热的时候，这个节气只是标志着夏季的到来。真正的夏季，也就是所说的暑热天气是以夏至和立秋为基点计算的，这时有些地区的最高气温达到 40 ℃左右。

　　夏至时节也是庄稼生长的好日子，这时候庄稼接受阳光的照耀，更加茁壮地成长。由于阳光比较强，所以这时候的农活要保证庄稼有足够的水分和养分，其次是抓紧时间除草，以免杂草夺取更多的养分从而影响了农作物的正常生长。农谚中有关于这方面的描述："夏至棉田快锄草，不锄就如毒蛇咬，夏天不锄地，冬天饿肚皮。" 可见锄杂草是这一时期的主要工作。除了迅速地锄去杂草之外，害虫在这一时期也是十分猖獗。秧苗小而嫩，没有很强的抵抗能力，如果这时不及时消灭害虫，很可能以前的一切努力都将白费。

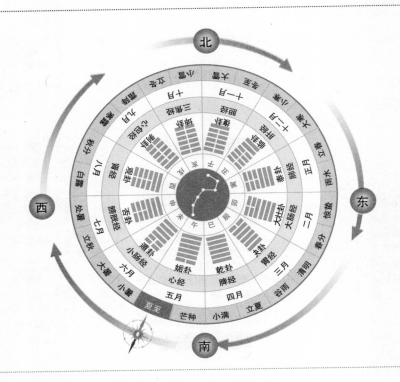

黄帝内经养生智慧全书

● 夏至季节特征

　　夏至的三候，也是用具有代表性的动植物来表现的，"初候鹿角解"，就是说这时候鹿角上的粗糙的皮已经相继脱落，继而新生的皮肤代替了衰微的景象。"二候蜩始鸣"，蜩指的就是蝉，这时候蝉已经出现并且开始鸣叫了。"三候半夏生"，半夏指的是一种草药，这个时候半夏开始出苗了，因为这个时节处于夏季的分界点上，于是又被称为"半夏"。古人们在谚语中指出了这三种动植物，用以表示这个节气的特点，是非常准确的。

　　盛夏到来多雷阵雨。这种雨来得快，去得快，范围未必很广，但雨量一般较大，所以在夏至注意防汛是十分必要的。在北方一些河流的上游，高山上的冰雪融化，使河水上涨，因此在这个时候要注意防止水患，尤其防止其对农作物的危害。

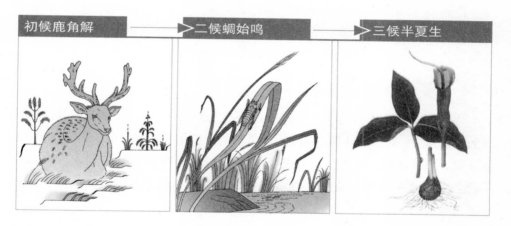

初候鹿角解　　二候蜩始鸣　　三候半夏生

● 夏至习俗

　　从周代时起，在夏至日已经有了祭神习俗，到了清代仍然被视作"国之大典"。民间的百姓们在这一天吃夏至面，有的地方还将新麦做成饼馍等，他们分别用自己的方式庆祝夏至。

第二章　夏季节气养生

4

"高温炽烤"下的饮食养生

夏至饮食，要注意饮食卫生、预防肠道传染病，避免病从口入。此外，要念好"营养三字经"。

● 均：营养摄入要均衡

夏天炎热，人体出汗多，矿物质和水分流失大，同时人体活动增加，对能量的需求也比冬天多，因此应注意膳食营养摄入的两个均衡。

成分均衡：各种营养成分的均衡。对大多数人而言，只要不挑食，注意荤素搭配，使蛋白质、维生素 C、碳水化合物，以及锌、镁、钙等矿物质得到全面均衡的摄入。

进出均衡：夏至饮食要遵从进、出平衡的原则，身体消耗多少热量，就需要补充多少热量。如果热量不足会降低人体功能，而摄入过量则会造成脂肪堆积，导致肥胖。同样，夏季人体活动多，生理功能旺盛，消耗的蛋白质、维生素、矿物质也相应增多，这就需要进行针对性的饮食和营养添加剂补充。

● 碱：多进食碱性食物

人体正常状态下，身体的 pH 应维持在 7.35 ～ 7.45。身体 pH 若较长时间低于正常值，就会形成酸性体质，使身体处于亚健康状态，表现为身体不适、易疲倦、精神不振、抵抗力下降等。这种状况如果得不到及时纠正，人体健康就会遭到严重损害，从而引发心脑血管疾病和癌症、高血压、糖尿病、肥胖等严重疾患。

需要提醒的是，夏天人体新陈代谢旺盛，体内产生的酸性废物比冬春季节多，所以就特别需要注意多进食碱性食物，以保证人体正常的弱碱性。

● 水：补水要及时正确

夏季气温高，人体汗液分泌旺盛，水分自然会流失比较多，因此必须及时补充水分。补水的量也要正确。基本标准是让自己不口渴、眼睛丰润有光泽。如果过量饮水，一来加重肾脏负担，二来可能会造成水中毒，损害健康。符合卫生标准的矿泉水是夏季补水的理想来源，除了补充组织细胞流失的水分外，它还能够给人体补充一些随汗液排出而流失的矿物质，可谓一举两得。

夏至时令食物排行榜

食物排行榜	①	②	③	④	⑤
食物名称	西瓜	蚕豆	咸鸭蛋	杏仁	苦瓜
食物的五色	绿色	褐色	青白色	棕黄色	绿色
食物的五味	味甘	味甘	味甘	味甘苦	味苦
食物的性质	性寒	性平	性凉	性温	性凉
食物的功效	清热解暑、生津止渴、利尿除烦	健脾、利湿	滋阴、润肺、丰肌、泽肤、除热	祛痰止咳、平喘、润肠、下气开痹	清热祛心火、解毒、明目、补气益精、止渴消暑
营养食谱	西瓜皮卤肉	苋菜炒蚕豆	芥菜咸蛋肉片汤	银耳杏仁鹌鹑汤	苦瓜炒腊肉
搭配禁忌	忌与羊肉同食	忌与田螺、玉米同食	忌与甲鱼、李子同食	忌与小米、猪肉、板栗同食	无
不适合人群	口腔溃疡、糖尿病患者	中焦虚寒、消化不良、慢性结肠炎、尿毒症者及儿童	孕妇、脾阳不足者、寒湿下痢者	婴儿、阴虚咳嗽及泻痢便溏者	脾胃虚寒者及孕妇

④

77

5 小暑 湿热同行防暑湿

小暑物语（7月6日至8日）

一般公历的7月6日至8日是小暑天，即农历的六月上旬。斗指未为小暑，斯时天气已热，尚未达极点，故名也。太阳黄经为105度。这时与夏至相比，白天已经开始变短了，但是气温一直在升高，这是为什么呢？因为，太阳直射地球的位置虽然已从北回归线向南移动，但仍直射北半球，北半球的热量收支情况仍是收大于支。所以，在一段时间内北半球的温度还会继续上升，而不会随日照时间的缩短而马上改变。由此可以推出，虽然从天文学上说，小暑时北半球的光照时间已经缩短，但是真正炎热的夏天还没有到，于是就被称为小暑。民谚也说："小暑不算热，大暑三伏天。"

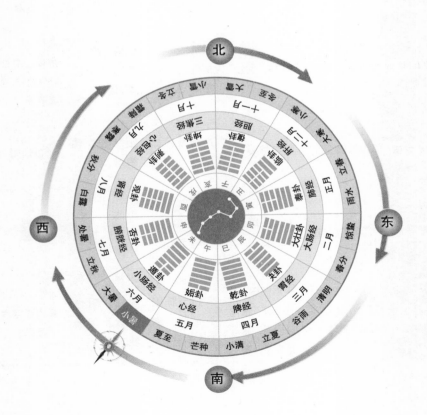

黄帝内经养生智慧全书

78

时至小暑，已是初伏前后，到处绿树浓荫，很多地区的平均气温已接近 30℃，时有热浪袭人之感，时有暴风骤雨来临。所以这一时期雨量一般来说是相当充沛的。农谚有"大暑小暑，灌死老鼠"之说。更有"小暑南风，大暑旱""小暑打雷，大暑破圩"之说，意思是指小暑最忌吹南风，否则必有大旱；小暑日如果打雷，必定有大水冲决圩堤。

这个时节虽然说天气炎热，但是出行的人还是很多。这时人们喜欢结伴出游，游览祖国的山水，有些时候他们还会选择凉爽的地方避暑。在清朝时，皇帝就在承德建造了避暑山庄，顾名思义就是在夏季时候避暑的场所。在快节奏的生活状态下，能够使自己紧张的心情舒缓一下，对健康是十分有利的。

◉ 小暑季节特征

小暑三候。"初候温风至"，其实这时节温度已经很高，所以风已经是热风了，尤其是近百年来由于气候不断变暖，还经常出现"干热风"。所以，从现代气候学观点看，此候已入伏，应该是"热风至"才符合实际情况。"二候蟋蟀居壁"，蟋蟀在地面上已经觉得很热，于是跑到屋檐下或树荫处乘凉了。"三候鹰如鸷"，"鸷"指凶猛的鸟，这时节鹰等猛禽哺育出的幼鸟飞出巢穴，开始捕食了。

初候温风至

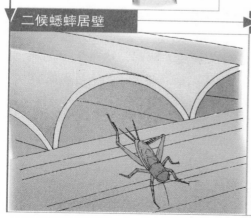

二候蟋蟀居壁

三候鹰如鸷

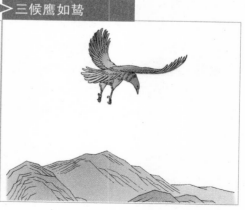

5

小暑时节 "温" 转 "平"

"热在三伏"，"伏" 即伏藏的意思。小暑正是进入伏天的开始，此时人们应当减少外出以避暑气。民间素有吃清凉消暑的食品以度过伏天的习惯。在具体的饮食上，与夏至前随意温补以养阳的状况相比，进入小暑后，应谨慎温补。因为进入小暑，空气已经明显由 "气盛" 转为 "气缓"，如果继续进补温性、热性食物，就会导致体内阳气积聚过多，从而引发内热。

做好小暑时节的养生，饮食上采用平补的方法，即温补祛寒、滋阴降热。根据人体此时容易出现上热下寒、外热内寒的状况，温补应在凌晨，滋阴宜在午后。凌晨温补入内，黄昏滋阴安外，从而可以使人上下相交，里外相济，不寒不热，情志平和。

● 以热抗热保健康

夏天，浑身大汗淋漓，许多人贪凉心切，冷水冲凉、冷水洗脚、喝冷饮等都成了最常见的做法。然而，这种 "以冷抗热" 的方法并不能真正凉快，甚至还可以致病。"以热抗热" 才是更科学的养生方法。

热毛巾擦身。夏天，人的脸面和躯干难免多汗，及时擦汗可促使皮肤透气，但必须用热毛巾，才能适应人体的降温节律。

洗热水澡。夏天洗冷水澡会使皮肤收缩，洗后反觉更热。而热水洗澡虽会多出汗，但能使毛细血管扩张，有利于身体散热。夏天该出汗时出汗，这才是符合自然规律和人体体温调节的方式。

热水洗脚。脚的脂肪层较薄，保温性差，极易受凉。若夏天经常用凉水洗脚，可能会使脚受凉遇寒，引起各种疾病。热水洗脚虽然当时感觉有点热，但事后反而会带来凉意和舒适。

喝热茶。冷饮只能暂时解暑，不能持久解热、解渴，热茶更容易解渴。喝热茶可刺激毛细血管扩张，体温会明显降低，是简便易行的绝妙良方。

另外，加强耐热锻炼，提高体温调节功能，增强热适应能力，不仅可增强体质，还可有效地防止中暑和其他热症发生。

● 阳气过旺的表现——阳厥病

　　进入小暑，此时的空气已经明显由"气盛"转为"气缓"，如果继续进补温性、热性食物，就会导致体内阳气积聚过多，从而引发内热，导致阳厥病的发生。

● 无缘无故的大怒是阳厥病的外在的表现

● 正常的经脉突然剧烈跳动——阳厥病发生的前奏

强烈刺激导致内阳气逆乱，气郁积于体内而不能发泄

● 寒、热的产生

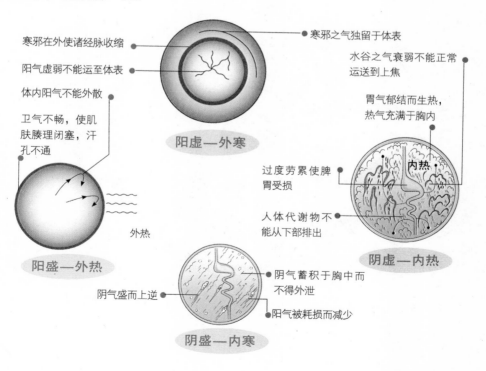

寒邪在外使诸经脉收缩

阳气虚弱不能运至体表

体内阳气不能外散

卫气不畅，使肌肤腠理闭塞，汗孔不通

寒邪之气独留于体表

阳虚—外寒

外热

阳盛—外热

阴气盛而上逆

阴气蓄积于胸中而不得外泄

阳气被耗损而减少

阴盛—内寒

水谷之气衰弱不能正常运送到上焦

胃气郁结而生热，热气充满于胸内

内热

过度劳累使脾胃受损

人体代谢物不能从下部排出

阴虚—内热

⑤

6 大暑 一年最热防中暑

大暑物语 (7月22日至24日)

大暑，是一年中最热的节气。其气候特征是"斗指未为大暑，斯时天气甚烈於小暑，故名曰大暑"。大暑正值中伏前后，在我国很多地区，经常会出现40℃的高温天气。这时骄阳如烈火，大地上热气蒸腾，酷热难耐；阴雨时，天气闷得令人喘不过气来，人们手摇凉扇，头顶湿毛巾，想尽办法来对付暑热，但是仍然是炎热。并且这种天气持续长达一个月。大暑一般在每年公历7月22日至24日，即农历的六月下旬，太阳已运行到黄经120度。当日正午用圭表测日影，影长为古尺三尺四寸，相当于今天的0.83米。

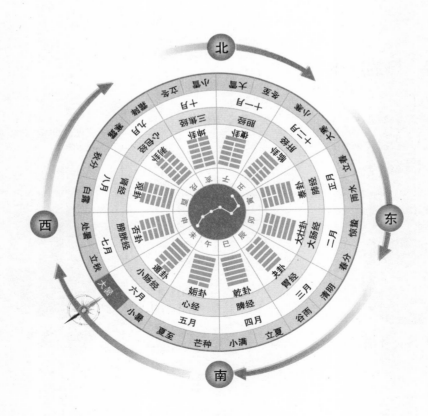

黄帝内经养生智慧全书

● 大暑季节特征

　　大暑时节即是喜温作物生长速度最快的时期，也是乡村田野蟋蟀最多的季节。我国有些地区的人们茶余饭后有以斗蟋蟀为乐的风俗。大暑也是雷阵雨最多的季节，有谚语说："东闪无半滴，西闪走不及。"意谓在夏天午后，闪电如果出现在东方，雨不会下到这里，若闪电在西方，则雨势很快就会到来，要想躲避都来不及。人们也常把夏季午后的雷阵雨称之为"西北雨"，并且还说大暑时的天气阴阳多变，相隔几米远的地方，有可能就是两种天气。就如唐代诗人刘禹锡的诗句，"东边日出西边雨，道是无晴却有晴"。这也就是大暑时期的三候说的"三候大雨时行"。那么初候是指什么？"初候腐草化萤"，是指夏天可以看到很多的萤火虫在田间飞来飞去，寻找食物。"二候土润溽暑"，指这时候正是喜水性作物生长的最佳时节。

　　大暑前后气温高本是气候正常的表现，因为较高的气温有利于大春作物扬花灌浆，但是气温过高，农作物生长反而受到抑制，水稻结实率明显下降。华南西部入伏后，光、热、水都处于一年的高峰期，三者互为促进，形成对大春作物生长的良好气候条件。

　　炎热的大暑是茉莉、荷花盛开的季节。馨香沁人的茉莉，天气愈热香愈浓郁，给人洁净芬芳的享受。高洁的荷花，不畏烈日骤雨，晨开暮敛，诗人赞美它"映日荷花别样红"，生机勃勃的盛夏，正孕育着丰收。

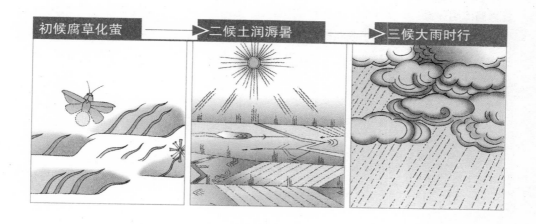

初候腐草化萤　　二候土润溽暑　　三候大雨时行

6

"伏天" 不要贪冷饮

"民以食为天"，食疗养生我们已经讲了很多。就大暑时节而言，针对酷热难耐的状况，人们常大量食用冷饮以降温防暑。但我们应明白，某些患者应该注意饮食禁忌，特别是食用冷饮更要小心，否则会影响健康。

具体而言，以下 8 类人群在食用冷饮时要特别注意。

高血压患者：如过多喝冷饮，会使血管迅速收缩，造成血压升高。

胆囊炎、胆结石、胃肠病患者：过多喝冷饮易引起胃痛、食欲下降，或因冷刺激胃黏膜，促使肠道蠕动加快，易诱发肠痉挛，引起腹痛、腹泻。

咽喉炎、支气管炎、支气管哮喘患者：因喝冷饮刺激咽喉部，炎症会加重。食用后还会诱发咳嗽，从而导致旧病复发。

老年人：应少喝或禁喝冷饮。老年人因消化道功能减退，对冷饮的耐受性降低，若饮入大量冷饮，会引起消化功能紊乱，诱发胃肠疾病。

龋齿、牙质过敏患者：这类患者喝冷饮会诱发牙痛。

肾病患者：饮料中的香精、色素、香料等成分，会加重肾小球过滤、排毒的负担，影响肾功能，还会使水肿加重。

糖尿病患者：冷饮料一般含有较多糖分，患者食之可使血糖升高，导致病情加重。

炎热夏日，最难耐的莫过于脾胃了，此时气候炎热、潮湿，加上人体新陈代谢旺盛、体力消耗大，常使人脾胃受困，食欲不振。专家建议用饮食之法来调补，增加营养物质的摄入。达到祛暑消疲。营养物质应以清淡、滋阴食品为主，即"清补"。这时多吃点有滋补作用的食物，能起到益气养阴、增强体质的作用。鸭属水禽，鸭肉不仅富含蛋白质，还具有滋阴养胃、健脾补虚、利水消肿的作用。俗话说"大暑老鸭胜补药"，中医认为，大暑进补宜食用鸭肉。鸭子既能补充营养，又能滋补五脏之阴，能祛除虚火之热，能通三焦水道。根据中医"热者寒之"的原则，特别适合苦夏、上火、体内蕴热者食用。老鸭比新鸭的滋补疗效更好。

大暑时令食物排行榜

食物排行榜	①	②	③	④	⑤
食物名称	香菇	紫菜	西瓜	百合	西红柿
食物的五色	褐色	紫色	绿色	白色	红色
食物的五味	味甘	味甘咸	味甘	味甘	味甘酸
食物的性质	性平凉	性寒	性寒	性寒	性微寒
食物的功效	补肝肾、健脾胃、益智安神、美容养颜	化痰软坚、清热利水、补肾养心	清热解暑、生津止渴、利尿除烦	清火、润肺、安神	生津止渴、健胃消食、清热解毒、降低血压
营养食谱	香菇金针菜	紫菜鸡卷	西瓜皮卤肉	西芹炒百合	西红柿烧豆腐
搭配禁忌	忌与鹌鹑肉、河蟹同食	无	忌与羊肉同食	忌与猪肉同时食用	忌与蟹、水獭肉同食
不适合人群	顽固性皮肤瘙痒者	腹痛便溏及脾胃虚寒者	口腔溃疡、糖尿病患者	风寒感冒的咳嗽、脾胃虚寒、腹泻便溏者	服用抗凝血药物者

6

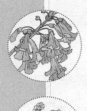

本章看点

- 立秋 秋来要防"秋老虎"
- 处暑 少增辛酸防秋燥
- 白露 润肺养阴存正气
- 秋分 防燥防凉两手抓
- 寒露 秋冻有度要加衣
- 霜降 天气转寒护血管

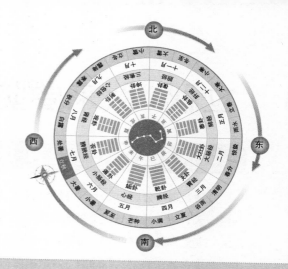

第三章
秋季节气养生

　　秋季的三个月，自然界呈现出一派丰收而平定的景象。秋风劲疾，秋高气爽，景物清明。在这个季节里，人们可效仿鸡的生活规律，早睡早起，促使情志安宁，以缓和秋季初凉的伤伐，收敛情志而不使其外散，使秋气平定，肺气清肃。这就是与秋季相适应的养生方法与原则。

立秋 秋来要防"秋老虎"

立秋物语（8月7日至9日）

    立秋在每年公历的 8 月 7 日至 9 日，即农历七月上旬，这时太阳黄经为 135 度。从这一天开始，天高气爽，月明风清，气温由热逐渐下降。但是我国地域辽阔、幅员广大，纬度、海拔高度不同，立秋这一天不可能同时进入凉爽的秋季。从其气候特点看，由于盛夏余热未消，秋阳肆虐，立秋前后很多地区仍处于炎热之中，故素有"秋老虎"之称。气象资料表明，炎热的气候往往要延续到九月的中下旬，才真正能凉爽起来。但是这时的气温已经不像是夏季的气温，立秋之后清晨和晚间空气已经十分凉爽，只是中午的气温仍然会很高。

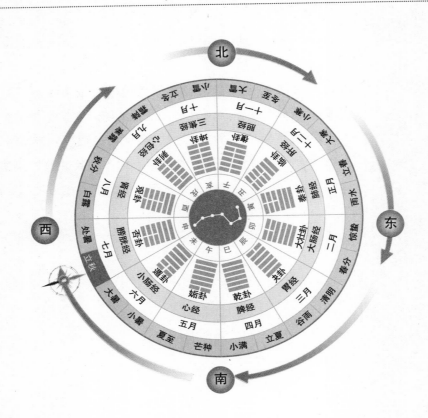

● 立秋季节特征

　　立秋之后也有明显的特征来表明三候。初候的天气已经凉爽，因为这个时节不会再刮炎热的偏南风，而开始刮偏北风，所以有"初候凉风至"之说。"二候白露降"，由于白天日照仍很强烈，夜晚的凉风刮来形成一定的昼夜温差，空气中的水蒸气凝结成了露珠，于是人们习惯上把它说成是"霜降"。三候时，树上的蝉食物充足，温度适宜，在微风吹动的树枝上得意地鸣叫着，好像告诉人们炎热的夏天过去了，人们就把三候说成"寒蝉鸣"。三候的说法并不能完全说明立秋的天气状况，根据多年的经验总结，立秋在三伏天的末尾阶段，虽然早晚有些凉风，可中午时分的气温仍然很高。这时的降雨量也减少了，地表温度有时甚至可超过头伏和二伏，所以人们还习惯把这时叫做"秋老虎"。

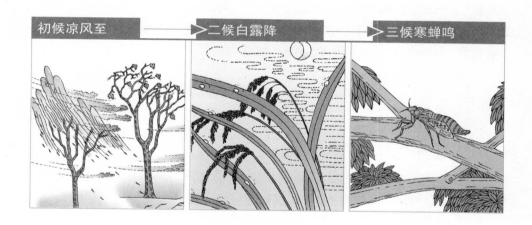

初候凉风至 ⟶ 二候白露降 ⟶ 三候寒蝉鸣

● 立秋迎秋之俗

　　在我国古代，有立秋迎秋之俗。每到此日，帝王都亲率文武百官到城郊设坛迎秋。此时也是军士们开始勤操战技、准备作战的季节。由此可见，立秋日为何种天气是相当的重要。

1

立秋养生之道

立秋是进入秋季的初始,《管子》中记载:"秋者阴气始下,故万物收。"关于秋季养生,《素问·四气调神大论》指出:"夫四时阴阳者,万物之根本也,所以圣人春夏养阳,秋冬养阴,以从其根,故与万物沉浮于生长之门,逆其根则伐其本,坏其真矣。"此乃四时调摄之宗旨,告诫人们:顺应四时养生,要知道春生、夏长、秋收、冬藏的自然规律。要想达到延年益寿的目的,就要顺应之,遵循之。

整个自然界的变化是循序渐进的过程,立秋是由热转凉的交接节气,也是阳气渐收,阴气渐长,由阳盛逐渐转变为阴盛的时期;是万物成熟收获的季节,也是人体阴阳代谢出现阳消阴长的过渡时期。

秋季养生,凡精神情志、饮食起居皆以养收为原则。中医理论把事物属性按五行分类归纳:如自然界中的五音、五味、五色、五化、五气、五方、五季;人体中的五脏、五官、五种形体、五种情志、五声。由此可见,秋内应于肺,肺在志为悲(忧),悲忧易伤肺,肺气虚则人体对不良刺激的耐受性下降,易生悲忧之情绪。在进行自我调养时切不可背离自然规律,循其古人之纲要"使志安宁,以缓秋刑,收敛神气,使秋气平;无外其志,使肺气清,此秋气之应,养收之道也"。

● 精神调养

要做到内心宁静,神志安宁,心情舒畅,切忌悲忧伤感,即使遇到伤感的事,也应主动予以排解,以避肃杀之气,同时还应收敛神气,以适应秋天平容之气。

● 起居调养

立秋之季已是天高气爽之时,应开始"早卧早起,与鸡具兴",早卧以顺应阳气之收敛,早起为使肺气得以舒展,且防收敛之太过。立秋乃初秋之季,暑热未尽,因而着衣不宜太多,否则会影响人体对气候转冷的适应能力,易受凉感冒。

黄帝内经养生智慧全书

● 五行配象图

　　古人用五行来解释宇宙间一切问题，用五脏与五行、五色、五味、五音等对应，来解释疾病产生的原因，判断在外界因素的影响下，五脏六腑所出现的变化。

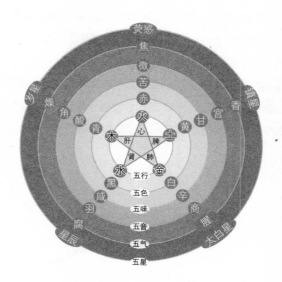

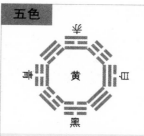

五色

　　五色即青、赤、黄、白、黑。五色分别与人体内的五脏对应。青色与肝对应，赤色与心对应，黄色与脾对应，白色与肺对应，黑色与肾对应。

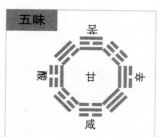

五味

　　五味即酸、甘、苦、辛、咸。五味可以养五脏，但过食则伤五脏。肝对酸，心对苦，脾对甘，肺对辛，肾对咸。

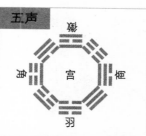

五声

　　五声即宫、商、角、徵、羽。五声分别对应人体内的五脏。肝对角，心对徵，脾对宫，肺对商，肾对羽。

①

② 处暑 少增辛酸防秋燥

处暑物语（8月22日至24日）

　　处暑，是暑气结束的时节，"处"含有躲藏、终止的意思。顾名思义，处暑表明暑天将近结束。《月令十二集解》曰："七月中，处，止也，暑气至此而止矣。"这时的三伏天气已过或接近尾声，所以称"暑气至此而止矣"。

　　处暑一般在每年的公历8月22日至24日。太阳此时运行到黄经150度，当日正午用圭表测日影，影长为古尺五尺三寸二分，相当于今天的1.313米。当晚观测北斗七星的斗柄指向申的方位，也就是西南方。这个阶段一般在农历七月，又叫申月。

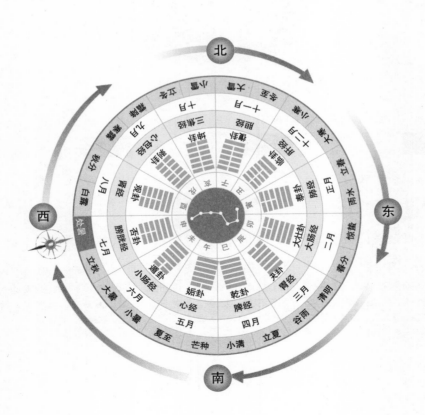

◉ 处暑季节特征

　　处暑分三候。"初候鹰祭鸟"，这时大地上的鸟类更多了，为鹰捕食提供了更多的机会，于是老鹰将捕到但是吃不完的鸟放到地上，就像是在祭祀。二候就是说田间的农作物，此时气温下降，于是草木开始发黄，顿时觉得出现了肃杀之气，于是称二候为"天地始肃"。三候时，田间的农作物到了收割的阶段，于是人们就开始忙碌收获，所以说"三候禾乃登"。并且还会出现"谷到处暑黄""家家场中打稻忙"的秋收景象。另外，处暑后的绵绵秋雨时常会光顾大地，所以农民们要特别注意气象预报，抓住每一个晴天，不失时机地做好秋收工作。

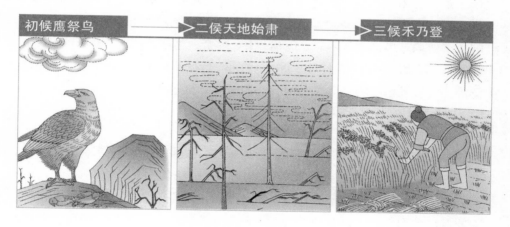

◉ 处暑习俗

　　处暑是真正的收获季节，田间果树上已经挂满了成熟的果实，等着人们采摘。庄稼，如黄豆、玉米、花生等农作物也到了收获的季节。为了庆祝这收获的喜悦，人们还喜欢举行隆重的仪式来祭祀农神。这种仪式其实不只是答谢神灵，还有另外一层含义，就是祈求神灵保佑能有个好的收成。《东京梦华录·秋社》载："八月秋社，各以社酒相赍送，贵戚宫院以猪羊肉、腰子、肚肺、鸭饼、瓜姜之属，且作棋子样片，滋味调和铺于饭上，谓之社饭，请客供养。"有些地区还搭起戏台，请戏班子唱大戏，敲锣打鼓绕村寨游行，表达自己的喜悦心情，可见人们对于丰收的期盼。

2

处暑饮食，三餐有别

处暑时节，人们都开始特别重视饮食补身。因为经过炎热的夏天，身体耗损大，立秋之后，气温逐渐下降，人们的食欲开始被激活，习惯性地想到饮食补身。天气转凉时节，调补一下身体是有必要的。但是到底该怎样调补才有益健康呢？中医认为，根据不同时节的不同气候特点，我们应该在饮食上有所侧重。

● 早秋饮食

以性味甘平为主，多食水果蔬菜，少食辛辣、煎炸、烧烤类食物。早秋气候干燥，汗液蒸发快，体内水分和营养素流失多，要及时补充水分和水溶性维生素。多食水果和绿叶蔬菜等性味甘平的食物，可以增强脾脏功能，使肝脾活动协调。可选择胡萝卜、莲藕、梨、蜂蜜、芝麻、银耳、黑木耳、淡茶、果汁饮料、豆浆、牛奶、西红柿、香蕉、红枣、莲子、禽蛋、糯米、豆腐、葡萄、菜汤等。少食辣椒、酒、韭菜、大蒜、葱、姜、茴香等。

● 中秋饮食

清淡甘酸，滋阴敛肺。宜适当进食蜂蜜、核桃、芦根、乳制品、百合、银耳、白萝卜、梨、香蕉、莲藕等，减少进食辛辣食物，做好温补工作。有饮酒习惯者可适量少喝点酒，其中白酒、黄酒一定要加温；脸无痘、面不红者，若有吃辣味的习惯，可适当吃些辣椒、胡椒之类的食物；主食以精白面为好；喜欢吃酸味者，可适量吃些酸味食品，酸味主收敛；喜欢吃红枣、桂圆者，早晨可吃几颗；少吃白萝卜，白萝卜泄气，中气不足的人吃白萝卜易耗气。

● 晚秋饮食

适当进补，健脾补肺。日常饮食中要增加一些热量高，含蛋白质，钾、钙等矿物质以及维生素丰富的食物。适当进补，增强体质，可增加抗寒能力。可选择人参、黄芪、山药、红枣、莲子、百合、甘草、鸭肉、鸡肉等。另外，多食用一些清热安神之品也是缓解秋乏的方法之一，如莲子、蜂蜜、糯米、芝麻、银耳、百合、黄鱼、海蜇、芹菜、干贝、海带、菠菜、豆类及奶类。

处暑时令食物排行榜

食物排行榜	①	②	③	④	⑤
食物名称	茄子	葡萄	甘薯	辣椒	鸡蛋
食物的五色	紫色	紫红色	红、黄、白色	红、绿、黄色	红、白色
食物的五味	味甘	味甘、微酸	味甘	味辛	味甘
食物的性质	性凉	性平	性平	性热	性平
食物的功效	清热凉血、消肿解毒	补肝肾、益气血、生津液、利小便	补脾益气、宽肠通便、生津止渴	温中健胃、散寒燥湿、发汗	养心安神、补血、滋阴润燥
营养食谱	烧茄饼	葡萄丝糕	薯粉蜜膏	青椒炒豆豉	肉碎煎蛋
搭配禁忌	忌与黑豆、蟹同食	忌与四环素同食	忌与雀肉同食	忌与羊肝、南瓜同食	忌与鹅肉、茶同食
不适合人群	脾胃虚寒、哮喘者	糖尿病患者、便秘患者、脾胃虚寒者	胃酸多者、素体脾胃虚寒者	痔疮者、眼病患者、肠胃功能不佳者	患有肾脏疾病者

③ 白露 润肺养阴存正气

白露物语（9 月 7 日至 9 日）

　　每年的公历 9 月 7 日至 9 日为白露。白露是个典型的秋天节气，气温下降速度很快，夜间气温已达到水汽凝结成露的条件。露水在清晨的田野上晶莹剔透，因露珠呈白色而得名白露。农历言："斗指癸为白露，阴气渐重，凌而为露，故名白露。"《礼记·月令》篇记载这个节气的景象"盲风至，鸿雁来，玄鸟归，群鸟养羞"，这个节气正是鸿雁南飞避寒，百鸟开始储存干果粮食以备过冬。可见白露实际上是天气转凉的象征。

　　农谚说："白露秋分夜，一夜凉一夜。"这表明夏季的热空气已经被秋季的冷空气所替代。因为此时太阳的直射位置南移，北半球的日照时间越来越短，得到的热量就越来越少，加上冷空气带走了地面的热气，于是气温就会迅速地下降，天气变得越来越冷。

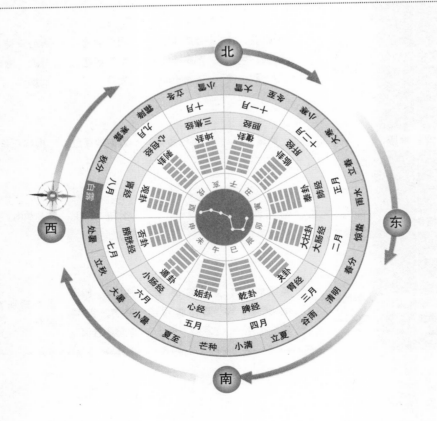

● 白露季节特征

　　白露分为三候，初候是指从这时开始北方温度渐渐变得很低，于是大雁成群结伴地飞往南方过冬，这就是所说的"初候鸿雁来"。"二候玄鸟归"，玄鸟就是我们所说的燕子，燕子也是因为北方的气温逐渐降低，而飞往南方过冬。三候的天气会更冷，鸟儿为了适应天气的变化都要换上丰厚的羽毛，来迎接寒冷冬天的到来。秋季也是一个收获的季节，各种鸟儿都可以觅到自己喜欢的食物，所以说"三候鸟养羞"，这里的"羞"就是指鸟儿的食物。

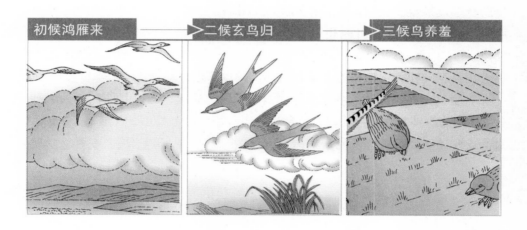

● 收获与播种

　　白露时节日照时间短，气温下降快，农田里的夏秋作物即将成熟或者是已经成熟，农民们辛勤地在田中收获庄稼。除了收获之外，农民们也要为播种做准备，尤其是黄河中下游地区，播种冬小麦是一年中最重要的农事活动之一。白露对农作物的播种及收获有着重要的影响，于是在有些地区就出现了过白露节的现象。因为这是个收获的季节，人们就在这一天将收获的粮食或者瓜果蔬菜拿出来供奉神灵，祈祷神灵保佑明年有一个好收成。

③

润肺养阴，正气内存

《黄帝内经》曰："正气内存，邪不可干。"意思是说人体正气旺盛时，邪气就没有机会侵袭身体，自然也就会保持健康的身体状态。通过饮食进补可以促进阳气生发、涵养正气。此时无论药补还是食补，建议选用"补而不缺""防燥不腻"的平补之品。

● 食补方面

蔬菜可多食白菜、茄子、银耳、紫菜、草菇、山药、冬瓜、南瓜、扁豆等。借助秋季蔬果较多之机，选用水多滋润的柑橘、金橘、梨、苹果、葡萄、鲜枣、西瓜等，以滋润生津。此时也可以适当选用肉类食品，如兔肉、鸡肉、鹌鹑肉、鸭肉、鱼、牛奶、鸡蛋等，可以弥补阴液之不足。有脾胃虚弱、消化不良的患者，可选用具有健补脾胃作用的莲子、山药、扁豆等进行补养。

在食补方面还需要注意的就是防治口干唇焦症状，可选用具有滋阴、润肺、养胃、生津等补益作用的银耳、百合等。银耳用水浸泡发后，煮烂，加糖服食，对治疗和预防秋燥有较好的效果；百合也有养肺阴、滋肺燥、清心安神之功效。

● 药补方面

成品补剂可选用人参银耳晶、琼玉膏、二冬膏、杞菊地黄丸、二精丸、灵仙散、胡麻散等，中药类建议选用党参、麦冬、天冬、百合、茯苓等。

百合	麦冬	梨
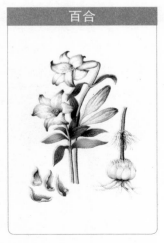	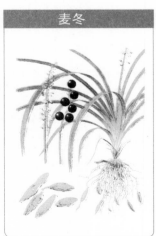	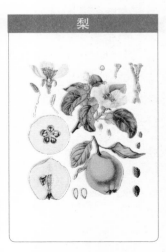

白露时令食物排行榜

食物排行榜	①	②	③	④	⑤
食物名称	白萝卜	豆角	杏仁	蘑菇	薏苡仁
食物的五色	白色	绿色	棕黄色	灰、褐色	白色
食物的五味	味辛甘	味甘	味甘苦	味甘	味甘
食物的性质	性凉	性平	性温	性凉	性微寒
食物的功效	消积滞、清热化痰、下气宽中、解毒	解渴健脾、补肾止泻、益气生津	祛痰止咳、平喘、润肠、下气开痹	消食、安神、平肝阳	健脾、渗湿、止泻、排脓
营养食谱	白萝卜羊腩汤	排骨炖豆角	银耳杏仁鹌鹑汤	鲜蘑益脾汤	薏苡桃仁汤
搭配禁忌	忌与胡萝卜、橘子同食	无	忌与小米、猪肉、板栗同食	忌与醋同食	无
不适合人群	脾胃虚寒者、慢性胃炎者、胃溃疡患者	腹胀者	婴儿、阴虚咳嗽及泻痢便溏者	便溏者	孕妇、便秘者

4 秋分 防燥防凉两手抓

　　秋分是二十四节气中被最早使用的两个节气（春分、秋分）之一。每年的公历9月22日至24日交秋分。秋分日太阳黄经为180度。按农历说，秋分刚好是秋季的中分点。正如春分一样，阳光几乎直射赤道，昼夜时间的长短再次相等。从这一天起，阳光直射的位置继续由赤道向南半球推移，北半球开始昼短夜长。《春秋繁录》中记载："秋分者，阴阳相半也，故昼夜均而寒暑平。"从这一天开始我国大部分地区已经进入了凉爽的秋季，雨水开始频繁，雨水量不会很大，但也会使天气变得寒冷。

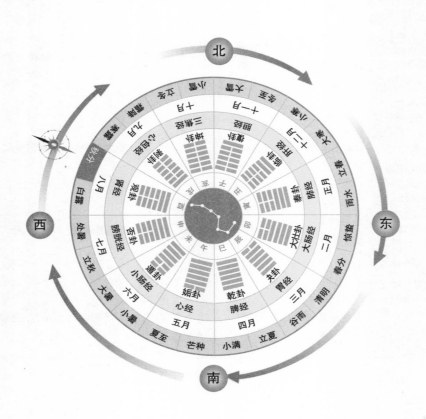

100

● 秋分季节特征

从各种表现来看，秋分是根据日照变化而定的。秋分之后我国的所有地区都变得昼长夜短。北方的秋天很早就到来了，进入冬天也是比较早的，而南方的秋天则比北方的要长一些，甚至可以延伸到冬季的开始。由于有这样的特征，秋分的三候也就有自己的特点。进入秋天后暖空气减少，温度降低，水分蒸发减少，减少了冷暖空气的交汇，也就没有了雷声和闪电，所以初候被说成是"雷始收声"。"二候蛰虫坯俯户"，就是说冬眠的动物已经开始为冬眠做准备。"三候水始涸"，就是指这时的水开始干枯。

● 秋分收获忙

秋分这段时间虽然气温渐渐地降下来了，却是一个收获喜悦的时节。因为这时空气清新，秋风凉爽，不再有夏季的炎热，也没有冬日里的那种寒冷。秋天又是一个收获的季节。金黄的玉米已挂满房前屋后，成熟的老南瓜被煮成南瓜粥，发出阵阵香气。各种秋果也已开始收获，苹果、橘子、梨，熟透了的瓜果摆满地。满囤的粮食，满筐的果子，看着这些五颜六色的果子，人人乐得合不拢嘴，就连微风都好像在向人们撒娇，时不时地吹动着人们的衣襟和头发。

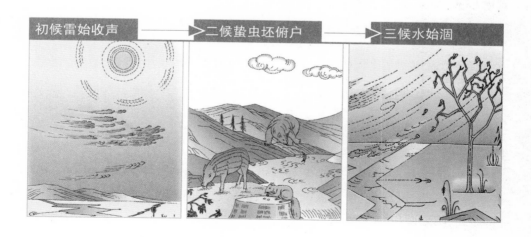

初候雷始收声　　二候蛰虫坯俯户　　三候水始涸

秋分时节的养生法则

秋分节气是昼夜时间相等的节气，人们在养生中也应本着阴阳平衡的规律，使身体保持"阴平阳秘"的原则，按照《素问·至真要大论》所说："谨察阴阳之所在，以平为期。"

中医极其重视养生中的"春捂秋冻"。研究发现，"秋冻"有其自身自然规律，但是盲目"秋冻"不但不会使身体强壮，还会使人生病。秋分时节的保健法则如下：

第一，掌握"冻"之度。倘若秋末天气已经很冷，却仍然穿着单衣，冻得身体打寒战，那就不但增强不了抵抗力，反而容易着凉了。

第二，把握"冻"之时。在节气变更的时候不要"秋冻"。节气变更的时候对生命的影响很大，许多危重病患者往往在节气变化之际，病情会突然恶化。因此在秋凉的时候要比平时更加注意养生保健，而不要轻易尝试"秋冻"。

第三，解密"冻"之人，具体就是要因人而异。秋冻，是健康人的养生方法。若是患者，特别是有呼吸系统病史的人，如慢性支气管炎、哮喘、感冒患者则不宜"秋冻"。老年人、婴幼儿也不宜"秋冻"。年纪小的人，身体没有发育成熟，无力耐寒；而年纪大的人，身体已经衰老，免疫力差，也应及时躲避导致疾病的"邪气"，而不能勉强忍受严寒。

此时最适宜的养生方法就是随时注意天气变化，加强体育锻炼。根据气候变化及时增减衣服。如果气温急剧下降还一味追求"秋冻"，不仅不能强身健体，还会适得其反。秋季锻炼身体，重在益肺润燥，如练吐纳功，叩齿咽津润燥功。调节饮食应以温润为主，多食芝麻、核桃、乳制品、蜂蜜、糯米、甘蔗、梨等食物，可以起到滋阴润肺养血的作用。

此时，做好精神调养也非常重要。重点在于培养乐观情绪，保持神志安宁，避免秋季的肃杀之气，收敛神气，适应秋天平容之气。体质调养可选择重阳登高观景，登高远眺，可使人心旷神怡，所有的惆怅、忧郁顿然消散。

● 秋分养生讲究阴阳平衡

阴阳不是一成不变的，无论是阴还是阳，都是按照"始微—渐盛—旺盛—盛极—始衰—来复"这样一种模式不断地变化着。当阳发展到极点，必然会向阴的一面转化；同样，当阴发展到极点，也必然会向阳的一面转化。养生必须善于调节自己的七情六欲，并根据寒暑变化调节自己的养生方式，以维持体内的阴阳调和。

黄帝内经养生智慧全书

● 秋分八月中坐功图

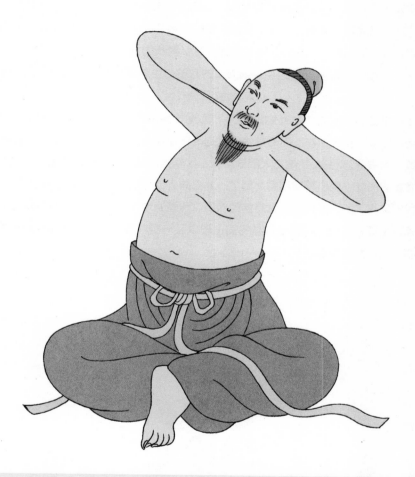

主治：膝髌肿痛、腹大水肿、风湿积滞、股胫外侧痛、消谷善饮、胸闷胸痛、胃寒喘满、遗尿、腹胀。

步骤：取盘坐位，两手放于耳后。身体向左侧伸展至极限位置，再慢慢向右侧伸展至极限位置，各做15次。然后上下牙齿相叩36次，吐故纳新，再通过"漱津"把口中分泌的唾液分9次咽下，把津液送至丹田。每日丑、寅之时，即凌晨1点到凌晨5点之间，为最佳的练习时间。

④

5　寒露　秋冻有度要加衣

寒露物语（10月8日至9日）

　　寒露是一个反映气候变化特征的节气，与白露时相比气温下降了很多，地面上的露水也更冷了，因此称为寒露。一般寒露时节是在每年公历10月8日至9日，寒露当天太阳到达黄经195度。当日正午用圭表测日影，影长为古尺八尺二寸，相当于今天的2.018米。夜晚观测北斗七星的斗柄指向戌的方位，也就是西北方，这个阶段一般在农历九月。

　　这个时节南方和北方依然差别比较大，随着气温的降低，北方的空气更加寒冷，有些地方还会出现零星的雪花，而南方的天气则明显地变凉了。《清嘉录》载："寒露乍来，稻穗已黄，至霜降乃刈之。"南方大部分地区，秋季真正的到来是在寒露之后，偶然间看见几片发黄的树叶，也是等到寒露之后了。北方的大部分地区，寒露之后秋收已经完成，那么农民们又有了新的工作，那就是整理农田，深翻土地。"寒露到立冬，翻地冻死虫"，由于地表温度逐渐降低，准备蛰伏越冬的虫子以及一些地下虫卵被翻地时晾到地表或被破坏了洞穴，就会被冻死。

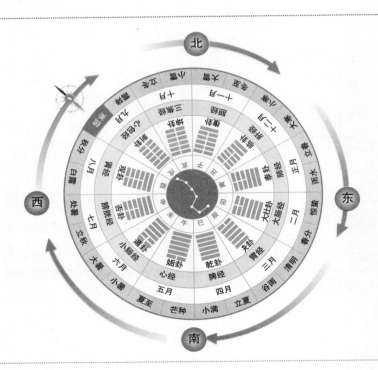

黄帝内经养生智慧全书

● 寒露季节特征

　　寒露三候为："一候鸿雁来宾，二候雀入大水为蛤，三候菊始黄华。"一候中的"鸿雁来宾"即是鸿雁排成"一"字形或"人"字形的队列大举南迁；二候中的"大水"即大海，古时传说，海边的蛤贝类是由三种雀鸟潜入水中变成的，深秋天寒，雀鸟都不见了，古人看到海边突然出现很多蛤蜊，并且贝壳的条纹及颜色都与雀鸟相似，便以为是雀鸟变的；三候"菊始黄华"是说此时菊花已普遍开放。

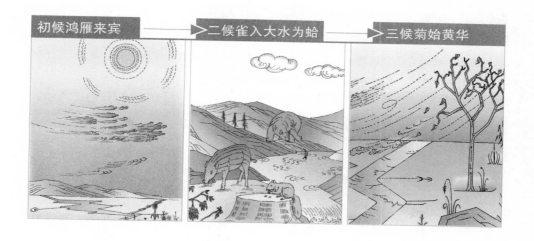

● 九九重阳节

　　这个时节还有一个重大的节日，那就是九九重阳节。关于重阳节的命名和来历，也和古代的历法有关。《易经》中把"六"定为阴数，把"九"定为阳数。九月九日，日月并阳，两九相重，故而叫重阳，也叫重九，古人认为是个值得庆贺的吉利日子，并且从很早就开始过此节日。人们在这一天中进行很多有益于身心健康的活动，如登山，既可以锻炼身体，又可以观看大好风景；赏菊，可以陶冶情操，三五好友聚在一起还可以培养感情；吃重阳糕、喝菊花酒对身体有益。

5

防秋燥，养生饮品学问大

秋冬时节的特征是冷燥，人体出汗少，极易伤津液。所以饮食调养要以柔润为主，做到喝茶、喝水再喝汤，这样才能补津液之不足。

第一，饮水原则：应结合自己的身体状况和需求，配合生活作息时间，分散在不同的时段摄取水分。谨防等到口渴甚至咽喉"冒烟"了才想起喝水。因为当感到口渴时，其实身体已经开始产生脱水现象。建议大家，清晨空腹饮1杯温开水，具有很好的清洁肝脏和胆、促进排泄、防治便秘、稀释血液浓度、增强抗寒能力的效果。同时在晚上睡觉前1小时饮半杯水，可补充呼吸时带走的水分，减轻口干舌燥症状。

第二，饮茶养生：秋季最好的养生饮品莫过于茶，红茶、绿茶均可。在因人而异的饮茶原则下，女性、儿童宜饮淡绿茶；胃病者、老年人应以饮红茶为宜；便秘者、术后患者宜喝绿茶；如果是体力劳动者宜喝浓绿茶；若是脑力劳动者喝点高级绿茶，有助神思。

第三，喝汤方法：通常人们夏天喝的是消暑解热的汤水；深秋时节，喝汤可选白萝卜汤、百合红枣汤、豆腐青菜汤、牛羊肉白萝卜汤等。

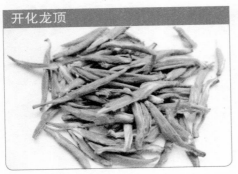
开化龙顶

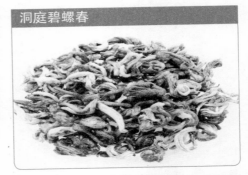
洞庭碧螺春

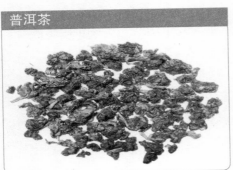
普洱茶

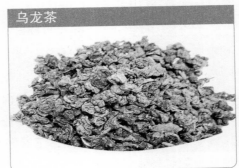
乌龙茶

寒露时令食物排行榜

食物排行榜	①	②	③	④	⑤
食物名称	甘薯	土豆	紫菜	红枣	西红柿
食物的五色	红、黄、白色	黄褐色	紫色	红褐色	红色
食物的五味	味甘	味甘	味甘咸	味甘	味甘酸
食物的性质	性平	性平	性寒	性平	性微寒
食物的功效	补脾益气、宽肠通便、生津止渴	健脾利湿、解毒消炎、降糖降脂、活血消肿、美容	化痰软坚、清热利水、补肾养心	补益脾胃、滋养阴血、养心安神、缓和药性	生津止渴、健胃消食、清热解毒、降低血压
营养食谱	薯粉蜜膏	火腿土豆泥	紫菜鸡卷	山楂红枣莲子粥	西瓜西红柿汁
搭配禁忌	忌与雀肉同食	忌与雀肉同食	忌与柿子、柿饼同食	忌与海鲜、葱同食	忌与黄瓜同食
不适合人群	胃酸多者、素体脾胃虚寒者	糖尿病患者	腹痛便溏及脾胃虚寒者	肝炎、糖尿病患者	糖尿病患者、胃寒的老年人

⑤

6 霜降 天气转寒护血管

　　霜降是秋天的最后一个节气，在每年公历的10月23日至24日。这是一个反映物候变化的节令。这天太阳运行到黄经210度，当日正午用圭表测日影，影长为古尺九尺一寸六分，相当于今天的2.05米。夜晚观测北斗七星的斗柄指向戌的方位，也就是西北方。这个阶段一般在农历九月，也叫戌月。

　　霜降表示天气更冷了，露水凝结成霜。《月令七十二候集解》曰："九月中，气肃而凝，露结为霜矣。"古籍《二十四节气解》曰："气肃而霜降，阴始凝也。"可见"霜降"表示天气逐渐变冷，开始降霜。气象学上，一般把秋季出现的第一次霜叫做"早霜"或"初霜"，而把春季出现的最后一次霜称为"晚霜"或"终霜"。从终霜到初霜的间隔时期，就是"无霜期"。也有把早霜叫"菊花霜"的，因为此时菊花盛开，北宋大文学家苏轼有诗曰："千树扫作一番黄，只有芙蓉独自芳。"

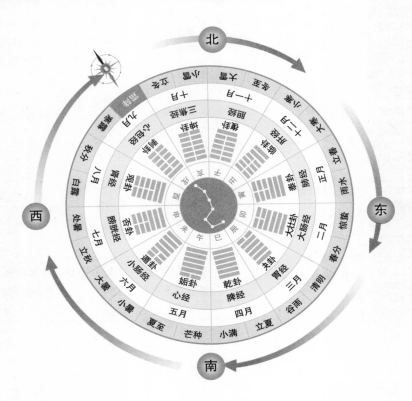

虽然霜降会给农作物造成一定的影响，但是它还可以给原本毫无生机的秋天带来另外一种意想不到的惊喜。随着秋天的到来，农作物也停止了生长，但是一些树木在经过秋霜的抚慰之后，开始漫山遍野地变成红黄色，在太阳光的照射中，像一片燃烧的红霞，为具有肃杀气息的秋天描上了重重的一笔。除了深秋的红叶美景外，荷塘中的荷叶经过霜打以后，叶片下垂但茎秆依然挺立，形成另外一种美景，这样的美景被无数的画家和摄影家所描绘、记录，使人们在感叹萧条之余，还可以欣赏到大自然带来的美的享受。

● 霜降季节特征

　　霜降分三候。"初候豺乃祭兽"，豺是一种野兽，猎获其他野兽时会先排列出来再吃，看起来就好像是在祭拜天地；"二候草木黄落"，也就是到了这个时候绿色植物纷纷枯黄掉落；"三候蛰虫咸俯"，是指各种要过冬的小虫开始静止不动，准备封严洞口过冬了。霜降也是向冬天过渡的一个节气，因为此时气温已经比较低，很接近冬天的天气了。

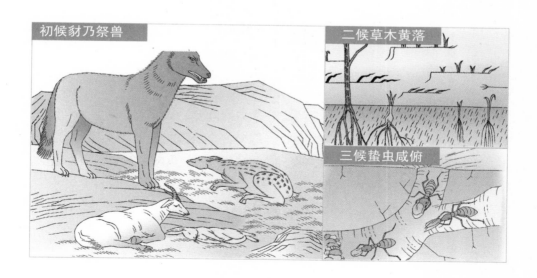

初候豺乃祭兽

二候草木黄落

三候蛰虫咸俯

霜降养生勤坐功

霜降节气，是秋天的最后一个节气。按中医理论，此节气为脾脏功能处于旺盛时期。由于脾胃功能过于旺盛，易导致胃病的产生，所以此节气是慢性胃炎、胃及十二指肠溃疡病复发的高峰期。由于寒冷的刺激，人体的自主神经功能发生紊乱，胃肠蠕动的正常规律被扰乱；人体新陈代谢增强，热量消耗增多，各种消化液分泌增多，食欲改善，食量增加，必然会加重胃肠功能的负担，影响已有溃疡面的修复。因此，在寒冷的深秋及冬天，要特别注意自我保养，增强自我保健意识。下面介绍两种方法来帮助你做好霜降的养生保健。

● 霜降九月中坐功

霜降前后，气温下降，阳气微而天地万物毕成。本功以"霜降"命名，正是顺应这一时令特点而制定的气功锻炼方法，适宜于霜降时节锻炼，可从霜降锻炼到立冬。霜降时节人体疾病多表现为足太阳膀胱经的病变。《灵枢·经脉篇》说："膀胱足太阳之脉……是动则病冲头痛，目似脱，项不可以屈，是主筋所生病者，痔，疟，狂、癫疾，目黄，泪出，鼽衄。"上述病症采用本法锻炼，有较好的防治作用。

具体方法：每日凌晨 3~7 点时，平坐，伸展双手攀住双足，随着脚部的动作用力，将双腿伸出去再收回来，如此做 5~7 次，然后牙齿叩动 36 次，调息吐纳，津液咽入丹田 9 次。

● 转腰导引功

具体方法：端坐于椅子上，两脚分开与肩同宽，大腿与小腿呈 90 度角，躯干伸直，全身放松，下颌向内微收。端坐，全身放松，两手叉腰。拇指在前，其余四指在后，含胸，两肩内收，向左转到极限，再向右转到极限为 1 次，共做 64 次。

适应病症：肚腹冷，气机不畅，胸闷不舒。

● 霜降九月中坐功图

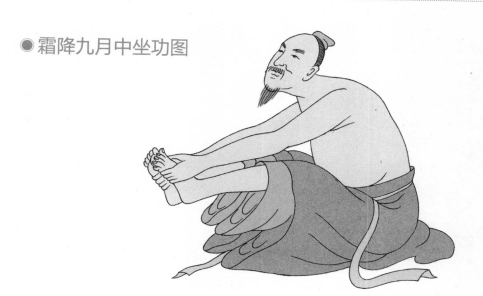

● 转腰导引功图

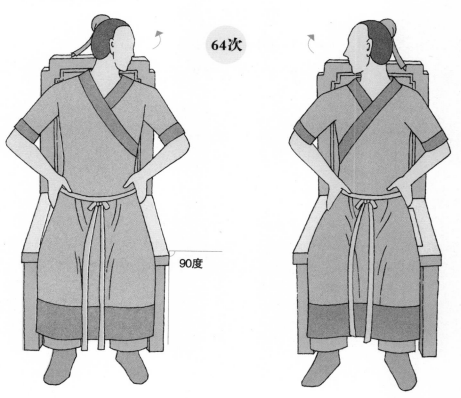

64次

90度

6

本章看点

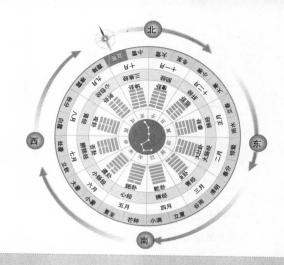

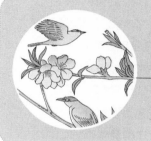

第四章
冬季节气养生

　　冬季的三个月，是生机潜伏、万物蛰藏的季节，自然界中的阳气深藏而阴寒之气很盛。寒风凛冽，水结成冰，大地冻裂。在此时，人们应当早睡晚起，必待太阳升起时起床，使情志安宁而不妄动，如同潜伏起来一样，减少寒冷气候的刺激，尽量保持温暖，不要过多地损伤正气，这是适应冬季"藏"气特点的养生方法和原则。《黄帝内经》认为，天地是按照四季阴阳消长的规律运转不息的，我们养生也必须按照这个规律适时调节。违反了这一规律，必将导致体内的阴阳失调，使身体发病。

立冬物语（11月7日至8日）

立冬在每年公历的11月7日至8日。我国古时民间习惯以立冬为冬季的开始，《月令七十二候集解》说，"立，建始也"，又说"冬，终也，万物收藏也"。立冬这天太阳到达黄经225度，正午用圭表测日影，影长为古尺一丈两寸三分，相当于今天的2.501米。夜观北斗七星，斗柄指向亥的方位，也就是西北方，这个阶段一般在农历的十月。

立冬前后，我国大部分地区降水显著减少。东北地区大地封冻，农林作物进入越冬期；江淮地区"三秋"已接近尾声；江南正忙着抢种晚茬冬麦，抓紧移栽油菜；而华南却处于"立冬种麦正当时"的最佳时期。此时水分条件的好坏与农作物的苗期生长及越冬都有着十分密切的关系。华北及黄淮地区一定要在日平均气温下降到4℃左右，田间土壤夜冻昼消之时，抓紧时机浇好麦、菜及果园的冬水，以补充土壤水分不足，改善田间小气候环境，防止"旱助寒威"，减轻和避免冻害的发生。江南及华南地区，及时开好田间"丰产沟"，做好清沟排水工作，是防止冬季涝渍和冰冻危害的重要措施。

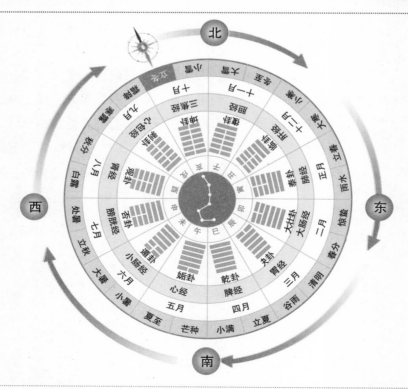

● 立冬季节特征

立冬分三候。"初候水始冰",这时河水已经开始结冰了,只是这时候看见的还是小冰凌;"二候地始冻",这时节气温降到0℃以下,土地的表层已开始冻结了,随着温度的继续下降,冻层会不断加厚;"三候雉入大水为蜃",雉指野鸡,蜃为大蛤,立冬后,野鸡便不多见了,而海边可以看到外壳与野鸡的线条及颜色相似的大蛤。所以古人认为雉到立冬后便变成大蛤了。

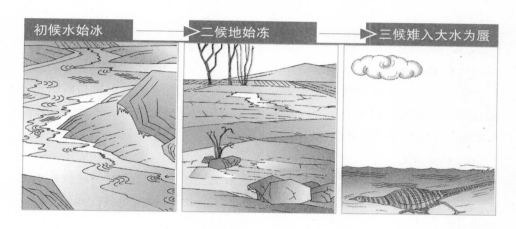

● 立冬的民俗

在古代,立冬是相当重要的日子。在这一天,天子去郊外迎冬,并赐群臣冬衣。后来的制度也有很多效仿的。《吕氏春秋·孟冬》说:"是月也,以立冬。先立冬三日,太史谒之天子,曰:'某日立冬,盛德在水。'天子乃斋。立冬之日,天子亲率三公九卿大夫以迎冬于北郊。还,乃赏死事,恤孤寡。"高诱注:"先人有死王事以安边社稷者,赏其子孙;有孤寡者,矜恤之。"在这一天还有吃倭瓜饺子的习俗,可见立冬节被人们当作十分重要的节日来过。

立冬时节进补注意事项

　　膏方是立冬之后进补的理想方法，它可以有效地藏养气血，恢复体内精力。所谓膏方，它是一种具有营养滋补和治疗预防综合作用的成药，属于中医里丸、散、膏、丹、酒、露、汤、锭八种剂型之一。立冬过后，人与自然相应，精血内藏，各脏腑功能趋于沉静内敛潜藏的状态，而阳气易呈现相对不足的状态。这时内服滋补膏方，不仅是强壮身体之法，也为来年春夏万物复苏、身体精力旺盛提供丰富的物质基础。

● 进补膏方应注意

(1) 时间选择

　　最好在冬至以后的数九寒天为宜。冬至是天地阴阳之气交替的枢机，阴盛阳衰，阴极生阳，一阳萌动，是人体阴阳气交的关键时刻，此后则进入数九寒天。因此，冬令进补应选择冬至日开始。

(2) 补肾为先

　　精是生命的基础，人体之根本，也是各脏腑组织器官功能活动最基本的物质基础。在五脏与季节的对应关系上，冬季对应于肾。肾主封藏，为藏精之本，内寓元阴元阳，因此冬令进补大多以补肾精为要旨。

(3) 辨证施治

　　应该注意药物的寒、热、温、凉，因人而异，辨证选方。冬令进补的药性属温性的较多，在温热养阳的同时，应以温而不散、热而不燥为宜。对于阴虚的患者，尤应注意阴精的填补，而阴精的充沛也有利于阳气的化生充足。

(4) 膳药兼施，相得益彰

　　在进补膏方时，若结合膳食调理，疗效会更佳。在膳食调理时，建议结合各人不同的体质进行辨证选用膳食。偏于阳气亏虚者，可选食狗肉、雀肉、海虾、海参、黑枣、鸡肉等。偏于气阴两亏者，可选食一些补益气阴之品，如黑木耳、莲藕、鸭肉、鳖肉、兔肉等。偏于气虚者应配合选食一些健脾益气的食物，如糯米、山药、红枣、胡萝卜、粟米、粳米、泥鳅等。

立冬时令食物排行榜

食物排行榜	①	②	③	④	⑤
食物名称	鸡肉	大白菜	白萝卜	海带	红枣
食物的五色	红白色	白色	白色	绿褐色	红褐色
食物的五味	味甘	味甘	味辛甘	味咸，有腥味	味甘
食物的性质	性微温	性平	性凉	性寒	性微温
食物的功效	温中补脾、益气养血、补肾益精	通利肠胃、养胃生津、利尿通便、清热解毒	消积滞、清热化痰、下气宽中、解毒	泄热利水、止咳平喘、祛脂降压、散结抗癌	补益脾胃、滋养阴血、养心安神、缓和药性
营养食谱	姜椒煨鸡块	醋熘白菜	白萝卜羊腩汤	海带冬瓜薏苡仁汤	山楂红枣莲子粥
搭配禁忌	忌与芝麻、菊花、芥末、糯米、李子、蒜、鲤鱼、鳖肉、虾、兔肉同食	忌与维生素K同食	忌与胡萝卜、橘子同食	忌与甘草同食	忌与海鲜、葱同食
不适合人群	实证、热证或邪毒未清者	腹泻者、气虚胃寒者	脾胃虚寒者、慢性胃炎及胃溃疡患者	脾胃虚寒、身体消瘦者	胃病患者、腹部胀气者

①

小雪物语（11月22日至23日）

小雪，是反映降水变化的季节。这天太阳运行到黄经240度，用圭表测日影，影长为2.74米，也就是古尺的一丈一尺八分，杆影显然比立冬时要长了很多。这天是公历11月22日或23日。

关于小雪也有很多的历史记载，如在《月令七十二候集解》中说："10月中，雨下而为寒气所薄，故凝而为雪。小者未盛之辞。"这是说10月中旬开始降雪，这时的雪并不大。《群芳谱》中说："小雪气寒而将雪矣，地寒未甚而雪未大也。"这就是说，到小雪节由于天气寒冷，降水形式由雨变为雪，但此时由于"地寒未甚"，故雪量还不大，所以称为小雪。随着冬季的到来，气候渐冷，不仅地面上的露珠变成霜，天空中的雨也变成雪花，但由于这时的天气还不算太冷，所以下的雪常常是半冰半融状态。这个时候除了下雪，由于天气的影响还会有雨雪同降的情况发生，有时还会出现白色冰粒的现象，这些都与气温有关系。

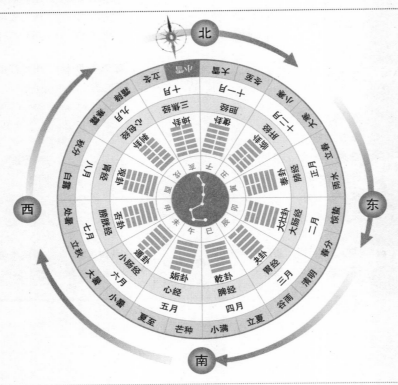

● 小雪季节特征

　　小雪三候为"初候虹藏不见""二候天气上升""三候闭塞而成冬"。彩虹是雨后空气中含有水滴，并且经过太阳光折射形成的，小雪时已经告别了有雨水的时节，而天空飘下的只有纷纷扬扬的雪花，于是就不会出现彩虹了。二候时，由于天空中的阳气上升，地中的阴气下降，所以万物失去生机；三候时天气更加寒冷，家家户户只有闭门躲避寒冷。

　　小雪之后，田间已经没有什么农活，于是人们为过冬做各种准备，如养羊、喂牛、整理物资等。如在寒冷的东北地区，人们就早早地在家点起炉火闭门不出了。这个时候不仅北方地区寒冷，就是在温度相对来说比较高的地方，空气也冷了下来。

　　所以这时节要注意防寒保暖，及时添加衣服，尤其是年老体弱者更要注意保暖。在饮食上要多食热量较高的食物，并要尽量避免吃凉食，以免引发肠胃不适，造成消化不良。冬天人们活动量比较小，要注意适时地外出走走，呼吸一下新鲜空气，这样对身体健康比较好。

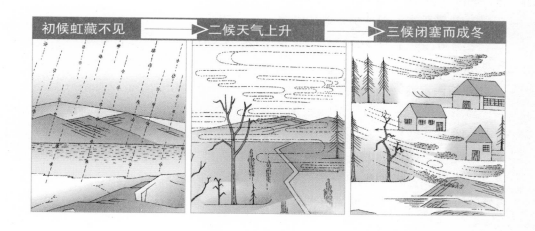

初候虹藏不见 ➡ 二候天气上升 ➡ 三候闭塞而成冬

敛阴护阳在小雪，御寒强体有门道

冬季人体阳气潜藏，养生的基本原则应以敛阴护阳为根本。因为阳气的闭藏，人体新陈代谢水平相应较低，所以要依靠生命的原动力"肾"来发挥作用，以保证生命活动适应自然界变化。中医认为，人体能量和热量均来源于肾，即人们常说的"火力"。"火力"旺，反映肾脏功能强，生命力也强；反之，生命力弱。冬季时节，肾脏功能正常，则可调节身体功能。

● 适应严冬的变化，以免新陈代谢失调

保证肾气旺，即"火力旺"的方法是什么呢？专家认为，关键在于防止冬季严寒气候的侵袭，也就是要防止"寒邪"，它是以空气温度较低或气温骤降为特点的。寒为冬季之主气，在平时如汗出当风，淋雨涉水，多食生冷，常会使人感受寒邪而患寒证。

● 心随天动在小雪，治病还得靠自己

冬天人们情绪低落，郁郁寡欢，懒得动弹，一些感情比较脆弱的人心里往往会产生凄凉、苦闷、垂暮之感，进而诱发抑郁症。因此要做好预防工作，大家可参考以下几条：

(1) 劳逸结合

可在工作之余多到室外空气清新、场地宽敞的地方散步、跑步、练太极拳、跳健身舞等，这些活动都能调动情绪、缓解抑郁。

(2) 热爱阳光，即增加日照和光照

当阴雨天或早晚没有阳光时，尽量打开家中或办公室里的照明设施，使屋内充满灯光。充足的光线能调动人的情绪，增强兴奋性，减轻或消除抑郁感。

(3) 均衡营养

易患抑郁症的人可以适当服用一些调节情绪的 B 族维生素、谷维素等。咖啡、浓茶等也有一定的提神作用，能减轻或消除忧郁现象。

总而言之，对于患有抑郁症的朋友，首先要学会自我调整心态，保持乐观，节喜制怒，经常参加一些户外活动，增强体质，多听音乐，多晒太阳。美妙的旋律也会给你的生活带来乐趣。

伤寒病的发展与治疗

寒邪在体内的传播有一定顺序和规律，如下图所示。需要注意的是，如果疾病刚有好转就开始进食难消化的食物，就会在体内郁积生热，两热相交，会造成余热不退的现象。伤寒病的治疗以发汗法和泻法为主，治疗时间为 12 天。

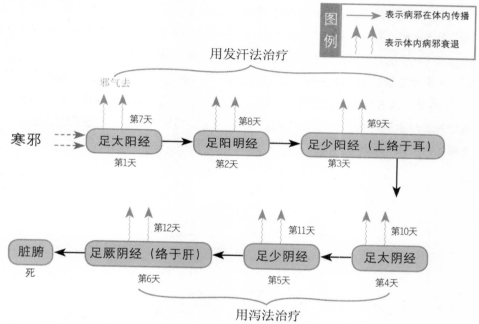

五禽戏

五禽戏是东汉名医华佗根据古代导引、吐纳、熊经、鸟伸之术，研究了虎、鹿、猿、熊、鹤五种禽兽的生理功能和活动特征，并结合人体的脏腑、经络和气血的功能，创编而成的一套独具特色的导引术，具有防病、治病、延年益寿的效果。

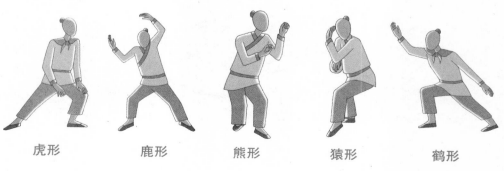

虎形　　　　鹿形　　　　熊形　　　　猿形　　　　鹤形

3 大雪 冬季进补正当时

大雪物语（12月6日至8日）

大雪是每年的公历 12 月 6 日至 8 日。这天太阳运行到黄经 255 度，当日正午，用圭表测日影，影长为古尺一丈二尺四分，相当于今天的 3.05 米。夜晚观测北斗七星的斗柄指向子的方向，也就是西北方，这个阶段一般在农历的十一月。

大雪是冬季的第三个节气，这就意味着天气越来越冷。《月令七十二候集解》曰："十一月节，大者盛也，至此而雪盛也。"这时节降雪量可能要比小雪时大。但是，大雪后各地降水量均进一步减少，东北、华北地区当月平均降水量一般只有几毫米，西北地区则不到 1 毫米。

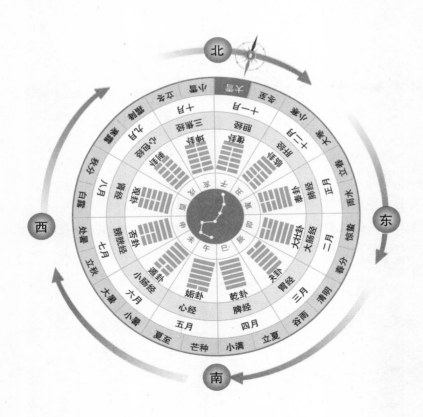

黄帝内经养生智慧全书

大雪时，除华南和云南南部无冬区外，我国辽阔的大地已经进入寒冷的冬季，东北、西北地区平均气温已经下降到 10℃ 以下，黄河流域和华北地区气温也在 0℃ 以下，冬小麦已停止生长。江淮及以南地区的温度相对来说要高一些，小麦、油菜仍在缓慢生长，这时要注意给予它们足够的肥料，使它们安全度过寒冬，同时也是为来年春天的生长打好基础。华南、西南小麦进入分蘖期，应该注意施肥和排水的处理。

人常说"瑞雪兆丰年"。严冬积雪覆盖大地，可保持地面及作物周围的温度不会因寒流侵袭而降得很低，为冬作物创造了良好的越冬环境。同时积雪待到来年春天融化，为农作物的生长提供充足的水分，所以有"麦盖三床被，枕着馒头睡"的农谚。

● 大雪季节特征

大雪三候为"初候鹖鸥不鸣""二候虎始交""三候荔挺出"。"一候鹖鸥不鸣"，"鹖鸥"即寒号鸟，此时因天气寒冷，寒号鸟也不再鸣叫了；"二候虎始交"，虎本阴类，感一阳而交也，所以这个时候老虎有求偶的行动。"三候荔挺出"，"荔挺"为兰草的一种，也可简称为"荔"，也是由于感到阳气的萌动而抽出新芽。

近年来，随着旅游业的蓬勃发展和体育事业的需要，我国北方等地开办了许多的滑雪场、滑冰场，人们在这里感受冷的刺激，经受冷的锻炼。尤其是南方人，看着这洁白的大雪构成的纯净的世界，别有一番情怀，同时也享受着大雪带来的新鲜的感觉。

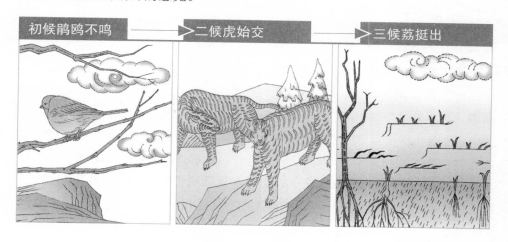

初候鹖鸥不鸣 → 二候虎始交 → 三候荔挺出

"大雪"纷飞，养精蓄锐

俗话说："万物潜藏大雪时，养精蓄锐藏元阳。"大雪时节，顺应万物生机潜藏的物候特点，人们不要轻易扰动阳气，做到早睡晚起，保持沉静愉悦的状态。

贯穿冬季养生的要诀就在"藏"字上，冬藏为了养精蓄锐，为来年春天万物复苏、生机蓬勃提供充沛的物质基础。古曰"秋冬养阴"，阳虚患者，冬季补阳气的同时，也应重视养阴，补充人体的阴精，这样才有利于阳气的生长。御寒保暖，保持室温在 16 ~ 20℃最为理想。居室保持合适的湿度，最好在 30% ~ 40%，过低的话容易使上呼吸道黏膜水分丢失，咽喉干燥，防御功能降低。特别是使用取暖器时，应注意室内空气中的湿度，可适当放一盆水或在屋里养一些鱼，避免空气过于干燥。

● 综合调养，平衡养生

"养生"不是吃点补品就能见效的，补品只是养生的其中一个内容。它还包括保养、调养、培养、补养、护养。具体来说，就是要通过养精神、调饮食、练形体、慎房事、适温寒等综合调养达到强身健体、延年益寿的目的。

协调是养生中的重要法则，也就是说强调多种方法的互相配合。动静结合、劳逸结合是其中最常见的是两个"结合"方法。通过动静结合、劳逸结合、形神共养，才能达到延年益寿。

倘若在冬季寒冷之时，稍有寒气便闭门不出，食之唯恐肥甘厚腻，都会因养之太过而受到约束，不但有损健康，更无法"尽终天年"。

● 动静结合话养生

养生必须注意动静结合，静如处子，动如脱兔。该静时不静，阴气不存，该动时不动，阳气不振，容易生病，即"静过则废，动过则损"。动静结合，强调"动中有静""静中有动"。

动静是相对的。动主要表现在肢体活动及肌肉骨骼的锻炼；静主要是锻炼身体内部，没有肢体活动、没有肌肉骨骼的锻炼，是指气血在安静状态下按它本身规律运行。动静是统一的，动有利于初步疏通经络，疏通气血，气血疏通后有利于人静。这也是传统养生中朴实的辩证法。

●心肾不交

　　心属火，藏神；肾属水，藏精。正常情况下，心火与肾水互相作用，互相制约，以维持正常的生理活动。肾中真阳上升，能温养心火；心火能制肾水泛滥而助真阳；肾水又能制心火，使不致过亢而益心阴。如果肾阴不足或心火扰动，两者失去协调关系，称为心肾不交。主要表现为：心烦，失眠，多梦，怔忡，心悸，遗精等。

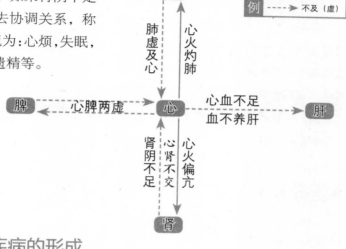

图例
→ 太过（实）
---→ 不及（虚）

肺
肺虚及心
心火灼肺
脾 ←心脾两虚— 心 —心血不足 血不养肝→ 肝
肾阴不足
心肾不交
心火偏亢
肾

●气血的逆乱与疾病的形成

　　虚实是由于邪气与气血相并，而导致的阴阳失调，气血离开它们所应在的位置，逆行于经络。

心包
心
肺　肝
脾
肾

血并于上：血为阴，而并于胸膈之上的心，则心火为阴所蔽，故心生烦惋。

血并于阴：血为阴，再聚于阴，则"重阴者癫"。

气并于阴：气为阳，而聚于阴分，则必伤阴液，二者相合，乃为热中。

气并于上：气为阳，而并于胸膈之上的心，则心神扰而肝气虚。

血并于下：血为阴，而并于胸膈之下的肝，则肝血淤而心血虚。

气并于下：气为阳，而并于胸膈之下的肝，则肝木为阳所灼，故肝善怒。

气并于阳：气为阳，再并于阳分，则"重阳者狂"。

血并于阳：血为阴，而并于阳分，血不守藏而外张。

3

125

冬至　阴极阳生宜养肾

冬至物语（12月21日至23日）

冬至，时间在阳历的12月21日至23日。冬至日这天，白天最短，夜晚最长，自此之后，昼夜短长开始变化，夜消昼长，直到八十一天，转入春天。冬至还被人们看作是仅次于春节的最重要的节日。

● 冬至季节特征

我国古代将冬至分为三候："初候蚯蚓结；二候麋角解；三候水泉动。"传说蚯蚓是阴曲阳伸的生物，此时阳气虽已生长，但阴气仍然十分强盛，土中的蚯蚓仍然蜷缩着身体；古人认为麋的角朝后生，所以为阴，而冬至一阳生，麋感阴气渐退而解角；由于阳气初生，所以此时山中的泉水可以流动并且温热。

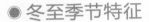

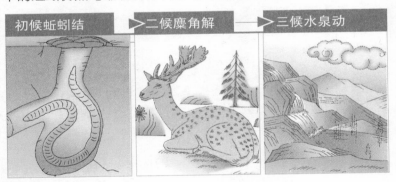

初候蚯蚓结 ▷ 二候麋角解 → 三候水泉动

● 冬至民俗

现在，一些地方还把冬至作为一个节日来过。北方地区有冬至宰羊、吃饺子、吃馄饨的习俗，南方地区在这一天则有吃冬至米团、冬至长线面的习惯。冬至民间有贴绘"九九消寒图"的习俗。消寒图是记载进九以后天气阴晴的，以卜来年丰歉。关于九九消寒图的方式很多，如格子消寒图、文字消寒图、梅花消寒图、美人晓妆消寒图等，这些消寒图的绘制方法是一样的，只是在

黄帝内经养生智慧全书

形式上有所区别而已。分成九九八十一个，每天画去一个，九九八十一天之后消寒图画完，也就说明冬天已经过去，进入了温暖的春天了。另外九九消寒歌是一种民间节令歌谣。旧时，小孩子们常会吟唱这样的歌谣：一九二九不出手，三九四九冰上走，五九六九，沿河看柳，七九河开，八九雁来，九九加一九，耕牛遍地走。这便是几乎流传于我国各地的最为脍炙人口的九九歌。

冬至一阳生，温补自古传

《汉书》中说："冬至阳气起，君道长，故贺。"传统养生非常重视这一时期的阳气初生，认为阳气初生时，要像农民育苗、妇人怀孕一样，需小心保护，精心调养，使其逐渐壮大。也只有人体内的阳气充足，才会达到祛病延年的目的，因此民间就有"冬至一阳生"的说法。

◉ 冬至进补好时候

冬至是一年中最寒冷的时期。防冻保暖也就是护阳。在生活起居上，对于中老年人和儿童而言，许多呼吸系统、泌尿系统的宿疾最易在这一时期发作。为防止这一时期疾病的发生和促进人体健康，中医学特别重视冬令进补。

作为传统进补的开始，人体内此时消耗相对较少，进补后可发挥出理想的药效，最大限度促进人体内阳气的萌生。

◉ 防病正当时，养生方有效

中医认为"冬至一阳生，夏至一阴生"，时令节气变化的关键时刻，对人体疾病变化的影响很大。特别是某些慢性疾病，抓住节令来防病的效果是很明显的。

冬至时节，某些宿疾重症患者，身体抵抗力差（阳衰），不能适应阴阳交替的急剧变化，最容易病情加重，甚至死亡。同时，在冬至节之后阳气来复，阳衰得阳气之助，病又可能会逐渐好转。因而，民间"重病难过冬至节，过了冬至可延年"的说法是有一定道理的。冬至节前后注意气温变化，可防止重病、宿疾患者因感冒而加重病情。合乎卫生的生活方式，加上医师正确的治疗，重患者安全度过冬至节就没什么问题了。

在认识了自然与人体健康的关系后，我们应该采取积极的防治措施来保健康。像前面提到的"夏病冬治""冬病夏治"就是很好的防治方法。

④

●阴阳之气过盛对人体的影响

《黄帝内经》中用阴阳属性的原理诠释了人发热和发冷的原理。阳属热，阴属寒，如果阳气太盛，人就会发热，如果腠理闭塞，汗不能出，人就会烦闷；相反，如果人体内阴气太盛，就会恶寒、发冷。

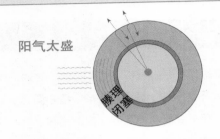

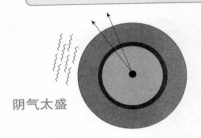

身体发热，喘息气粗而汗不能出，牙齿干燥，烦闷

身冷而汗出，身体战栗恶寒，手足逆冷

阳气太盛　　腠理闭塞

阴气太盛

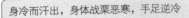

"数九寒天"，药补有道

冬至以后是进补的最佳时令，在重视食补的同时，作为另一大进补方式的药补的作用也不应忽视。这里我们讲讲如何更好地对症药补。

补药最讲究时令，同时要注意对症。通常分为补气、补血两种类型，或者说是助气、升阳，我们必须结合自己身体的具体情况选择。以下几点可供参考。

1. 大凡有畏寒、肢体发冷、腰膝酸痛、面色黯晦、自汗、阳痿、早泄、遗尿、小便清长、大便溏泄等阳虚症状的人，可选用海马、肉桂、附子、肉苁蓉、锁阳、补骨脂、鹿茸、鹿角胶、菟丝子、冬虫夏草、杜仲、狗鞭、核桃等补阳之药。

2. 如有气喘、自汗、语言无力、头晕目眩、心悸等气虚症状的人，可选用黄芪、红枣、山药、人参、党参、太子参、西洋参、白术类补气之药。

3. 当有颧红、五心烦热、多梦、遗精、干咳少痰、盗汗、口干、咽燥、两目干涩、舌红少苔等阴虚症状的人，可选用女贞子、旱莲草、龟板、玉竹、石斛、天冬、灵芝、山萸肉、百合、麦冬、黄精、黑豆等补阴之药。

4. 对于头眩眼花、心悸、失眠、面色苍白、咽干舌燥、夜热盗汗等血虚之人，可选用阿胶、枸杞子、当归、鸡血藤、白芍、熟地黄、何首乌、桑葚类补血之药。

5. 就体质过虚的人而言，进补后可能会出现口干鼻燥、心烦不寐、面肿、流鼻血等现象，这时建议以调理为主，辅以小补，注意适量，以免产生不良反应。

6. 立冬节后，我们可以加强对虚弱的患者的补益，以增强身体的抗病能力。如对怕冷、自汗、小便清长、少气懒言的阳虚患者可用鹿角、菟丝子、益智仁、补骨脂等温补药，兼服胎盘片、参蛤粉、核桃粉等。

黄帝内经养生智慧全书

7. 对于低热盗汗、口燥咽干、尿短色赤的阴虚患者，就用沙参、天冬、麦门冬、龟板、女贞子等滋阴药，或用龟板膏和鸡子黄。需要注意的是，进补期间应戒口，不能吃相克之药物和食品。倘若不分阴阳寒热、虚证实证，唯补是进，则后果不堪。

冬至时令食物排行榜

食物排行榜	①	②	③	④	⑤
食物名称	羊肉	萝卜	蘑菇	菠菜	山药
食物的五色	红白色	白色	灰、褐色	绿色	白色
食物的五味	味甘	味辛甘	味甘	味甘辛	味甘
食物的性质	性温	性凉	性凉	性凉	性温
食物的功效	补虚劳、益肾气、开胃健力、补益产妇	消积滞、清热化痰、下气宽中、解毒	消食、安神、平肝阳	通血脉、开胸膈、下气调中、润燥止渴	健脾益胃、滋肾益精、益肺止咳
营养食谱	羊肉炖萝卜	白萝卜羊腩汤	炒双菇	香油拌菠菜	土鸡炖山药（煨汤）
搭配禁忌	忌与西瓜同食	忌与胡萝卜、橘子同食	忌与醋同食	忌与豆腐同食	忌与甘遂同食
不适合人群	发热、水肿、骨蒸、疟疾、外感、牙痛者及一切热性病症者	脾胃虚寒者、慢性胃炎及胃溃疡患者	便溏者	脾虚便溏者	无

④

小寒物语（1月5日至7日）

小寒是一个反映气温变化的时令，这个时节是一年中最寒冷的时期。从字面上来看似乎这个时期还不是最冷的，因为在小寒后面还有大寒，可是在这个时节温度确是最低的。俗话说"热在三伏，冷在三九"，一般说的就是这个时节。

小寒是每年的公历1月5日至7日，当天太阳运行到黄经285度，正午用圭表测日影，影长为3.05米，等于古尺的一丈二尺四分。当晚观测北斗七星的斗柄指向丑，即东北方向，这个阶段一般是农历的十二月。

小寒时节全国都处于温度最低的时期，这个时节全国各地区的气温不同。我国东北、北部地区的气温在零下30℃左右，午后最高气温平均也不过零下20℃，特殊的自然条件造就了东北这样一个冰雕玉琢的世界。黑龙江、内蒙古和新疆以北的地区及藏

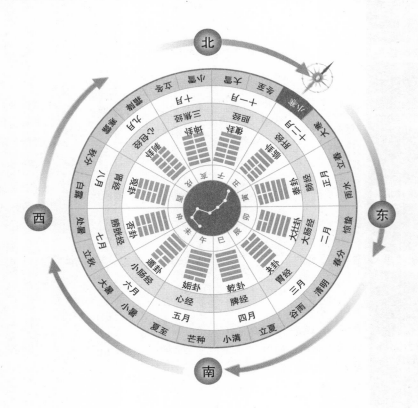

北高原，平均气温在零下 20℃左右，而附近的河套以西地区平均气温在零下 10℃左右，都是一派严冬的景象。到秦岭、淮河一线平均气温则在 0℃左右，此线以南已经没有季节性的冻土，冬作物也没有明显的越冬期。这时的江南地区平均气温一般在 5℃左右，虽然田野里仍是充满生机，但亦时有冷空气南下，造成一定危害。可见我国的广阔的疆土使得各地区的气温呈现出不一样的景象。

◉ 小寒季节特征

小寒中的三候其物候反映分别是"初候雁北乡，二候鹊始巢，三候雉始鸲"。古人认为候鸟中大雁是顺阴阳而迁移，此时阳气已动，所以大雁开始向北迁移；二候天气寒冷，喜鹊也耐不住寒冷，不得不筑巢度过一个温暖的冬天；到了三候，野鸡接近四九时会感阳气的生长穿行于落叶枯枝中，在冰天雪地中寻找食物，不时地鸣叫，寻觅着自己的伙伴。

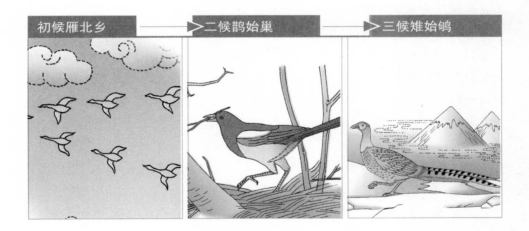

初候雁北乡 → 二候鹊始巢 → 三候雉始鸲

◉ 小寒民俗

小寒节中还有一个腊八节。腊八节在腊月初八这一天，是我国一个重要的节日。这个节日源于我国的祭祀活动，在这一天有吃腊八粥的习俗。另外民间还有腌渍腊八蒜，吃腊八豆腐、腊八面的习俗。

小寒胜大寒，"三九"进补需注意

我们通常认为大寒冷于小寒，其实在气象记录中，小寒却比大寒冷，可以说是全年二十四节气中最冷的节气。俗话说得好，"冬天动一动，少闹一场病，冬天懒一懒，多喝药一碗""夏练三伏，冬练三九"。这些都说明，冬季坚持体育锻炼对身体健康是非常有益的，即我们所说的接触寒冷。

事实也证明，此时参加户外体育活动，身体受到寒冷的刺激，肌肉、血管不停地收缩，能够促使心脏跳动加快，呼吸加深，体内新陈代谢加强，身体产生的热量增加。同时，由于大脑皮质兴奋性增强，使体温调节中枢的能力明显提高，有利于灵敏、准确地调节体温。如此，人的抗寒能力都将明显增强。

● "三九"进补四注意

人们常说"三九补一冬，来年无病痛"，对于正值"三九"寒天的小寒时节，在通过进补促进健康、预防疾病的过程中，需要注意以下几个方面：

一是切勿跟风进补。例如鸡汤并非所有的人都能喝的，鸡汤营养丰富，鸡汤所含的营养物质是从鸡油、鸡皮、鸡肉和鸡骨溶解出的少量水溶性小分子，其蛋白质仅为鸡肉的7%左右，而汤里的鸡油大多属于饱和脂肪酸。正是鸡汤中这一特有的营养成分和刺激作用，所以如胆道疾病患者、肾功能不全者都不宜喝鸡汤。

二是不可盲目食狗肉。严冬季节，多吃些狗肉是有好处的，但不宜盲目食狗肉，特别对于一些体质虚弱和患有风湿热痹的患者。另外，在吃狗肉后不要喝茶。

三是不可无病进补。无病进补，既增加开支又会伤害身体，如服用鱼肝油过量可引起中毒，长期服用葡萄糖会引起发胖。同时，补药并非多多益善，过量服用都是有害的。

四是注意虚实之分。中医的治疗原则是"虚者补之"。虚则补，不虚则正常饮食就可以了，同时应当分清补品的性能和适用范围，是否适合自己。我们说，进补的作用主要是"补虚益损"，而虚又分气虚、血虚、阴虚和阳虚，它们其实是各有各的不同的补法。

● 小寒十二月节气坐功图

　　每天子时、丑时，盘坐，右小腿稍向前放，右大腿压在左小腿上，左手掌按在右脚掌上方，右手尽力向上托，手心朝上，指尖朝向右方，转头目视上托之手。然后，交换左右手足重复坐功，左右各 15 次，最后叩齿、咽津、吐纳。

主治：胃脘疼痛，腹胀，身体沉重，营卫不和，黄疸，大小便不畅，心下急痛等。

● 身体的虚与实

　　体虚或体实的人，以下几方面的表现必然是一致的，如果有其中一项与原本表现不一致，必定是身体病态的表现。

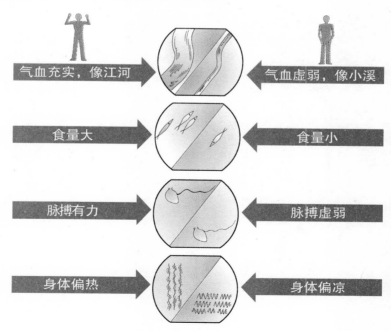

气血充实，像江河 → ← 气血虚弱，像小溪

食量大 → ← 食量小

脉搏有力 → ← 脉搏虚弱

身体偏热 → ← 身体偏凉

5

大寒物语（1月20日至21日）

　　同小寒一样，大寒也是表现天气寒冷程度的节气，并且大寒是二十四节气中的最后一个节气。大寒是每年的1月20日至21日，这一天太阳到达黄经300度，正午用圭表测日影，影长为古尺一丈一尺八分，相当于今天的2.74米，与冬至最长时相比已短了许多，说明太阳已明显地向北偏移了。夜晚观测北斗七星的斗柄指向丑的位置，也就是北偏东方向。这时是农历的十二月。

　　低温可能会对农作物的生长造成一定的影响，但是对于某些作物来说，在一定生长期内需要有适当的低温。耐寒性较强的小麦、油菜就比较适宜较低的温度，否则不能正常生长发育。我国南方大部分地区常年冬暖，油菜和小麦的播种和拔节时间的差异也会对其生长造成一定的影响。

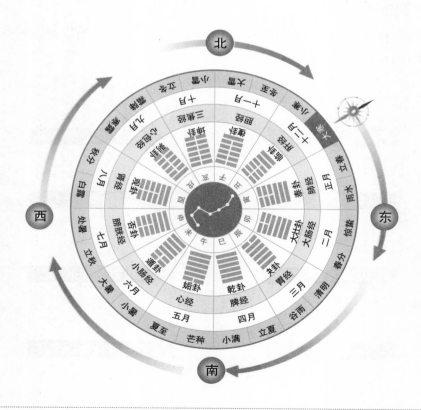

"大寒年年有，不在三九在四九。" 大寒期间，时常有大雪降落，落地后成为厚厚的积雪，一般此时降落的大雪要等到春暖时，才会随气温的升高而慢慢融化，这种情况可能会阻碍交通，所以要注意出行安全。这时节的大雪对冬小麦是很有利的，盖在麦苗上的大雪可以保持地温，避免麦苗被严寒冻伤，麦田中的雪待来年融化时还可保证墒情。于是民间就有 "腊月大雪半尺厚，麦子还嫌被不够" 的说法。

● 大寒季节特征

　　大寒分三候，"初候鸡始乳，二候征鸟历疾，三候水泽腹坚"。初候指母鸡开始孵化小鸡；二候中的征鸟是指凶猛的飞禽，这时天空中时有振翅高飞的鹰鸟，箭一般从高空扑向地面的猎物；三候是说天气格外寒冷，河湖上的冰冻层已冻到了很深的水的 "腹部"。这三候分别从三个不同的角度，指出寒冷的冬天很快就过去，进而迎来的是温暖的春天。"爆竹声中一岁除"，春节不少年份是在大寒节气内。节日期间，广州花市姹紫嫣红，天府红梅斗寒盛开，哈尔滨冰灯绮丽晶莹。辽阔的祖国大地，气象更新，人们将欢庆一年一度的传统佳节。

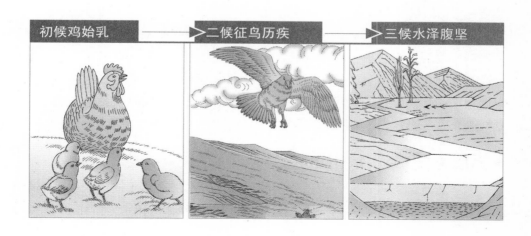

6

135

养生莫大意，移风易俗好过年

正值年节期间的大寒时节，人们常因过度食用动物蛋白、脂肪、甜食等丰盛佳肴，造成肝、肾、大脑的负担，进而诱发高血压、冠心病、中风等。

建议人们移风易俗，多吃些素食、鱼、杂粮、豆制品。患病体弱的中年人要防年节"热病少愈，食肉则复"。对特异体质者，要避免进食中医称的"发物"，如鱼、虾、蟹等食物。

适当运动，劳逸结合是我们不断强调的观点。年节日进行适当的体育活动，具有调节情趣，增进健康的功效。注意劳逸结合，主要是针对琐事缠身，过于繁忙，或走亲访友等情况，建议安排好休息和睡眠，以利神经系统功能的恢复。

● 固守封藏，防寒进补

根据大寒时节的气候特征，人体应固守封藏，也就是说固护精气，滋养阳气，将精气内蕴于肾，化生气血津液，促进脏腑生理功能。建议此时青壮年应适当减少房事，以适应生理功能处于低潮、培养精气的需要。

在进补方面，也有以下值得注意的地方：首先，顺应季节的变化，进补量应逐渐减少；其次，适当增添一些具有升散性质的食物，可为适应春天生发特性做准备；最后，适当多吃一些温散风寒的食物以防御风寒邪气的侵扰，因为此时是感冒等呼吸道传染性疾病高发期。

● 养心迎新春，大寒早准备

情志是养生中重要的调节因素之一。大寒时节，正值人们忙着除旧布新、腌渍年肴、准备年货的时节。空气中也充满着春天即将到来的气息。积极主动地顺应自然规律的要求，重视身心的自我调节，对人们的影响极大。

对于女性而言，情绪最易于波动，不能很好地控制七情。因此，女性在经前期和月经期都应保持心情舒畅，避免七情过度、脏腑功能失调、气血运行逆乱，加重经期不适，导致月经失调、闭经等症。此时应加强对这一生理周期到来的必然规律的认识，解除不必要的心理负担，同时根据个人的兴趣爱好选择适当的方式，增添生活乐趣，怡情养性，平安度过更年期。

● 五脏阳气被遏所引起的疾病与治疗

人体五脏阳气被遏制，会使体内阴精孤立，水液充斥于皮下，这种情形就像河水上游被闸门阻断不断上溢。解决办法以排除体内积水为目标。

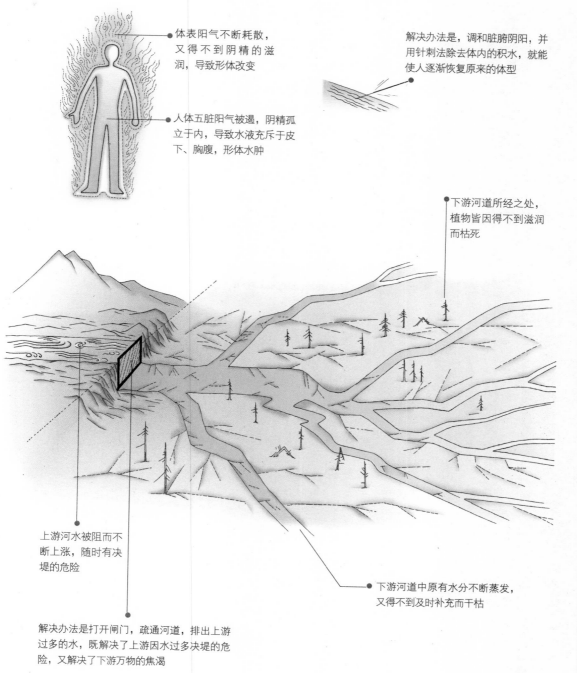

体表阳气不断耗散，又得不到阴精的滋润，导致形体改变

人体五脏阳气被遏，阴精孤立于内，导致水液充斥于皮下、胸腹，形体水肿

解决办法是，调和脏腑阴阳，并用针刺法除去体内的积水，就能使人逐渐恢复原来的体型

下游河道所经之处，植物皆因得不到滋润而枯死

上游河水被阻而不断上涨，随时有决堤的危险

下游河道中原有水分不断蒸发，又得不到及时补充而干枯

解决办法是打开闸门，疏通河道，排出上游过多的水，既解决了上游因水过多决堤的危险，又解决了下游万物的焦渴

6

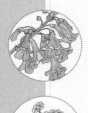

本章看点

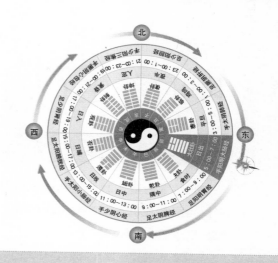

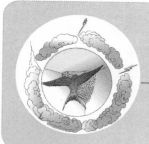

第五章
时辰养生法

　　中医养生不仅要顺应一年四季的变化，遵循阴阳运行、气机升降、天地开合的规律，也要顺应十二时辰经脉子午流注的变化。清代养生家尤乘把一天之内的养生法称为"十二时辰无病法"，它是我国传统延寿方法中的一个重要方面。

　　中医医理讲"因天之序"，就是要因循身体本身的运动顺序，违背了这个顺序就要生病，顺应这个顺序就健康长寿。因此，中医将十二地支作为日节律的指称。日节律就是指人体一昼夜中阴阳消长、盛衰的情况。古时一天有十二时辰之分，即子、丑、寅、卯、辰、巳、午、未、申、酉、戌、亥。每个时辰相当于现在的2个小时。

① 卯时养生（5 时至 7 时）

卯时大肠经当令

　　卯时（5 时至 7 时），一般是指太阳由东方的地平线徐徐升起的时间，此时，旭日东升，给人以生机盎然之感。此时手阳明大肠经当令，是大肠的排毒时间，最重要的便是"开天门，开地户"。

　　5 点多天亮了，提示我们要开天门，就是睁眼睛，天门一开地户也要开，即开肛门排便。所以早上 7 点前尽量起床，起床后喝 1 杯常温的水，然后轻揉腹部，脑海里想一想排便时的酣畅淋漓，很快你便会有便意。若无效，教你一个小动作：挺胸抬头，站成一个"大"字，双臂自然打开，手腕由里向外做 360 度的旋转，反复慢慢做几次，促进肠道蠕动，便会有便意。排便对于整个人体的排毒至关重要。肺与大肠互为表里，肺气足，则会促进大肠的蠕动，让大肠进入兴奋状态，通过排便把积存在体内一天的代谢废物排出体外。

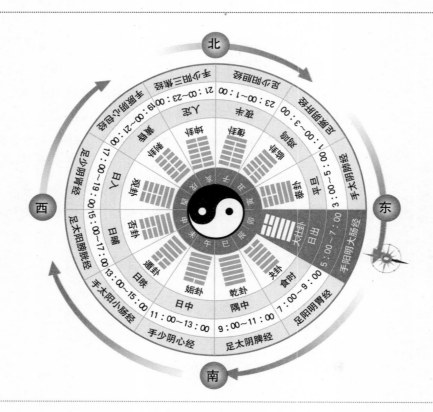

黄帝内经养生智慧全书

大肠是传导糟粕的通道

《素问·灵兰秘典》说：“大肠者，传导之官，变化出焉。”中医给大肠起了个名字叫“传导之官”，因为大肠有主津和传化的功能。

大肠主津，意指大肠吸收水分，参与调节体内水液代谢的功能。大肠相当于传输通道，主管变化水谷，传导糟粕。同时，大肠的传导功能与胃的降浊功能和肺的肃降功能关系密切，只有肺气充沛才可推动糟粕下行，所以《医经精意义脏腑之官》有言：“大肠之所以能传导者，以其为肺之腑。肺气下达，故能传导。”大肠连通小肠，接收小肠的食物残渣，吸收其中多余的水液，形成粪便。

在肺气的运动之下，将粪便传送至大肠末端，并经肛门有节制地排出体外。大肠主传化糟粕和主津的功能，在卯时发挥得最好，此时是这位传导之官在值班。它值班时我们最应该做的就是排便，排便是大肠功能最直接的表现。由于大肠是身体的末端，承载的又是消化后的食物残渣，通常气味不佳，经常被人们忽略其对健康的重要性。也就说，我们往往只顾享受口腹之欲，却让大肠承担痛苦。有的人嗜食辛辣食物，排便时却如钻心般痛苦；有的人嗜食肥软精细、膏粱厚味之物，却因缺乏纤维质，致使残渣不易排出，积留在大肠中，成为致病因素。

● 大肠的构造和功能

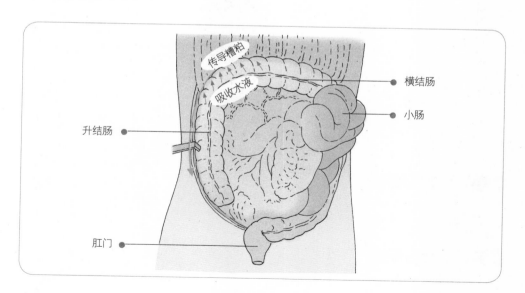

传导糟粕
吸收水液
横结肠
小肠
升结肠
肛门

1

● 手阳明大肠经循行路线

　　手阳明大肠经的循行路线：起于大指次指之端（1），循指上廉，出合谷两骨之间，上入两筋之中（2），循臂上廉（3），入肘外廉（4），上臑外前廉（5），上肩（6），出髃骨之前廉（7），上出于柱骨之会上（8），下入缺盆（9），络肺（10），下膈（11），属大肠（12）。

　　另外，手阳明经还有一分支：从缺盆上颈（13），贯颊（14），入下齿中（15）；还出挟口，交人中左右，上挟鼻孔（16）。

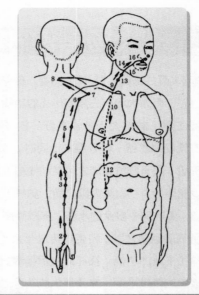

名词解释
两筋：拇长伸肌腱、拇短伸肌腱的腕关节处。
髃骨：髃读隅，角的意思。此指肩峰部。
会上：指大椎，为六阳经之所聚，也就是锁骨。

● 手阳明大肠经部分穴位图

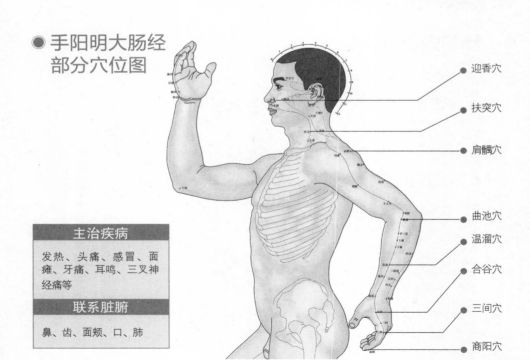

主治疾病
发热、头痛、感冒、面瘫、牙痛、耳鸣、三叉神经痛等

联系脏腑
鼻、齿、面颊、口、肺

迎香穴
扶突穴
肩髃穴
曲池穴
温溜穴
合谷穴
三间穴
商阳穴

起床后一定要做的小按摩

要想养护好大肠经，起床时一定要做按摩。这是因为全身的器官刚刚从睡眠中清醒，进入苏醒状态，此时按摩对身体健康有着极为重要的作用。

下面我们介绍一套完整的晨起小按摩：

◉ 热手搓脸

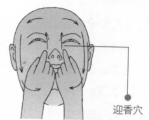

迎香穴

卯时当你睁开双眼，可以静静地躺一会，然后用手搓搓脸，最好是先将双手搓热，然后用双手食指同时按摩位于鼻孔两侧的迎香穴1分钟；接着双手四指上行搓到额头数秒，再向两侧分开，缓缓沿着两颊向下，最后双手四指在下巴处汇合。如此反复数次，可促进面部血液循环，具有预防面瘫和感冒的功效。

◉ 腹部按摩

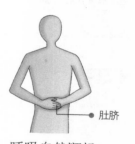

肚脐

腹部按摩可以分理新旧、祛旧生新、通调上下。特别是晨起之时进行腹部按摩更为有效。具体方法是：取仰卧位，放松全身，采取腹式呼吸，右手手心轻贴于肚脐，左手重叠于右手上，先按照逆时针揉抹30次，再按照顺时针揉抹30次。按摩时切忌用力过度，要适度，呼吸自然顺畅。

◉ 十指代梳

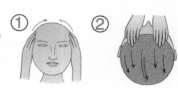

坐在床上，披散着头发，把十指插入发根。从前额梳到后脑勺，再从两侧梳到头顶，反复10次以上。这种按摩有醒脑提神、降低血压的功效。另外，还有减少脱发、令头发乌黑发亮的功效。

◉ 轻弹脑勺

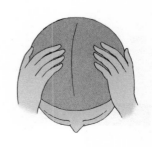

十指梳头之后，可以将两手掌心分别按紧两侧耳朵，用双手的四指同时轻轻弹击后脑勺数十次。此时，可以听到"咚、咚、咚"的声响。如果能坚持每天晨起轻弹脑勺，对治疗耳鸣、增强听力十分有效。

①

大肠经上最火的明星——合谷穴

手阳明大肠经在十二经脉中有生津、养阳的作用。如果要说手阳明大肠经上最火的明星，那肯定是非合谷穴莫属了。

合谷穴是大肠经的原穴，这个穴位名出自《灵枢·本输》，也称"虎口"。虎口是指手张开之后的形状就像大大的虎口一样。合，汇也，聚也；谷，两山之间的空隙也。它是古代全身遍诊法三部九候部位之一，即中地部，以候胸中之气，位于拇指与食指之间的凹陷处，犹如两山之间的低下部分。拇指与食指的指尖相合时，在两指骨间有一处低陷如山谷的部位，所以称"合谷"。合谷穴位于手背上第1、第2掌骨间，第2掌骨桡侧中点处。下面介绍一个简单的取穴方法：一只手轻握空拳，拇指和食指弯曲，两指的指尖轻触、立拳；另一只手掌轻轻握在拳头外，用拇指的指腹垂直按压穴位，有酸、痛、胀感。掌握了按摩合谷穴的技巧和方法，就可以使合谷穴所属的大肠经经脉循行之处的组织和器官疾病减轻或消除，如牙痛和失眠。

● 牙痛

以牙齿及牙龈红肿疼痛为主要表现的病症。多因平素口腔不洁或过食厚味、胃腑积热、胃火上冲，或风火邪毒侵犯，伤及牙齿，或肾阴亏损、虚火上炎、灼烁牙龈等引起。以合谷穴为主穴，配伍三间穴和商阳穴，按照以下按摩顺序和技法便可缓解牙痛：用一只手的拇指的外侧缘来回刮另一手的食指的外侧边，然后依次揉按三间穴、合谷穴和商阳穴各3分钟。

第一步	第二步	第三步
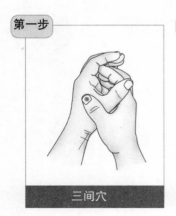	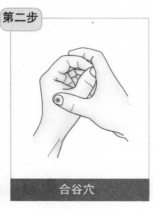	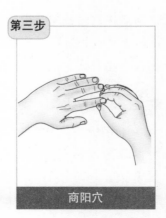
三间穴	合谷穴	商阳穴

● 失眠

　　失眠又称"入睡障碍"或"维持睡眠障碍"，中医称其为"不寐""不得眠""不得卧""目不瞑"，是以经常不能获得正常睡眠为特征的一种病症，表现为各种原因引起入睡困难、睡眠深度或频度过短、早醒及睡眠时间不足或质量差等。首先用拇指指腹按压位于腕横纹尺侧端，尺侧腕屈肌腱的桡侧凹陷处的神门穴 1 分钟，然后按压上脘穴 3 分钟，最后按摩合谷穴 3 分钟。

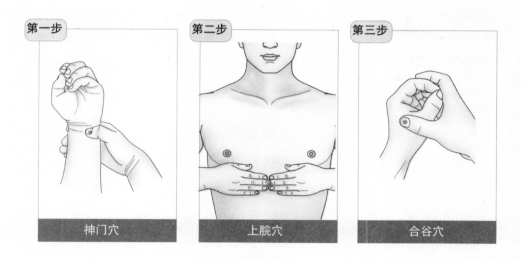

第一步	第二步	第三步
神门穴	上脘穴	合谷穴

● 注意事项

　　虽然按压合谷穴有很多好处，但是也不是所有人都适合按压合谷穴的。孕妇就不要按压该穴，更不能针灸、拔罐、针刺该穴，《铜人腧穴针灸图经》云："妇人妊娠不可刺之，损胎气。"

辰时胃经当令

辰时（7时至9时），古人称之为"食时"，也叫做"朝时"，也就是吃早饭的时间。此时，胃的阳气达到顶峰，胃的消化吸收功能最旺，相应的足阳明胃经主时当令。

《素问·五脏别论篇》指出："胃者，水谷之海，六腑之大源也。"说的是，胃是存放食物的器官，有"水谷之海"之称，是生成营养物质供给五脏六腑活动力量的源泉。

辰时胃经当令，是胃经的排毒时间，最重要的便是适量吸收水谷精微等营养物质。建议大家最好7点半之前吃早餐，早餐不在于多，而在于营养均衡。吃得太多，反而会由于上午工作忙（无论是脑力劳动还是体力劳动），不易充分消化与吸收。胃经要是被毒素堵塞了通路，不仅会导致胃痛，还会引起膝盖痛、脚背痛。因为胃经是人体正面很长的一条经脉，胃、膝盖、脚背等正面部位都是胃经的循行路线。

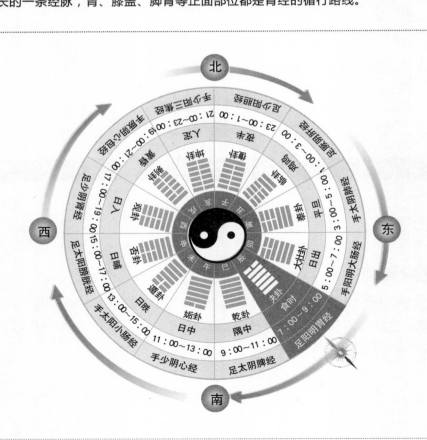

胃是人体的"仓廪之官"

《类经·脏象类》曰："胃司受纳，故为五谷之府。"说的是胃主受纳，腐熟水谷。

受纳，接受和容纳。受纳于胃的水谷，在胃中阳气的蒸化下及胃的不断蠕动中，慢慢变成食糜，中医称这个过程为"腐熟"。接着胃还要将经过加工的食物传递给小肠，这样小肠就可以进一步消化吸收食糜的精华物质，食糜的精华物质被吸收后，形成的大便传递到大肠，通过大肠运动排出体外。因此，胃还必须具备主通降的功能，即向下传递食物。胃的通降功能十分重要，如果胃的通降功能发生紊乱，就会导致饮食滞留在胃中而无法传递到小肠，这样就会出现胃胀、胃痛、食欲不振等症状。如果胃气上逆，则会发生恶心、呃逆、嗳气、呕吐等症状。

容纳、消化食物，使之转化为人体可以吸收利用的营养物质，是胃在人体中的主要作用。但是，胃的受纳、腐熟食物的功能少不了与脾的运化功能相配合。只有脾胃功能相互配合，才能更好地消化和吸收食物，为人体新陈代谢、生长发育提供必要的物质来源。可见脾胃在人体中的重要性，所以中医称脾胃为"后天之本"。

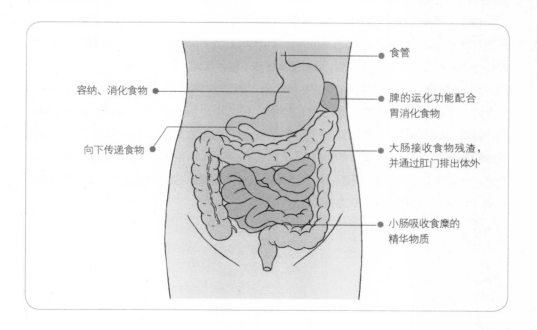

容纳、消化食物

向下传递食物

食管

脾的运化功能配合胃消化食物

大肠接收食物残渣，并通过肛门排出体外

小肠吸收食糜的精华物质

胃经的循行与疾病治疗

胃的经脉叫足阳明胃经，起于鼻旁，由此上行，左右相交于鼻梁上端凹陷处，交于旁侧的足太阳经脉，至目下睛明穴，由此下行，沿鼻外侧，入上齿龈，复出环绕口唇，相交于任脉的承浆穴，再沿腮部后方的下缘，出大迎穴，沿耳下颊车穴上行至耳前，过足少阳经的上关穴，沿发际至额颅部。

胃经有一条支脉，从大迎穴的前方，向下走，行至颈部的人迎穴处，再沿喉咙进入锁骨上窝，向下贯穿横膈膜而联属于本经所属的脏腑——胃腑，并联络于与本经相表里的脏腑——脾脏。其直行的经脉，从锁骨上窝下走乳内侧，再向下挟脐，入毛际两旁的气冲部。另有一条支脉，起始于胃的下口处（即幽门，大约相当于下脘穴所在的部位），再沿着腹部的内侧下行，到达气街的部位，而与前面所讲的那条直行的经脉相会合，再由此下行，沿着大腿外侧的前缘到达髀关穴处，而后直达伏兔穴，再下行至膝盖，并沿小腿胫骨外侧的前缘，下行至足背部，最后进入足次趾的外侧缘（即足中趾的内侧部）。再有一条支脉，自膝下3寸处别出，向下行入足中趾外侧。又有一条支脉，从足背面（冲阳穴）别行而出，向外斜走至足厥阴肝经的外侧，进入足大趾，并直行到大趾的末端，而与足太阴脾经相接。

由于外邪侵犯本经而发生的病变，为打寒战、好呻吟、频频打哈欠、额部暗黑。病发时会有厌恶见人和火光，听到击木的声音就会惊怕，心跳不安，喜欢关闭门窗独居室内，甚至会登高唱歌，脱掉衣服乱跑，且有肠鸣腹胀，这种病症叫"骨干厥"。

足阳明胃经上的腧穴主治血所发生的疾病，如高热神昏的疟疾，温热之邪淫胜所致的出大汗、鼻塞或鼻出血、口角歪斜、口唇生疮、颈部肿大、喉部闭塞、腹部因水停而肿胀、膝部肿痛。本经气盛，胸腹部发热，胃热盛则消谷而容易饥饿。本经经气不足时，就会出现胸腹部发冷而战栗。若胃中阳虚有寒，以致运化无力，水谷停滞中焦，就会出现胀满的病症。这些病症，属实的就用泻法，属虚的就用补法；属热的就用速刺法，属寒的就用留针法；脉虚陷的就用灸法，不实不虚的从本经取治。

● 足阳明胃经部分穴位图

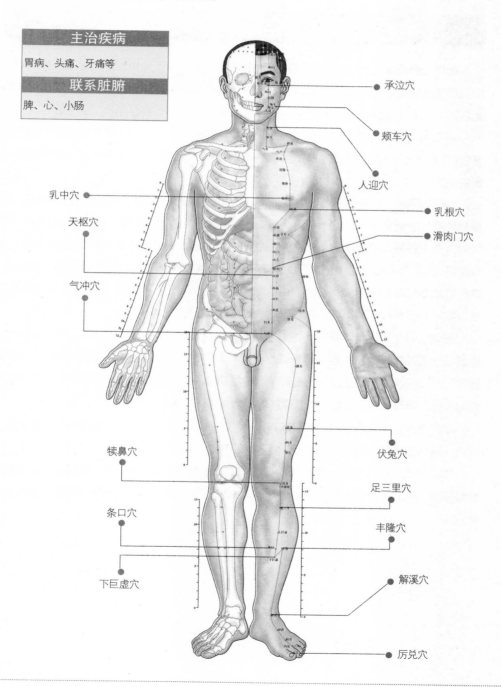

主治疾病
胃病、头痛、牙痛等
联系脏腑
脾、心、小肠

承泣穴

颊车穴

人迎穴

乳中穴

乳根穴

天枢穴

滑肉门穴

气冲穴

犊鼻穴

伏兔穴

足三里穴

条口穴

丰隆穴

下巨虚穴

解溪穴

厉兑穴

②

胃经上的长寿穴——足三里穴

胃经上有众多的穴位，可要说到能力最强的一定要数足三里穴了。这是为什么呢？足三里是胃经的合穴，也就是胃精气功能的聚集点，主治腹部上、中、下三部之症，因此名为"三里"。此穴位于人体下肢，为了和手三里相区别，所以称为"足三里"。

足三里位于外膝眼下约 3 寸，距胫骨前缘 1 横指处。常敲足三里穴可增加胃肠蠕动，强壮脾胃。中医五行学认为，脾胃属土，胃经上的足三里是土经中的土穴，具有健脾和胃的功效。

《黄帝内经》中指出，灸足三里穴能增进食欲、促进身体生长。《针灸大成》载有"若要身体安，三里常不干"的谚语。化脓灸，又称为"灸花""灸疮"，用艾条灸灼足三里穴时，灸到该处皮肤起水疱，产生无菌性的化脓、结痂，就可以把脾胃的寒湿祛除，强壮脾胃，使后天生化有源。因此灸会留有瘢痕，为避免影响美观最好采用艾条悬灸的方法，这种方法就是艾灸时用艾条对准穴位，保持一定的距离，不要直接接触皮肤，只要等到足三里穴上的皮肤出现红晕即可，艾灸足三里穴最好选在辰时。

据说，有个日本长寿家族，他们的长寿秘诀就是常灸胃经足三里穴，该家族成员凡年届三十者必奉行此法，年寿皆能逾百而无病。中医将胃经要穴的足三里穴称为"强壮要穴"。认为经常艾灸足三里穴，有养生保健的功能，能够增强体力、消除疲劳、稳定神经、预防衰老。经常按摩足三里穴能够理脾胃、调气血、补虚弱。

本穴主治消化系统疾病，如腹膜炎、肠鸣、腹泻、便秘、消化及吸收不良、胃痉挛、胃炎、消化性溃疡、肠炎、胰腺炎、腹胀、肠梗阻、胃下垂等。

本穴对结核病、感冒、高血压、低血压、动脉硬化、冠心病、风湿性心脏病、肺源性心脏病、脑出血后遗症等，均具有预防和治疗的作用。所以人们也将足三里穴称为"长寿穴"。

● 教你按摩足三里穴

正坐，屈膝 90 度，将拇指除外的其余四指并拢，置于外膝眼，大约在外膝眼下方 3 寸处，以无名指指腹垂直着力按压，有酸痛、胀、麻的感觉。并且因人不同。感觉会向上或向下扩散。

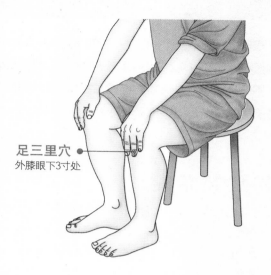

足三里穴
外膝眼下3寸处

● 艾灸疗法

艾灸是用艾绒做成大小不同的艾炷，或用纸卷成艾条，在穴位上烧灼熏蒸的一种治疗方法，一般适用于慢性和虚性的病症。下面是几种常用的灸法。

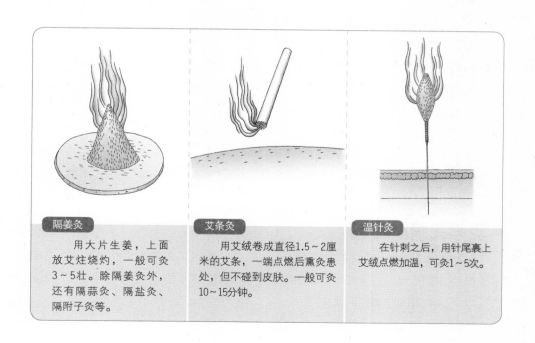

隔姜灸
用大片生姜，上面放艾炷烧灼，一般可灸 3～5 壮。除隔姜灸外，还有隔蒜灸、隔盐灸、隔附子灸等。

艾条灸
用艾绒卷成直径1.5～2厘米的艾条，一端点燃后熏灸患处，但不碰到皮肤。一般可灸 10～15分钟。

温针灸
在针刺之后，用针尾裹上艾绒点燃加温，可灸1～5次。

足阳明胃经特效穴按摩

辰时，一定要照顾好胃经，如果此时忽略了对胃经的照顾和养护，胃经的功能就不能得到很好的发挥，就会引发身体诸多的不适。如现代人最易患的头痛、胃病、肠胃炎等。

下面我们就介绍一些简便的穴位按摩方法来帮助你摆脱这些难缠的小病痛，只要每天坚持按摩肯定会收到意想不到的效果。

● 脚上穴位治头痛

在中医理论当中有"头病脚来医"的观点，而且也是经过医者证实并行之有效的方法。足阳明胃经在脚上有个穴位叫内庭穴，深处曰内，居处为庭，喜静卧，恶闻声，有似深居内室，闭门独处，不闻人声；又因其所治病症多不在穴近处，而以头、脑、腹、心者居多，故名内庭。每日可用热水泡脚并揉按位于足背第2、3趾间缝纹端处的内庭穴，可缓解头痛症状。

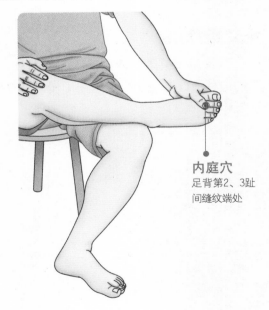

内庭穴
足背第2、3趾
间缝纹端处

先将双脚浸泡在温水中10分钟左右，接着进行按摩。正坐屈膝，把脚抬起，放另一腿上，用对侧手之四指置脚掌底托着，手拇指在脚背，弯曲拇指，用指尖下压揉按内庭穴约3分钟，有胀痛的感觉。早晚各1次，可有效缓解头痛症状。

● 明眸亮眼承泣穴

《千金方》中记载，承泣穴能够治疗"目不明，泪出，目眩瞢，瞳子痒，远视漠漠，昏夜无见，目瞤动，与项口参相引，喎僻口不能言"。承泣穴位于面部，瞳孔直下，当眼球与眶下缘之间。

坚持按摩承泣穴可以治疗各种眼部疾病，如近视、远视、夜盲、眼球颤动、眼睑痉挛、角膜炎、眼睛疲劳、迎风流泪、老花眼、白内障、急慢性结膜炎、散光、青光眼、睑缘炎、视神经炎、眶下神经痛等。

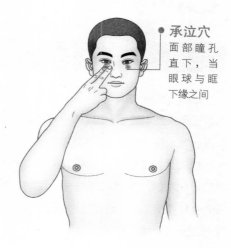

承泣穴
面部瞳孔直下，当眼球与眶下缘之间

　　正坐、仰靠或者仰卧，眼睛直视前方，食指和中指伸直并拢，中指贴在鼻侧，用食指的指尖按压下眼眶的边缘处，有酸痛感。双手的食指伸直，用食指的指腹按揉左右穴位，每次各按揉 3 ～ 5 分钟。

● 止咳化痰丰隆穴

　　有的人胸闷有痰，整天都在咳嗽，而且经常感到喉咙阻塞，等到好不容易咳出了一口脓痰后，却又不知道该吐到哪里。或者夜里等到好不容易睡着了，却突然感到喉咙里有一口浊痰，不得不从床上爬起来，把痰吐出来后，才能安心再睡。这种情形已经严重地干扰到了人们的日常生活，成为现代人的梦魇。

　　不过，遇到这种情况也不用担心，只要坚持长期按摩丰隆穴，就能够使情况得到改善。丰隆穴是一个疗效很好的化痰穴，对人体具有很好的调理保健功能。《针灸甲乙经》曰："厥头痛，面水肿，心烦，狂见鬼，善笑不休。"《千金方》曰："主胞痛如刺，腹若刀切痛。"

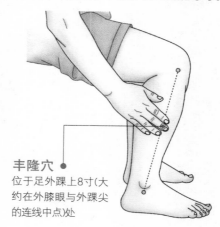

丰隆穴
位于足外踝上8寸(大约在外膝眼与外踝尖的连线中点处

　　正坐、屈膝、垂足，按取外膝眼到外踝尖连线中点，用食指、中指、无名指的指腹按压(中指着力)穴位，有酸痛感。每天早晚各按揉 1 次，每次 1 ～ 3 分钟。

②

巳时养生（9时至11时）

巳时脾经当令

　　巳时，也叫"隅中"，即9时至11时这个时间段。隅，斜角；中，接近中午，说明此时已经快到中午了。胃里的早餐已经被研磨成食糜，下面就要轮到脾来履行它的职责了。中医认为，脾主吸收五谷的精华。

　　巳时是足太阴脾经当令，脾开始运化，是脾脏的排毒时间，最重要的便是不要影响脾的运化功能。如果此时做剧烈运动，情绪过于激动，过于忧伤，劳累过度，吃过于冰冷的食物等等，这些都会成为脾正常运化的阻碍。此时，应该保持愉悦的心情，静思养脾，以保证脾胃功能的正常发挥。

　　脾负责将进入人体的食物，运化为人体可以吸收的水谷精微物质。"脾"字的左半部分的"月"代表脾主肌肉；右半部分的"卑"表示脾如同其他脏腑的卑女、丫鬟，不断地做好了饭菜送给它们。胃如同一个大锅，吃的食物都在这个锅里，此时脾变成烧火的丫鬟，要做熟这一整锅的美食。

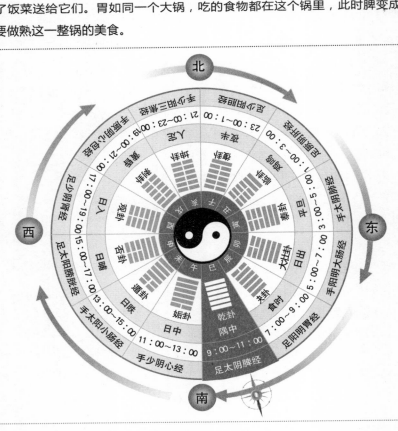

脾统血，主运化

中医认为，脾统血，主运化，脾胃为"后天之本""脏腑之本"，脾胃功能的正常与否关系到其他脏腑的功能，五脏六腑的能量来源完全依靠脾胃运化。下面一起来了解一下脾与其他五脏六腑的密切关系。

脾与胃：脾喜燥恶湿，胃喜润恶燥；脾主升，胃主降。胃为水谷之海，主消化；脾为胃行其津液，主运化。二者燥湿相济，升降协调，胃纳脾化，互相为用，共同完成水谷的消化、吸收和传输的任务。

脾与心：心血必须依赖脾所吸收和传输的水谷精微所生成，而脾所运化的精微，需要借助血液的运行，才能传输到全身。脾统血，心主血，脾的功能正常，才能统摄血液。若脾气虚弱，可导致血液循环不良。

脾与肺：脾将水谷的精气上输于肺，与肺吸入的精气相结合，形成肺气。肺气的强弱与脾运化的精微有关，故脾气旺则肺气足。所谓"脾为生痰之源，肺为贮痰之器"，是脾与肺关系的体现。

脾与肾：脾阳依赖肾阳的温养，才可发挥运化作用。若脾阳虚衰，可导致肾阳不足，出现腰膝冰凉、浮肿等症状；若肾阳不足则脾阳虚弱，运化失常，容易出现泄泻、食不消化等症状。

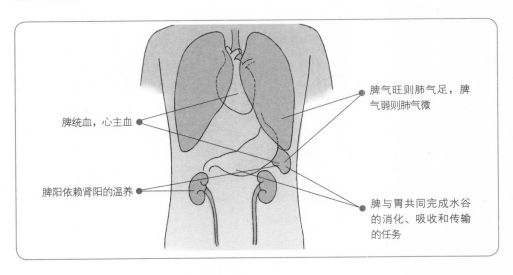

脾气旺则肺气足，脾气弱则肺气微

脾统血，心主血

脾阳依赖肾阳的温养

脾与胃共同完成水谷的消化、吸收和传输的任务

3

脾经的循行与疾病治疗

　　脾的经脉叫足太阴脾经，起始于足大趾的末端，沿大趾内侧赤白肉分界处，上行至足内踝的前面，再上行入小腿肚内侧，沿胫骨后方，穿过足厥阴经，复出足厥阴之前，此后再上行经过膝部、大腿内侧的前缘，进入腹内，属脾络胃，再上穿过横膈膜，挟行咽喉，连舌根，散于舌下。它的支脉，在胃腑处分出，上行穿过膈膜，注入心中，而与手少阴心经相接。它与心、肺等脏腑都有直接联系。

● 脾经上的穴位

　　足太阴脾经一共有 21 个穴位，分别是隐白穴、大都穴、太白穴、公孙穴、商丘穴、三阴交穴、漏谷穴、地机穴、阴陵泉穴、血海穴、箕门穴、冲门穴、府舍穴、腹结穴、大横穴、腹哀穴、食窦穴、天溪穴、胸乡穴、周荣穴和大包穴。

● 外邪侵犯脾经而发生的病变

　　由于外邪侵犯脾经而发生的病变表现：舌本强痛、食则呕、胃脘痛、腹胀善噫、身重乏力、活动不利、股膝内肿胀厥冷、足大趾麻木、活动欠佳、食不下、心烦、水肿、黄疸、大便溏薄，或泄泻，一旦排出大便或矢气后就觉得轻松，但全身仍感觉沉重。

● 脾经上穴位主治的疾病

　　足太阴脾经上的腧穴主治脾脏所发生的疾病，这些疾病会出现胃脘痛、腹胀、呕吐、嗳气、便溏、黄疸、身体沉重无力、舌根疼痛、身体不能动摇、饮食不下、心烦、心下掣引作痛、大便稀薄或下痢，或小便不通，不能安卧等症状。勉强站立时会出现股膝内侧经脉所过之处肿胀而厥冷的症状，此外，还有足大趾不能活动等症状。这些病症，属实的就用泻法，属虚的就用补法；属热的就用速刺法，属寒的就用留针法；脉虚陷的就用灸法，既不属于经气亢盛也不属于经气虚弱，而仅仅只是经气运行失调的，就要用本经所属的腧穴来调治。本经气盛，寸口脉的脉象比人迎脉大 3 倍；而属于本经经气虚弱的，其寸口脉的脉象反而会比人迎脉的脉象小。

● 足太阴脾经部分穴位图

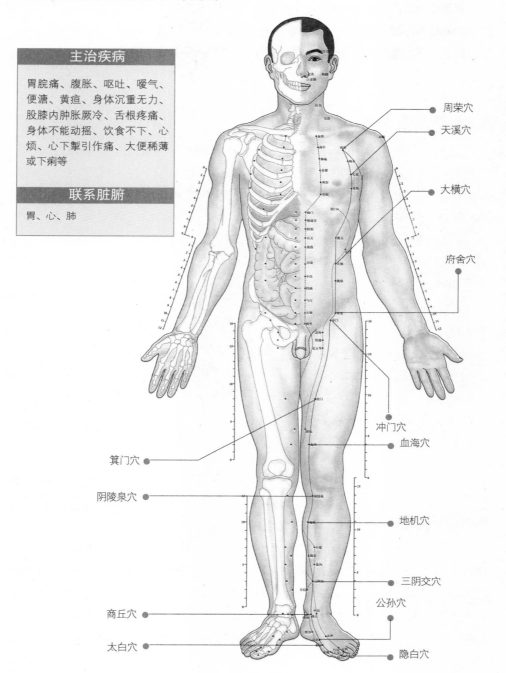

主治疾病
胃脘痛、腹胀、呕吐、嗳气、便溏、黄疸、身体沉重无力、股膝内肿胀厥冷、舌根疼痛、身体不能动摇、饮食不下、心烦、心下掣引作痛、大便稀薄或下痢等

联系脏腑
胃、心、肺

周荣穴

天溪穴

大横穴

府舍穴

冲门穴

血海穴

地机穴

三阴交穴

公孙穴

隐白穴

箕门穴

阴陵泉穴

商丘穴

太白穴

按摩脾经特效穴，小病不求医

　　足太阴脾经上共有穴位 21 个，其中有几个关键的特效穴位，是我们必须要了解的，如，能够调理脾胃的保健穴——太白穴，还有治疗腹痛、腹胀的公孙穴，以及有滋补肝肾、健脾利湿，补养精血功能的三阴交穴。下面重点介绍一下脾经上的这 3 个特效穴位。

● 调理脾胃太白穴

　　太白穴出自《灵枢·本输》，属于足太阴脾经。"太白"是中国古代星宿的名称，传说这颗星具有平定战乱、利国安邦的作用。在人体穴位上，它是土经之土穴，也是脾经的原穴，是健脾的重要穴位，能够治疗由各种原因引起的脾虚。在中医理论中，脾主肌肉，如果人突然运动或者搬提了过重的物品，就会导致脾气耗损太多，使得肌肉内部气虚。此时敲打或用力揉按太白穴，能调理疏通经气，迅速消除肌肉酸痛等症状，人体运动过度造成的局部受伤也可用此方法治疗。

　　把脚抬起，放在另外一条大腿上，用另一侧的手的拇指按压脚的内侧缘，靠近足大趾的凹陷处的太白穴，有酸胀感。两侧穴位每天早晚各按压 1 次，每次按压 1 ~ 3 分钟。

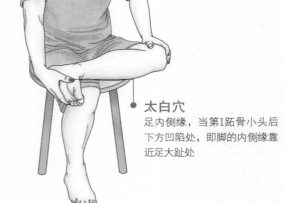

太白穴
足内侧缘，当第1跖骨小头后下方凹陷处，即脚的内侧缘靠近足大趾处

● 腹胀腹痛找公孙穴

　　《史记·五帝本纪》说："黄帝者，少典之子，姓公孙，名曰轩辕。""公孙"就是黄帝。黄帝位居中央，统治四方，就犹如人体中的公孙穴，总督脾经和冲脉，统领全身。而作为统领全身的穴位，它最直接、最明显的效果就体现在人体的胸腹部。出现在人体胸腹部的所有问题，例如腹胀、不明原因的腹痛、心痛、胃痛、胸痛，都可以通过按压公孙穴得到缓解，而且经常按摩公孙穴，

也是养生保健的核心内容。此外，像婴儿初生、胎毒未尽，或者在换乳的时候，脾胃没法适应新的食物，有大便绿或者腹泻、便秘等现象时，除了要尽快送医院检查，还可以同时按压其公孙穴，这样能使症状得到缓解。

正坐，将左足跷起放在右腿上，用右手轻握左足背，拇指弯曲，指尖垂直揉按穴位，有酸、麻、痛的感觉。每天早晚各揉按1次，每次揉按3～5分钟。

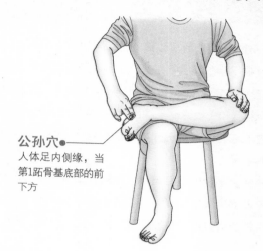

公孙穴●
人体足内侧缘，当
第1跖骨基底部的前
下方

● 补养精血三阴交穴

三阴交这个穴位的名称最早出现于《黄帝明堂经》。从唐代开始，"三阴"被理解为太阴、少阴、厥阴，并被视为三阴经交会穴，沿袭至今。它是肝、脾、肾三条阴经的交会穴，肝藏血、脾统血、肾藏精。肾为先天之本，脾为后天之本，先天依赖于后天的滋养，后天来自先天的促动。所以，经常按揉三阴交穴，可以调补肝、脾、肾三经的气血，达到健康长寿的目的。

正坐，抬起一只脚，放置在另一条腿上，一只手的拇指除外的其余四指轻轻握住内踝尖，拇指弯曲，用指尖垂直按压胫骨后缘，会有强烈的酸痛感。每天早晚各按压1次，每次1～3分钟。注意：孕妇禁按此穴位。

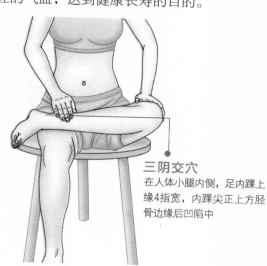

三阴交穴
在人体小腿内侧，足内踝上
缘4指宽，内踝尖正上方胫
骨边缘后凹陷中

③

午时心经当令

午时（11 时至 13 时），又叫日中、日正、中午。这时候太阳最猛烈，阳气达到极限，阴气将会产生。古人则选择在这个时辰到集市去交易，《易·系辞下》中记载："日中为市，致天下之民，聚天下之货，交易而退，各得其所。"这是根据古代人的社会制度和生活活动规律而定的，而现代人的作息方式已经发生了很大的变化，所以，我们应该与时俱进地选择更加适合现代人养生的方式和方法。那么，在午时我们应该如何养生呢？

午时是手少阴心经当令，阴气开始生起，与子时刚好相对应，是心经的排毒时间。此时不要做剧烈的运动，最好是静卧，闭目养神或睡子午觉。这是因为子时与午时是天地气机的转换点，要想顺天应地，天人合一，我们唯一要做的便是午睡休息。

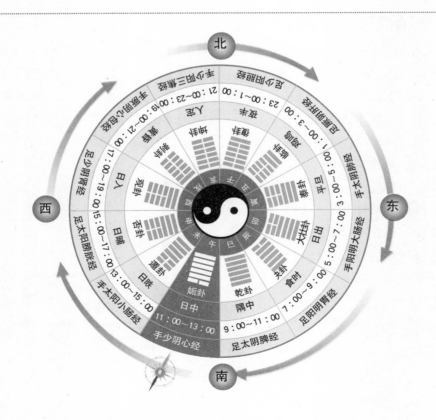

心是气血运行的 "发动机"

　　心主血脉，主神志，这是心的主要生理功能。

　　心主血脉。《黄帝内经》中说："心主血脉，脉者，血之府也，诸血者皆属于心。"心主血，血行于脉中，脉是血液运行的通道，心可推动血液在脉管中的运行，心与脉关系密切。这种功能是由心气的作用来实现的。心气的盛衰，可以通过血脉的盈虚表现出来，《黄帝内经》中说："心之合脉也，其荣色也。" 如果心气不足，则血脉节律不整或细弱。如果心气旺盛，则血脉节律整齐而有力。

　　心主神志。神志，是指人的思维活动和精神意识。《灵枢·本神篇》说："所以任物者谓之心。" 任，就是接受、担任的意思，说明接受外来事物而产生思维活动的过程是由心来完成的。中医学认为人的思维活动与脏腑关系密切，联系最密切的要数 "心"，心可藏神，心主神明。

　　如果心的功能正常，则人的思考敏捷，神志清晰，精力充沛。如果心的功能不能很好地发挥，就可能出现心神方面的疾病，如失眠多梦、心悸不安、躁动狂妄和痴呆健忘、哭笑无常，甚至昏迷等症状。

◉ 心的生理功能

　　心主血脉指的是心气推动血液在脉中的运行，这样五脏六腑、形体官窍才能得到血液的濡养，以维持生命活动。心主神志，指的是心主宰脏腑形体官窍的生理活动和人体的心理活动。无论生理活动还是心理活动，都是由五脏六腑尤其是五脏共同完成的，都是人体的生命活动。在这些生命活动中，心起着主宰作用，心的这种主宰作用皆心神之所为。

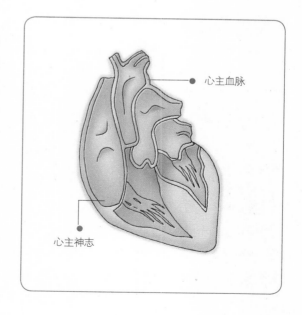

心主血脉

心主神志

4

心经的循行与疾病治疗

手少阴心经属于心，因此和心脏有密切的关系，它是主宰人体的重要经脉。此经脉从心中开始，出于小指末端，接手太阳小肠经，主要循行在上肢内侧后缘。

本经腧穴主治心、胸、神志及经脉循行部位的其他病症，如眼睛昏黄、胸胁疼痛、上臂内侧后缘痛或厥冷、手掌心热等症。《灵枢·经脉》中记载："心手少阴之脉是主心所生病者：目黄、胁痛，臑臂内后廉痛、厥，掌中热痛。"

手少阴心经上一共有 9 个穴位，它们分别是极泉穴、青灵穴、少海穴、灵道穴、通里穴、阴郄穴、神门穴、少府穴和少冲穴。

◉ 心经的循行

手少阴心经起于心中，由心的络脉而出，向下通过膈膜，联络小肠。它的支脉，从心的脉络向上走行，并挟行于咽喉的两旁，此后再向上行而与眼球及脑的脉络相联系。直行的脉，从心与其他脏相联系的脉络上行至肺，横出胁下，沿上臂内侧后缘，行手太阴经和手厥阴经的后面，下行肘内，沿前臂内侧后缘，到掌内小指侧高骨尖端，入手掌内侧，沿小指内侧至尖端，与手太阳经相接。

◉ 心经的病变

手少阴心经发生异常的病变，就会出现咽喉干燥，头痛，口渴而想要喝水等症状，这叫做"臂厥证"。手少阴心经支脉从心系上挟于咽部，心经有热则咽干；阴液耗伤则渴而欲饮；心之经脉出于腋下，故胁痛；心经循臂臑内侧入掌内后廉，心经有邪，经气不利，故手臂内侧疼痛、掌中热痛。心脉痹阻则心痛；心失所养，心神不宁，则心悸、失眠；心主神明，心神被扰，则神志失常。

本经所主的心脏发生病变，为眼睛发黄，胁肋胀满疼痛，上臂和前臂内侧后缘疼痛、厥冷，或掌心热痛。治疗上面这些病症时，属于经气亢盛的就要用泻法，属虚的就用补法；属热的就用速刺法，属寒的就用留针法；脉虚陷的就用灸法，不实不虚的从本经取治。属于本经经气亢盛的，其寸口脉的脉象要比人迎脉的脉象大 2 倍；气虚的，其寸口脉反小于人迎脉。

● 手少阴心经循行路线

　　手少阴心经的循行路线：心手少阴之脉，起于心中，出属心系（1），下膈，络小肠（2）。其支者：从心系（3），上挟咽（4），系目系（5）。其支者：复从心系，却上肺，下出腋下（6），下循内后廉，行太阴、心主之后（7），下肘内，循臂内后廉（8），抵掌后锐骨之端（9），入掌内后廉（10），循小指之内，出其端（11）。

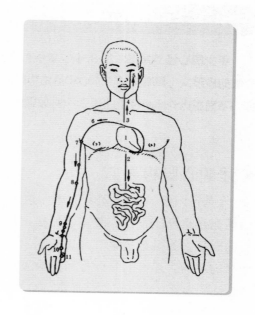

● 手少阴心经部分穴位图

● 青灵穴

● 少海穴

● 灵道穴

● 通里穴

阴郄穴

神门穴

少府穴

主治疾病
心痛、胸闷、心悸、气短、悲愁不乐、目黄、肩臂疼痛、胁肋疼痛、臂丛神经损伤等
联系脏腑
小肠、肺、喉咙

④

熟记心经特效关键穴

手少阴心经上共有穴位 9 个，其中有 3 个特别有效的关键穴，它们分别是可强健心脏的极泉穴；具有安神、宁心和通络功效的神门穴；以及可以急救突发心脏病的少冲穴。下面重点介绍心经上的这 3 个特效穴位。

● 强健心脏极泉穴

《黄帝内经》认为，心经是君主之官，君主之官有个特性，就是君主不受邪。如果你经常郁闷，你的腋窝下即极泉穴上，就会长出一个包，这是心气被郁滞的现象。如果把极泉穴弹拨开了，就能把包块化解掉，从而缓解心经经气郁滞的疾病。还有的时候你可能会发现，别人突然的一个小动作，或者一件突发性的事件，也有可能会让你心跳加快，并且感到胸闷、头晕、头痛、出汗、浑身无力，甚至不想吃饭。出现这种情况就是心悸，它是过度疲劳及情绪不稳定的一种表现。此时，只要弹拨腋窝下面的极泉穴，就能够让心脏得到放松。

正坐，手平伸，举掌向上，屈肘，掌心向着自己头部，以另一手中指指尖按压腋窝正中凹陷处，有特别酸痛感觉。每天早晚、左右各按压 1 ~ 3 分钟，先左后右。

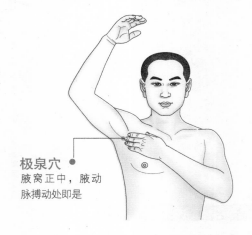

极泉穴 ●
腋窝正中，腋动
脉搏动处即是

● 宁心提神神门穴

神，神魂、魂魄、精神的意思；门，指出入之处为门。此处穴位属于心经，心藏神，因此能够治疗神志方面的疾病。刺激此处穴位，能够打开心气的郁结，使抑郁的神志得以舒畅，使心神能够有所依附，所以名叫"神门穴"。在现代社会中，繁忙的生活方式、高度的物质文明、激烈的工作竞争、紧张的生活节奏，使得现代人为了生存，经常通宵熬夜、睡眠不足、精神疲累。对他们来说，经常按压神门穴，能够提神解乏，有助于改善精神状况。

正坐，伸手、仰掌，屈肘向上约 45 度，在无名指和小指掌侧的外方，用另一只手的四指握住手腕，拇指弯曲，用指尖垂直掐按豆骨下、尺骨端的神门穴，会有酸痛感。先左后右，每天早晚两穴位各掐按 1 次，每次掐按 3 ～ 5 分钟。

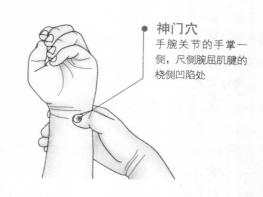

神门穴
手腕关节的手掌一侧，尺侧腕屈肌腱的桡侧凹陷处

◉ 急救卒中少冲穴

少，阴也；冲，突也。"少冲"的意思是指此穴中的气血物质从体内冲出。此穴为心经体表经脉与体内经脉的交接之处，体内经脉的水气以冲射之状外出体表，所以名"少冲"。当心脏病发作的时候，只要用力按压小指的指尖，就可以使病情得到缓解。如果有人突然卒中倒下，牙关紧闭，不省人事，或者突然心脏病发作，在这种紧急状况下，一边要将患者迅速送往医院急救，一边可以掐按患者的少冲穴。该穴具有促进气血运行的急救作用。

正坐，手平伸，掌心向下，屈肘向内收，用另一只手轻握这只手的小指，拇指弯曲，用指尖垂直掐按穴位，有刺痛的感觉。先左后右，每日早晚掐按左右穴位各 1 次，每次掐按 3 ～ 5 分钟。

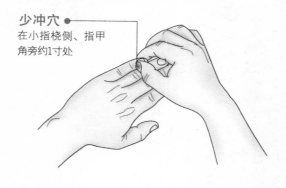

少冲穴
在小指桡侧、指甲角旁约 1 寸处

4

5 未时养生（13 时至 15 时）

未时小肠经当令

　　未时，也叫做日，最早见于《史记·天官书》，"且至食，为麦；食至日，为稷"。这时太阳开始偏西了，古人会在这个时间从事农业劳动和商业贸易活动，而对于现代人来说，此时要开始下午的紧张工作了。

　　从养生意义上来说，未时是手太阳小肠经当令，是小肠经的排毒时间。小肠开始吸收养分，这时也是保养小肠的最佳时段。《素问·灵兰秘典论》中说："小肠居胃之下，胃之运化者，赖以受盛，而凡物之所化者，从是出焉。"说明胃初步消化的食物要让小肠来进行进一步消化，然后将这些营养物质分配给各个脏器。所以，午餐最好要在午时吃完，这样才能在小肠精力最旺盛的未时把营养物质都吸收进人体。中医认为"过午不食"，这段时间尽量避免再进食，让小肠充分吸收午饭的营养。

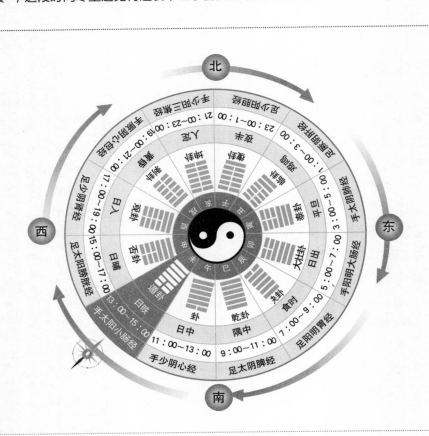

黄帝内经养生智慧全书

小肠是人体的"受盛之官"

　　小肠位于腹中，上端接幽门与胃相通，下端通过阑门与大肠相连。小肠与心互为表里，是食物消化吸收的主要场所，盘曲于腹腔内，上连胃幽门，下接盲肠，全长约3米，分为十二指肠、空肠和回肠三部分。

　　小肠为人体的六腑之一，它的主要生理功能是受盛化物和泌别清浊。《素问·灵兰秘典论》中说："小肠居胃之下，胃之运化者，赖以受盛，而凡物之所化者，从是出焉。"受，接受，就是说小肠接受经过胃加工消化过的食物，然后进一步将食物精微细化转化为人体各脏器所需要的营养物质，所以，小肠有"受盛之官"的美名。另外，小肠还具有泌别清浊的作用，指的是小肠把食物中的精华吸收，通过脾的运化滋养脏腑，其中的水液则通过其他脏腑的作用而渗入膀胱，最后将消化后的垃圾传送到大肠。可见小肠可分清精华和糟粕，有泌别清浊的作用。

● 小肠的构造和功能

　　小肠为人体的六腑之一，它的主要生理功能是受盛化物和泌别清浊。

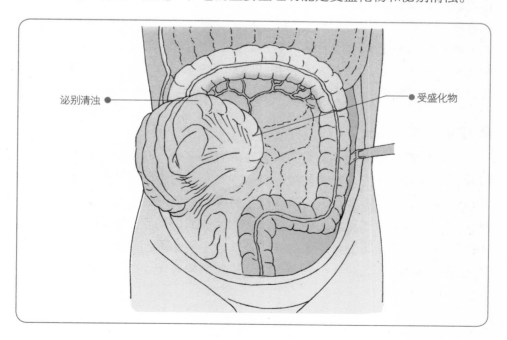

泌别清浊　　　　　　　　　　　　　　　　　　　　●受盛化物

5

小肠经的循行与疾病治疗

手太阳小肠经是具有宁心安神、舒筋活络功效的经脉，按摩小肠经上的穴位可以疏通经气、缓解疲劳。小肠经起于手小指尺侧端，最后经由其支脉到达颧部，与足太阳膀胱经相接，主要循行于上肢、肩膀及头部等地方。手太阳小肠经一共有 19 个穴位，它们分别是少泽穴、前谷穴、后溪穴、腕骨穴、阳谷穴、养老穴、支正穴、小海穴、肩贞穴、臑俞穴、天宗穴、秉风穴、曲垣穴、肩外俞穴、肩中俞穴、天窗穴、天容穴、颧髎穴和听宫穴。

本经所属腧穴主治耳聋，眼睛昏黄，面颊肿，颈部、颌下、肩胛、上臂、前臂的外侧后缘痛等病症。《灵枢·经脉》中记载："小肠手太阳之脉是主液所生病者：耳聋，目黄，颊肿，颈、颌、肩、肘臂外后廉痛。"

◉ 小肠经的循行

小肠的经脉叫手太阳小肠经，起于小指外侧的尖端，沿着手外侧的后缘循行而向上，到达腕部，过腕后小指侧高骨，直向上沿前臂后骨的下缘，出于肘后内侧两筋的中间，再向上沿上臂外侧后缘，出肩后骨缝，绕行肩胛，再前行而相交于肩上，继而进入锁骨上窝，深入体内而联络于与本经相表里的脏腑——心脏，沿咽喉下行，穿过膈膜至胃，再向下联属于本腑小肠。它的支脉，从锁骨上窝沿颈上颊，至外眼角，转入耳内。它的另一条支脉，从颊部别行而出，走入眼眶下方，并从眼眶下方到达鼻部，然后再至内眼角，最后再从内眼角向外斜行并络于颧骨，而与足太阳膀胱经相接。

◉ 小肠经的病变

由于外邪侵犯本经所发生的病变，为咽喉疼痛，颌部肿，头项难以转侧回顾，肩痛如被扯拔，臂痛如被折断。本经所主的液所发生的病变，则出现耳聋，眼睛发黄，颊肿，颈、颌、肩、肘、臂后侧疼痛等症状。治疗上面这些病症时，属于经气亢盛的就要用泻法，属虚的就用补法；属热的就用速刺法，属寒就用留针法；脉虚陷的就用灸法，不实不虚的从本经取治。属于本经经气亢盛的，其人迎脉的脉象要比寸口脉的脉象大 2 倍；气虚的，其人迎脉反小于寸口脉。

● 手太阳小肠经循行路线

手太阳小肠经的循行路线：起于小指之端（1），循手外侧上腕，出踝中（2），直上循臂骨下廉，出肘内侧两骨之间（3），上循臑外后廉（4），出肩解（5），绕肩胛（6），交肩上（7），入缺盆（8），络心（9），循咽（10），下膈（11），抵胃（12），属小肠（13）。其支者：从缺盆（14）循颈（15），上颊（16），至目锐眦（17），却入耳中（18）。其支者：别颊上颐，抵鼻（19），至目内眦，斜络于颧（20）。

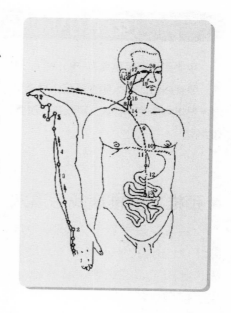

● 手太阳小肠经部分穴位图

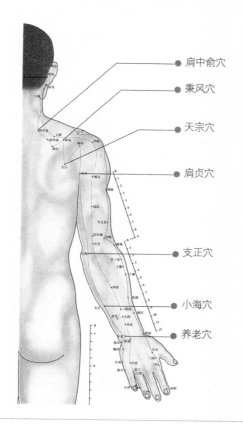

- 肩中俞穴
- 秉风穴
- 天宗穴
- 肩贞穴
- 支正穴
- 小海穴
- 养老穴

主治疾病
头项及五官病症、热病、神志疾患及本经循环部位的病变
联系脏腑
心、胃

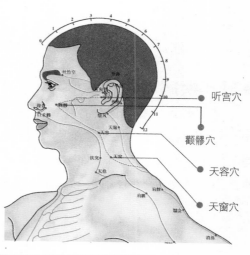

- 听宫穴
- 颧髎穴
- 天容穴
- 天窗穴

按摩小肠经穴位可治大病

　　手太阳小肠经是具有宁心安神、舒筋活络功效的经脉，按摩本经上的穴位可以疏通经气、缓解疲劳。手太阳小肠经上共有穴位 19 个，例如可以治疗颈椎、腰椎痛的后溪穴；治疗老年疾病的养老穴；可以有效改善听力的听宫穴。下面重点介绍小肠经上的这 3 个特效穴位。

● 颈椎、腰椎病找后溪穴

　　后溪穴最早见于《灵枢·本输》。《医宗金鉴》中说："盗汗后，后溪穴先砭。"后溪穴位于小肠经上，是人体奇经八脉的交会穴，与督脉相通，能泻心火、壮阳气、调颈椎、利眼目、正脊柱。在中医的临床上，不管是人体颈椎出了问题，还是腰椎出了问题，在治疗的时候都会用到这个穴位，而且治疗的效果非常明显。对长期伏案工作或者在电脑前长时间久坐带来的不利影响，本穴具有调理作用。平时缺乏运动的人在走路或者搬抬重物的时候不小心闪到了腰，疼痛难忍，如果用手指甲掐按此穴位，同时轻轻转动痛处，可以快速地止痛。

　　伸臂屈肘向头，上臂与前臂约 45 度角。轻握拳，手掌感情线之尾端在小指下侧边突起如一火山口状即是后溪穴。

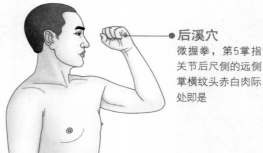

●**后溪穴**
微握拳，第5掌指关节后尺侧的远侧掌横纹头赤白肉际处即是

● 晚年疾病靠养老穴

　　益者为养，本穴有益于调治老年人易患的各种疾病。因本穴主治目视不明，耳闭不闻，肩臂疼痛，手不能上下自如等老年病，为调治老年性疾病的要穴，故名"养老穴"。养老穴对目视不清，肩、背、肘、臂酸痛，呃逆，落枕，腰痛不可转侧等疾病，有很好的保健调理效果，并有舒筋、通络、明目的功效。

黄帝内经养生智慧全书

举臂屈肘，手掌心朝向颜面，以另一手食指指尖垂直向下按揉位于尺骨茎突桡侧的养老穴，有酸胀感。每次左右各按揉 1 ～ 3 分钟。

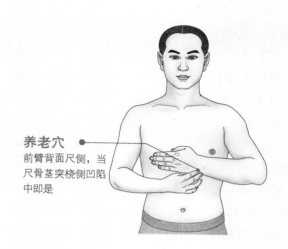

养老穴
前臂背面尺侧，当尺骨茎突桡侧凹陷中即是

● 常按听宫穴改善听力

听，闻声；宫，宫殿。本穴物质为颧髎穴传来的冷降水湿云气，到达本穴后，水湿云气化雨降地，雨降强度比颧髎穴大，犹可闻声，故名"听宫"。随着年龄渐长，听人讲话的声音，却是渐行渐远，模糊不清，甚至于听不到了，像这一类耳朵产生耳鸣、重听等听力障碍，长期按压听宫穴有很好的改善效果。

正坐目视前方，口微张开。举双手，指尖朝上，掌心向前。将拇指指尖置于耳屏前凹陷正中处，则拇指指尖所在之处即是该穴，以拇指指尖轻轻揉按，每次左右各（或双侧同时）揉按 1 ～ 3 分钟。

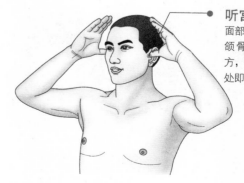

听宫穴
面部，耳屏前，下颌骨髁状突的后方，张口时呈凹陷处即是

6 申时养生（15 时至 17 时）

申时膀胱经当令

申时（15 时至 17 时），也叫做日晡。古代，"晡"就是吃饭的意思，《说文段注》中说："晡，申时食也。"意思是古人在申时要吃第二顿饭了。对于古人来说，两餐相隔 6~7 个小时，是合理的，但是对于现代人的生活规律来说，一日三餐才是更符合我们人类消化道的消化吸收规律的。所以，我们要遵循人体经络在申时的走向规律来安排养生的方法。此时是足太阳膀胱经当令，要从养护膀胱经开始我们的养生之旅。

申时是足太阳膀胱经当令，是膀胱的排毒时间，膀胱经运行之时，有助于利尿排毒，所以人体最佳的喝水时间段有两个：一个是起床后空腹饮水，另一个便是下午 3~5 点。同时，膀胱经当令时也是抓紧学习的好时候，因为膀胱经是人体背部的一条大经脉，从脚后跟沿着小腿后、脊柱两旁，一直到后脑部，所以说小腿痛、后背痛、后脑痛、记忆力下降都有可能是膀胱经的问题。

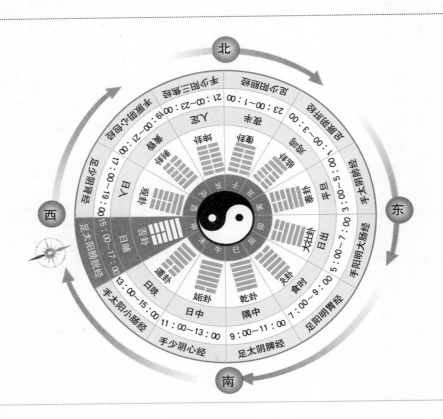

膀胱是人体的 "津液之府"

　　膀胱属六腑之一，中医称膀胱为净府。《素问·汤液醪醴论》曰："开鬼门，洁净府。"张志聪注："洁净府，泻膀胱也。"《灵枢·本输》中说："肾合膀胱，膀胱者，津液之府也。"说明膀胱是水液汇聚之所和排泄尿液的器官，所以膀胱有"津液之府、州都之官"的称号。在解剖学上，膀胱就像个罐子，一般储存 300 ～ 600 毫升的尿液，在膀胱外侧有一条括约肌，括约肌一松弛，储存的尿液就会自动地排出体外。如果膀胱的功能受到破坏，就会出现尿急、尿频、尿失禁、遗尿等症状。据《诸病源候论·膀胱病候》记载："其气盛为有余，则病热、胞涩、小便不通、小腹偏肿痛，是为膀胱之气实也，则宜泻之；膀胱气不足，则寒气客之，胞滑、小便数而多也，面色黑，是膀胱之虚也，则宜补之。"

● 膀胱的构造和功能

　　膀胱为锥体形囊状肌性器官，位于骨盆的前部。膀胱底的内面有三角形区，称为膀胱三角，位于两输尿管口和尿道内口三者连线之间。膀胱的下部，有尿道内口，膀胱三角的两后上角是输尿管开口的地方。

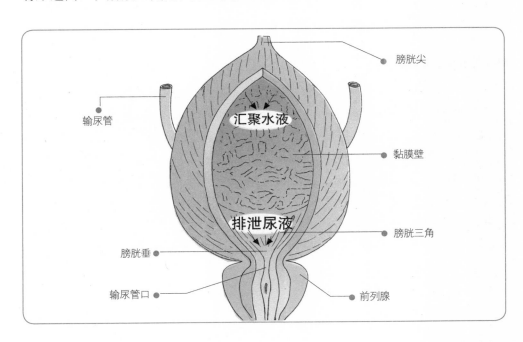

膀胱尖

输尿管

汇聚水液

黏膜壁

排泄尿液

膀胱三角

膀胱垂

输尿管口

前列腺

膀胱经的循行与疾病治疗

足太阳膀胱经是十四经络中最长的一条经脉，几乎贯穿整个身体。它运行人体中宝贵的体液，因此关系到全身的健康。此经脉起于内眼角睛明穴，止于足小趾端至阴穴，循行经过头、颈、背、腿部。《灵枢·寒热病》提到："足太阳有通项入于脑者，正属目本，名曰眼系……在项中两筋间，入脑乃别阴、阳，阴阳相交，阳入阴，阴入阳，交于目锐。"

◉ 膀胱经的循行

膀胱的经脉叫足太阳膀胱经，起于内眼角的睛明穴，上行额部，交会于头顶。它的一条支脉，从头顶下行至耳的上角。它直行的经脉，从头顶向内深入而联络于脑髓，然后返还出来，再下行到达颈项的后部，此后就沿着肩胛的内侧，挟行于脊柱的两旁，抵达腰部，再沿着脊柱旁的肌肉深入腹内，而联络于与本经相表里的脏腑——肾脏，并联属于本经所属的脏腑——膀胱。又一支脉，从腰部下行挟脊通过臀部，直入腘窝中。还有一条支脉，从左右的肩胛骨处分出，向下贯穿肩胛骨，再挟着脊柱的两侧，在体内下行，通过髀枢，然后再沿着大腿外侧的后缘下行，而与先前进入腘窝的那条支脉在腘窝中相会合。由此再向下行，通过小腿肚的内部，出于外踝的后方，再沿着足小趾本节后的京骨，到达足小趾外侧的末端，而与足少阴肾经相接。

◉ 膀胱经的病变

由于外邪侵犯本经所发生的病变，为气上冲而头痛，眼球疼痛像脱出似的，项部疼痛像被扯拔，脊背疼痛，腰痛像被折断，大腿不能屈伸，腘窝部像被捆绑而不能随意运动，小腿肚疼痛如裂，这叫做"踝厥症"。足太阳膀胱经上的腧穴主治筋所发生的疾病，如痔疮，疟疾，狂病，癫病，囟门部与颈部疼痛，眼睛发黄，流泪，鼻塞或鼻出血，项、背、腰、尻、小腿肚、脚等部位都发生疼痛，足小趾不能活动。这些病症，属实的就用泻法，属虚的就用补法；属热的就用速刺法，属寒的就用留针法；脉虚陷的就用灸法，不实不虚的从本经取治。属于本经经气亢盛的，其人迎脉的脉象要比寸口脉的脉象大2倍；气虚的，其人迎脉反小于寸口脉。

● 足太阳膀胱经部分穴位图

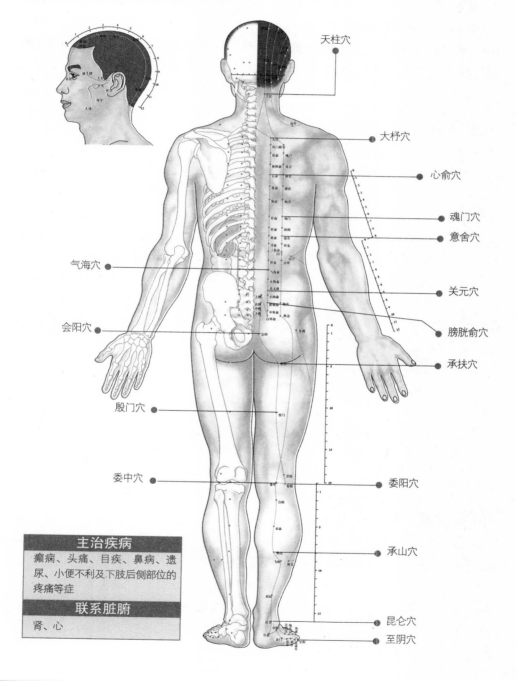

天柱穴

大杼穴

心俞穴

魂门穴

意舍穴

关元穴

膀胱俞穴

承扶穴

委阳穴

承山穴

昆仑穴

至阴穴

气海穴

会阳穴

殷门穴

委中穴

主治疾病

癫痫、头痛、目疾、鼻病、遗尿、小便不利及下肢后侧部位的疼痛等症

联系脏腑

肾、心

6

膀胱经上治疗疾病的特效穴

足太阳膀胱经是人体十二经脉中最长的一条经脉，本经上的常用穴位多达 67 个，而其中的 3 个特效穴是我们必须了解的。它们分别是能够治疗各种眼病的睛明穴，治疗风寒感冒、肩背酸痛的风门穴，以及活血通络、宁神止痛的申脉穴。下面重点介绍膀胱经上的这 3 个特效穴位。

● 眼部疾病找睛明穴

据文献考证，睛明穴最早见于《素问·气府论》，又名"泪空""泪腔"等，能够治疗各种眼病、面瘫、呃逆、急性腰扭伤等症。《腧穴学》中记载，这个穴位可以主治 11 种病症，其中 10 种为眼病。经常按摩睛明穴不但对老年人的老花眼有疗效，而且还能治疗轻度近视，对中高度近视也有缓解作用。当你发现自己的眼睛有视力不佳、眼前如有薄雾、双眼畏光、迎风流泪、眼睛酸涩、双眼红肿等不适症状，只要经常按摩这处穴位，就可以有所改善。

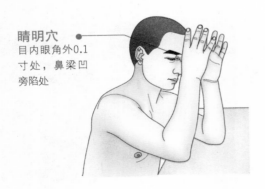

睛明穴
目内眼角外0.1
寸处，鼻梁凹
旁陷处

正坐，轻闭双眼，两只手的手肘撑在桌面上，双手除拇指外的其余八指指尖朝上，拇指指尖轻轻掐按鼻梁旁边与内眼角的中点。每天左右穴分别掐按 1 次，每次 1 ~ 3 分钟，也可以两侧穴位同时掐按。

● 风寒感冒揉风门穴

风门穴，出自《针灸甲乙经》，"风眩头痛，鼻不利，时嚏，清涕自出，风门主之"。《会元针灸学》中说，"风门者，风所出入之门也……风门穴在第二椎下两旁，为风邪出入之门户，主治风疾，故名风门"。这个穴位是中医临床驱风最常用的穴位之一。如，天冷的时候，总是很容易受风寒感冒，咳嗽不断、颈项僵硬、肩背酸痛，遇到这种情况时，如果每天能够按揉风门穴，就会有意想不到的保健作用。

正坐，头微微向前俯，举起双手，掌心向后，食指和中指并拢，其他手指弯曲，越过肩伸向背部。将中指的指腹放置在大椎穴下第 2 个凹陷的中心，即食指的指尖所在的位置就是该穴。举手抬肘，用中指的指腹按揉穴位，每次左右两侧穴位各按揉 1 ~ 3 分钟，或者两侧穴位同时按揉。

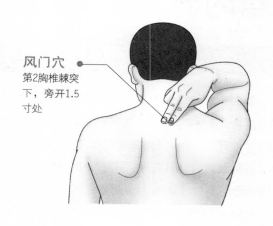

风门穴
第2胸椎棘突下，旁开1.5寸处

● 止痛安神点申脉穴

申，指这个穴位在八卦中属金，因为穴内物质为肺金特性的凉湿之气；脉，脉气的意思。"申脉"的意思是指膀胱经的气血在此变为凉湿之性。《医宗金鉴》中有一首关于申脉穴的歌诀："腰背脊强足踝风，恶风自汗或头痛，手足麻挛臂间冷，雷头赤目眉棱痛，吹乳耳聋鼻出血，癫口肢节苦烦疼，遍身肿满汗淋漓，申脉先针有奇功。"这首歌诀，说的就是申脉穴的作用和功效。在人体的穴位中，这是一个非常有用的穴位，它对于足踝红肿、手足麻木、乳房红肿、头汗淋漓等症，都具有良好的疗效。

正坐垂足，把要按摩的脚稍微向斜后方移动到身体的旁侧，脚跟抬起，用同侧的手，四指在下，掌心朝上，扶住脚跟底部，拇指弯曲，指腹放在外踝直下方的凹陷中，垂直按压有酸痛感，左右两穴，每次各按压 1 ~ 3 分钟。

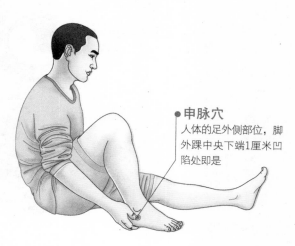

●申脉穴
人体的足外侧部位，脚外踝中央下端1厘米凹陷处即是

7 酉时养生（17 时至 19 时）

酉时肾经当令

  酉时（17 时至 19 时），又叫做日入，古人将它定为足少阴肾经运行的时间，这个定时是十分关键的。日入，即夕阳西下，太阳落山的时候，此时因为没有了太阳光的照射，所以温度开始下降，天地生成阴凉之气，如果此时肾不封藏阳气，很容易就会被阴气侵袭，而导致肾气阴阳失调，引发各种各样的肾脏疾病。所以，酉时我们要爱护肾脏，养肾着眼于"藏"。酉时是足少阴肾经当令，是肾经的排毒时间。肾经是人体协调阴阳的经脉，也是维持体内水液代谢平衡的主要经络，由于酉时是工作结束的时间，所以不宜过劳。肾是人体的"小金库"，里面既存着先天的元气，又存着后天五脏六腑的精气，还存着人体生殖的精气，所以，养护好肾至关重要。

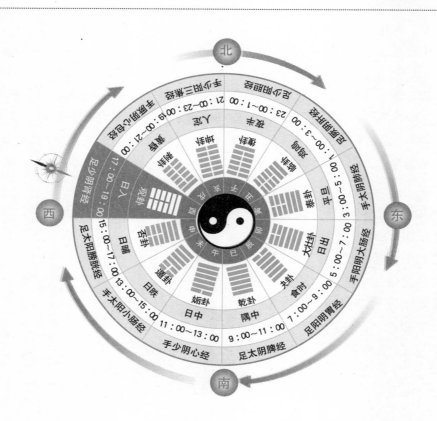

黄帝内经养生智慧全书

肾是藏精、主水和纳气的宝库

肾脏是泌尿系统中最主要的器官，也是人体的重要脏器，位于后腹壁脊柱的两旁，左右各一个，外形像蚕豆。每个肾的大小为长 10 ～ 12 厘米，宽 5 ～ 6 厘米，厚 3 ～ 4 厘米，重量约为 150 克。每个肾单位由肾小球和肾小管两部分组成。肾脏是人体的重要器官，它的基本功能是生成尿液，借以清除体内代谢产物及某些废物，同时通过吸收功能保留水分及其他有用物质，如葡萄糖、蛋白质、氨基酸、钠离子等，以调节水、电解质平衡及维护酸碱平衡。肾脏同时还有内分泌功能，生成肾素、促红细胞生成素、前列腺素等。肾脏的这些功能，保证了身体内环境的稳定，使新陈代谢得以正常进行。

● 肾脏的构造和功能

肾脏有三大基本功能。其一是生成尿液、排泄代谢产物。身体在新陈代谢过程中产生多种废物，绝大部分废物通过肾小球的过滤、肾小管的分泌，随尿液排出体外。其二是维持体液平衡及体内酸碱平衡。肾脏通过肾小球的滤过，肾小管的吸收及分泌功能，排出体内多余的水分，调节酸碱平衡，维持内环境的稳定。其三是内分泌功能。肾脏分泌肾素、前列腺素能调节血管的收缩或舒张状态及血容量的多少，从而调节血压；肾脏还会生成促红细胞生成素，以刺激骨髓中红细胞的生长，维持正常的红细胞形成，防止贫血。可见，肾脏在维持身体内环境稳定方面发挥着重要的功能。

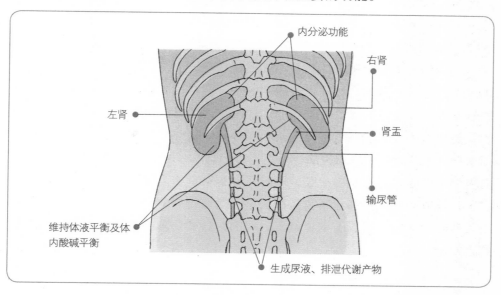

肾经的循行与疾病治疗

　　足少阴肾经是人体的先天之本，是与人体脏腑器官有最多联系的一条经脉，它起于足底涌泉穴，止于胸前的俞府穴，主要循行于下肢的内侧和躯干的前面，沿前正中线的两侧循行。在《灵枢·经脉》有关此经的病候记载："咳唾则有血，面喘，坐而欲起目。"本经主要治疗妇科、前阴、肾、肺、咽喉等病症。如月经不调、阴挺、遗精、小便不利、水肿、便秘、泄泻，以及经脉循行部位的病变。

● 肾经的循行

　　肾的经脉叫足少阴肾经，起于足小趾下，斜走足心，出内踝前舟骨粗隆的然谷穴下方，沿内侧踝骨的后面转入足跟，由此上行经小腿肚内侧，出腘窝内侧，再沿大腿内侧后缘，贯穿脊柱，联属肾脏，联络与本脏相表里的膀胱。其直行的经脉，从肾脏向上行，贯穿肝脏和横膈膜，而进入肺脏，再从肺脏沿着喉咙上行并最终挟于舌的根部。另有一条支脉，从肺脏发出，联络于心脏，并贯注于胸内，而与手厥阴心包经相接。

● 肾经的病变

　　由于外邪侵犯本经所发生的病变，表现为虽觉饥饿而不想进食，面色黑而无华，咳吐带血，喘息有声，刚坐下就想起来，两目视物模糊不清，心像悬吊半空而不安。气虚不足的，就常常会有恐惧感，发作时，患者心中怦怦直跳，就好像有人追捕他一样，这叫做"骨厥症"。

　　本经脉所主的肾脏发生病变，则出现口热，舌干，咽部肿，气上逆，喉咙发干而痛，心内烦扰且痛，黄疸，痢疾，脊背、大腿内侧后缘疼痛，足部痿软而厥冷，嗜睡，或足心发热而痛。治疗上面这些病症时，属于经气亢盛的就要用泻法，属于经气不足的就要用补法；属热的就用速刺法，属寒的就用留针法；脉虚陷的就用灸法，不实不虚的从本经取治。要使用灸法的患者，应当增加饮食以促进肌肉生长，同时还要进行适当的调养，放松身上束着的带子，披散头发而不必扎紧，从而使全身气血得以舒畅。本经气盛，寸口脉比人迎脉大 2 倍；而属于本经经气虚弱的，其寸口脉的脉象反而会比人迎脉的脉象小。

● 足少阴肾经循行路线

足少阴肾经的循行路线：起于小指之下，斜走足心（1），出于然谷之下（2），循内踝之后（3），别入跟中（4），以上端内（5），出腘内廉（6），上股骨内后廉（7），贯脊属肾（8），络膀胱（9）。其直者：从肾（10），上贯肝、膈（11），入肺中（12），循喉咙（13），挟舌本（14）。其支者：从肺出，络心，注胸中（15）。

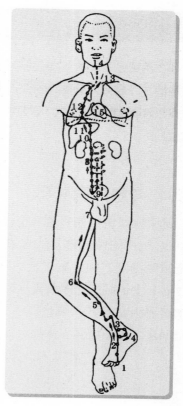

● 足少阴肾经部分穴位图

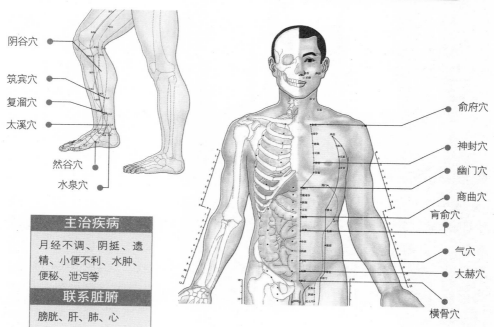

阴谷穴

筑宾穴

复溜穴

太溪穴

然谷穴

水泉穴

俞府穴

神封穴

幽门穴

商曲穴

肓俞穴

气穴

大赫穴

横骨穴

主治疾病
月经不调、阴挺、遗精、小便不利、水肿、便秘、泄泻等
联系脏腑
膀胱、肝、肺、心

⑦

肾经上的三大特效穴

足少阴肾经是人体十二经脉中最重要的一条经脉，本经上的常用穴位共有 27 个，而其中的 3 个特效穴是我们必须了解的，它们分别是可强身健体、延年益寿的涌泉穴，具有清热除燥作用的横骨穴，以及快速止咳的俞府穴。下面重点介绍肾经上的这 3 个特效穴位。

● 脚心涌泉穴有特效

涌泉穴是肾经的首要穴位，据《黄帝内经》记载："肾出于涌泉，涌泉者足心也。"中国民间自古就有"寒从足入""温从足入"的说法。《内经图说》中把按摩涌泉穴称为做"足功"，可以起到强身健体，延年益寿的作用。《韩氏医通》上记载道："多病善养者，每夜令人擦足心（涌泉），至发热，甚有益。"北宋著名大文豪苏东坡也在《养生记》中，把擦涌泉穴视为养生之道。经常按摩涌泉穴还能增强人体的免疫功能，提高抵抗传染病的能力。

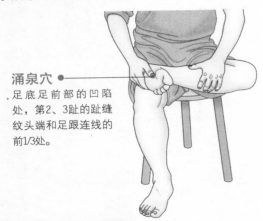

涌泉穴 ●
足底足前部的凹陷处，第2、3趾的趾缝纹头端和足跟连线的前1/3处。

正坐，把一只脚跷在另一条腿的膝盖上，脚掌尽量朝上，用另一侧的手轻握住脚，四指放在脚背，拇指弯曲并放在穴位处，用拇指的指腹从下往上推按穴位，有痛感。左右脚心每日早晚各推按 1～3 分钟。

● 清热除燥横骨穴

《中诰孔穴图经》中称横骨穴为"髓空"。《素问·水热论》张志聪注："髓空即横骨穴，"它是肾的穴位。王冰说："按今中诰孔穴图经云，腰俞穴一名髓空，在脊中第二十一椎节下，主汗不出，足清不仁，督脉气所发也。"张志聪说："髓空即横骨穴，所谓股际骨空，属足少阴肾经。"《针灸甲乙经》中也记载道："横骨一名下极，在大赫下一寸，冲脉、足少阴之会，刺入一寸，灸五壮。"由此可见，中国古代医家们都将此穴视为肾经主穴之一。经常按摩这个穴位，能够治疗阳痿等疾病。

把一只手掌放在腹部，掌心朝内，拇指刚好位于肚脐上，再以小指指端为起点，向下一拇指的位置就是这个穴位，用手的四指指端轻轻压揉触摸这个穴位。每天早晚各按揉 1 次，每次 1 ～ 3 分钟。

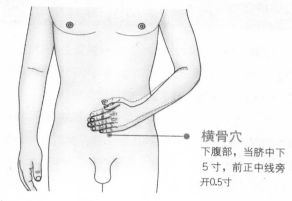

横骨穴

下腹部，当脐中下 5 寸，前正中线旁 开0.5寸

◉ 快速止咳俞府穴

"俞"是中国古代"输""腧"二字的简写，意思是聚合。"府"是相会之所。俞府穴是人体足少阳肾经和手厥阴心包经的交会处，是肾气传输聚合之处。古人们很早就发现了俞府穴的妙处。据《铜人腧穴针灸图经》记载，此穴位"主治咳逆上喘、呕吐、胸满不得饮食，有特效"。如果有患者久咳不止，而且咳得非常厉害，就连吃东西也无法正常下咽，甚至吃了就想吐，感到胸满气喘时，按压此穴会获得很好的治疗效果。

正坐或仰卧，举起双手，用拇指的指尖垂直揉按胸前两侧、锁骨下穴位，有酸痛的感觉。每天早晚左右穴位各揉按 3 ～ 5 分钟，或者两侧穴位同时揉按。

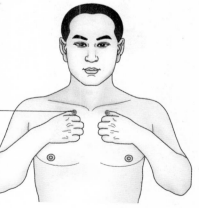

俞府穴

人体的胸部，人体正中线左右3指宽处，锁骨正下方

⑧ 戌时养生（19 时至 21 时）

戌时心包经当令

戌时（19 时至 21 时），又叫做黄昏，《说文解字》中说："黄，地之色也；昏，日冥也。"此时，太阳已经下山，天色昏暗将要进入黑夜，万物朦朦胧胧，天地昏黄。"黄昏"一词形象地反映出了这一时段的自然特点。

戌时是手厥阴心包经当令，是心包经的排毒时间。心包是心脏的外膜组织，如同是保护君主的内臣，保护心肌正常工作。此时人体的血液循环十分旺盛，心跳加速，血压升高，不要做剧烈的运动。只要有外邪侵犯，心包如同内臣护卫一样，替心脏来受邪，所以说劳苦功高。如果你感觉心跳得厉害，或是中指指尖发麻，说明心包经太累了，这个时候要让忙了一天的心包经好好休养一下，看看电视，听听音乐。因为心包经也是一条让人快乐的经脉，养好心包经让你烦恼尽散，快乐无忧。

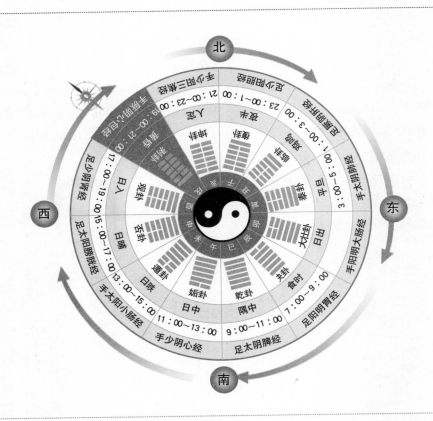

保护心脏的心包

《素问·灵兰秘典论》中说："膻中者，臣使之官，喜乐出焉。""膻中"指的就是心包，心包包裹并保护着心脏，就好像君主的贴身侍卫，能够传达君主的旨意。所以说，心包能代心行事，又称为"心主"，心脏产生的喜乐情绪便是从这里发出来的。

心包是包在心脏外面的一层薄膜，心包和心脏壁的中间有浆液，能润滑心肌，使心脏活动时不与胸腔摩擦而受伤。心包分为浆膜心包和纤维心包。浆膜心包可分为脏层和壁层。脏层覆于心肌的外面，又称为心外膜；壁层在脏层的外围。脏层与壁层在出入心的大血管根部相移行，两层之间的腔隙称为心包腔，内含有少量浆液，起润滑作用，可减少心在搏动时的摩擦。

纤维心包又称心包纤维层，是一纤维结缔组织囊，贴于浆膜心包壁层的外面，向上与出入心的大血管外膜相移行，向下与膈的中心腱紧密相连。纤维心包伸缩性较小，较坚韧。

● 心包的构造和功能

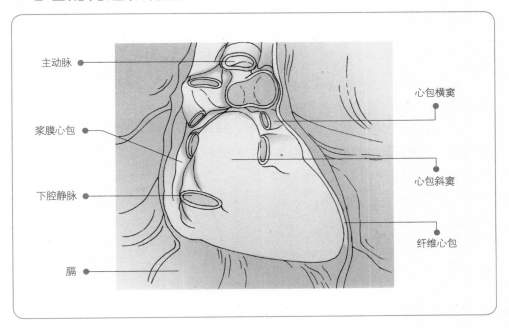

主动脉

浆膜心包

下腔静脉

膈

心包横窦

心包斜窦

纤维心包

8

代心行事与受邪的心包

心包也叫做"膻中"，它位于两乳之间的正中位置，这里是汇聚由水谷精微和自然界的清气，进而生化成宗气的地方。心包因其部位最接近于心，而且是人体宗气的汇聚地，还能协助心肺传输气血，协调阴阳，使精神愉快，因此称它为"臣使之官"。

◉ 代心行事的心包

心包能代心行事和代心受邪，所以心脏要是出现了问题，会第一时间体现在心包上。心包可以保护心脏，使其不受外邪侵入，如有外邪侵入，心包则会冲在最前方保护心脏。另外，如果心包受风邪、湿邪干扰，可能会得风湿性心脏病；心包受水湿之邪入侵，则会诱发心包积液；心包受寒邪侵入，则会阻塞血管，引发心绞痛。

◉ 心包经的养护

在每天的戌时，也就是 19 ～ 21 时，心包经的排毒时间，此时养护心包经就要清除心脏周围的外邪，让心脏保持健康良好的状态。心包通神志、散热量，因此，通过按压中指末端的中冲穴，就可以直接缓解发热和烦躁。

此外，下一个时辰，我们就要进入梦乡了，所以一定要在这个时辰为自己营造一个安然入眠的心境。晚餐不要过于肥腻。此时最好不要进行剧烈运动，可以选择和家人一起散步、谈心，卸下一天工作的疲惫，享受天伦之乐。

◉ 代君受过的心包

五脏六腑之中，有一个特殊的脏器——心包。心包在人体中的作用很大，它代心脏对全身发号施令，也代心脏承受一切入侵的外邪。如果没有心包，人的生命将是不堪一击的。

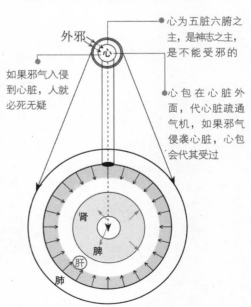

外邪

如果邪气入侵到心脏，人就必死无疑

心为五脏六腑之主，是神志之主，是不能受邪的

心包在心脏外面，代心脏疏通气机，如果邪气侵袭心脏，心包会代其受过

心

肾

脾

肝

肺

黄帝内经养生智慧全书

心包经的循行与疾病治疗

手厥阴心包经是心脏的保护神，能够代心受过，替心承受侵袭，它起始于胸腔，浅出于心包，通过膈肌，经历胸部、上腹和下腹，散络上、中、下三焦。在《灵枢·经脉》有关此经的病候记载："手心热，臂、肘挛急，腋肿，甚则胸胁支满，心中澹澹大动，面赤，目黄，喜笑不休。"此经穴可主治胸部、心血管系统、精神神经系统和本经经脉所经过部位的病症。例如心痛、心悸、心胸烦闷、癫狂、呕吐、热病、疮病及肘臂挛痛等。

● 心包经的循行

心主的经脉叫手厥阴心包经，起于胸中，出属心包络，下膈膜，依次联络上、中、下三焦。手厥阴心包经的经筋，起始于手中指端，沿指上行，通过掌后与手太阴经筋相并行，积聚于肘的内侧，上行臂的内侧而结于腋下，从腋下前后布散挟于胁肋；其支筋，入于腋下，散布胸中，结于贲门。它的一条支脉，从胸中横出至胁部，再走行到腋下3寸处，此后再向上循行，抵达腋窝部，然后再沿着上臂的内侧，在手太阴肺经与手少阴心经这两条经脉的中间向下循行，进入肘中，再沿着前臂内侧两筋的中间下行，入于掌中，再沿着中指直达其末端。又一支脉，从掌内沿无名指直达指尖，与手少阳经相接。

● 心包经的病变

手厥阴心包经的经筋发病，可见本经筋所循行和积聚的部位出现掣引、转筋以及胸痛、呼吸迫促、上逆喘息的病状。治疗本病应采用火针疾刺疾出，针刺的次数以病愈为度，以病部的痛点为腧穴。手厥阴心包经的经气发生异常的变动，就会出现掌心发热、臂肘关节拘挛、腋下肿胀等症状，甚至胸胁胀满、心悸不宁、面赤、眼黄、嬉笑不止。手厥阴心包经上的腧穴主治脉所发生的疾病，其症状是心中烦躁、心痛、掌心发热。这些病症，属实的就用泻法，属虚的就用补法；属热的就用速刺法，属寒的就用留针法；脉虚陷的就用灸法，不实不虚的从本经取治。属于本经经气亢盛的，其寸口脉的脉象要比人迎脉的脉象大1倍；而属于本经经气虚弱的，其寸口脉的脉象反而会比人迎脉的脉象小。

● 手厥阴心包经循行路线

　　手厥阴心包经的循行路线：起于胸中，出属心包络（1），下膈（2），历络三焦(3)。其支者：循胸(4)出胁，下腋三寸（5），上抵腋下（6），循臑内，行太阴、少阴之间，入肘中（7），下臂（8），行两筋之间（9），入掌中（10），循中指，出其端（11）。其支者：别掌中，循小指次指，出其端（12）。

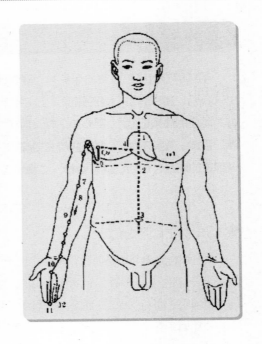

● 手厥阴心包经部分穴位图

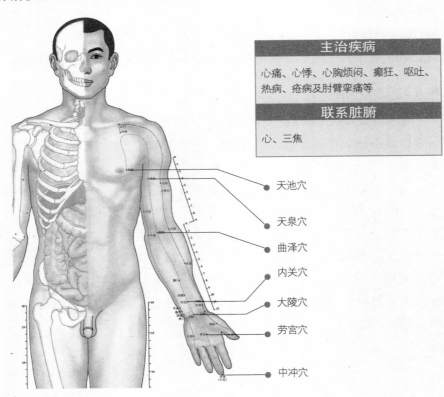

主治疾病
心痛、心悸、心胸烦闷、癫狂、呕吐、热病、疮病及肘臂挛痛等
联系脏腑
心、三焦

- 天池穴
- 天泉穴
- 曲泽穴
- 内关穴
- 大陵穴
- 劳宫穴
- 中冲穴

常敲心包经，快乐又自在

手厥阴心包经是人体十二经脉中十分重要的一条经脉，本经上的常用穴位共有 9 个，而其中的 3 个特效穴是我们必须了解的，它们分别是让你全身重新焕发活力的天池穴，具有止吐和治疗心痛功效的内关穴以及可以清除口臭的大陵穴。下面重点介绍心包经上的这 3 个特效穴位。

● 焕发活力的天池穴

据中国古典医籍《铜人腧穴针灸图经》记载，此处穴位能够治疗"胸膈烦满、头痛、四肢不举、腋下肿、上气、胸中有声、喉中鸣"等疾病。

正坐或仰卧，举起双手，掌心朝向自己的胸前，四指相对，用拇指的指腹向下垂直按压乳头外 1 寸的穴位处，有酸痛感。每天早晚左右两穴位各按压 1 次，每次 1 ~ 3 分钟，或者两侧穴位同时按压。

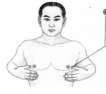

● 天池穴
人体的胸部，当第4肋间隙，乳头外1寸，前正中线旁开5寸

● 止吐和治疗心痛的内关穴

内关穴对于由于饮食不洁、饮酒过度、呕吐不止，或者想吐又吐不出来等各种原因导致的身体不适，具有良好的疗效。

正坐、手平伸、掌心向上，轻轻握拳，手腕后隐约可见两条筋，用另外一只手轻轻握住手腕后，拇指弯曲，用指尖垂直掐按穴位，有酸、胀和微痛感。先左后右，每天早晚、两侧穴位各掐按 1 ~ 3 分钟。

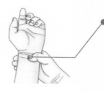

● 内关穴
人体的前臂掌侧，从近手腕的横纹的中央，往上大约3指宽的中央部位

● 清除口臭的大陵穴

当你被口臭烦恼时，不妨每天坚持按按大陵穴，不用多久，口臭的症状就能得到改善。

正坐，手平伸，手掌心向上，轻轻握拳，用另一只手握住手腕处，四指在外，拇指弯曲，用指尖或者指甲垂直掐按穴位，有刺痛感。先左后右，每天早晚、两侧穴位各掐按 1 次，每次掐按 1 ~ 3 分钟。

● 大陵穴
人体的腕掌横纹的中点处

9 亥时养生（21 时至 23 时）

亥时三焦经当令

　　亥时（21 时至 23 时），又叫做人定，这是十二时辰中的最后一个时辰。此时夜已深，人们经过一天的辛勤劳作，应该停止一切的活动，适度地行房事，然后进入梦乡，开始养护此时当令的三焦经。

　　亥时手少阳三焦经当令，是三焦的排毒时间。三焦是六腑之一、三焦的藏象一直有所争议，一般认为是连接五脏六腑的网膜区域。上焦是指横膈以上，包括心和肺；中焦位于横膈下到脐，包括脾和胃；下焦位于脐下到二阴，包括肝、肾、大肠、小肠、膀胱和女性胞。三焦是五脏六腑的整体，不通则痛，三焦不通则生病。

　　这段时间最重要的便是让自己的情绪平复下来，准备上床就寝。根据个人的习惯，你可以看看书，听听曲，洗洗澡，总之，哪种方式能让你放松，你就选择哪种方式。亥时对应的属相是猪，猪都睡了，我们更要休息了。

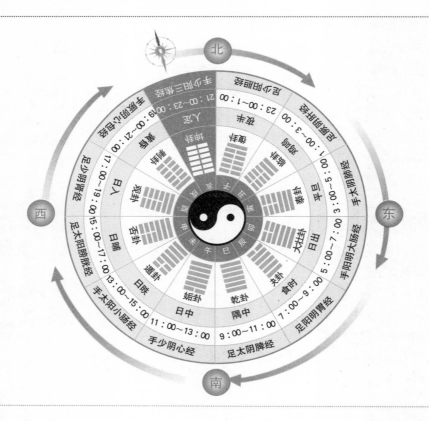

黄帝内经养生智慧全书

运行元气、水谷和水液的三焦

三焦，为六腑之一，是上、中、下三焦的合称。

关于"焦"字的含义，历代的医家认识不一。有把"焦"当作"膲"者，膲为体内脏器，是有形之物；有的认为"焦"字从火，为无形之气，能腐熟水谷之变化；有的把"焦"字当作"樵"字，樵，槌也，节也，谓人体上、中、下三节段或三个区域。《黄帝内经》首先提出三焦的名称，作为六腑之一，并叙述了三焦的部位和功能。由于《黄帝内经》对三焦的某些具体概念的论述不够明确，而且《难经》又提出了三焦"有名无形"之说，遂导致后世医家争论纷纭。争论的焦点是关于有无实质形态的问题。此外，近来有人根据三焦概念应用的广泛性，而提出"脏腑三焦""部位三焦""经脉三焦""辨证三焦"之说。

● 三焦之争

"三焦"是中医学中的一个重要概念，但是对三焦的概念至今仍有许多争论。实际上，中医学中的脏腑器官并不是现代解剖学中的脏器概念，而是指一组系统。所以，关于三焦概念的争论是没有意义的，关键是我们如何利用它来指导临床实践。

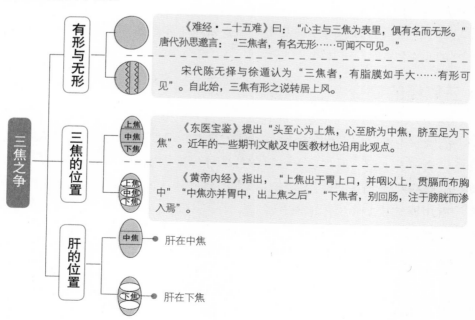

三焦经的循行与疾病治疗

手少阳三焦经共有 23 个穴位，其中有 13 个穴位分布在上肢背面，10 个穴位分布在颈部、耳郭后缘、眉毛外端。它们分别是关冲穴、液门穴、中渚穴、阳池穴、外关穴、支沟穴、会宗穴、三阳络穴、四渎穴、天井穴、清冷渊穴、消泺穴、臑会穴、肩髎穴、天髎穴、天牖穴、翳风穴、瘈脉穴、颅息穴、角孙穴、耳门穴、耳和髎穴和丝竹空穴。

手少阳三焦经又可称为"耳脉"，是耳朵的忠实守护者，它分布于人体体侧，就像一扇门的门轴，起始于无名指末端的关冲穴，上行小指与无名指之间，沿手背出于前臂背侧两骨之间，向上通过肘尖，沿上臂外侧，向上通过肩部，进入锁骨上窝，分布于胸中。本经穴主治气方面所发生病症，如自汗出，眼睛外眦痛，面颊肿，耳后、肩部、上臂、肘部、前臂外侧均可发生病痛，无名指活动不灵活。

● 三焦经的循行

三焦的经脉即手少阳三焦经，起于无名指尖端，上行小指与无名指中间，沿手背上行腕部，出前臂外侧两骨中间，穿过肘，沿上臂外侧上肩，交出足少阳经的后面，入锁骨上窝，行于胸中，与心包联络，下膈膜，依次联属于上、中、下三焦。它的一条支脉，从胸中上行，出于锁骨上窝，并向上走行到颈项，挟耳后，再直上而出于耳上角，并由此环曲下行，绕颊部，而到达眼眶的下方。又一支脉，从耳后进入耳中，复出耳前，过足少阳经上关穴的前方，与前一条支脉交会于颊部，由此再上行至外眼角，而与足少阳胆经相接。

● 三焦经的病变

由于外邪侵犯本经所发生的病变，为耳聋、喉咙肿、喉痹。手少阳三焦经上的腧穴主治气所发生的疾病，其症状是自汗出，外眼角疼痛，面颊疼痛，耳后、肩部、上臂、肘部、前臂等部位的外缘处都发生疼痛，无名指不能活动。这些病症，属实的就用泻法，属虚的就用补法；属热的就用速刺法，属寒的就用留针法；脉虚陷的就用灸法，不实不虚的从本经取治。属于本经经气亢盛的，其人迎脉的脉象要比寸口脉的脉象大 1 倍；而属于本经经气虚弱的，其人迎脉的脉象反而会比寸口脉的脉象小。

● 手少阳三焦经部分穴位图

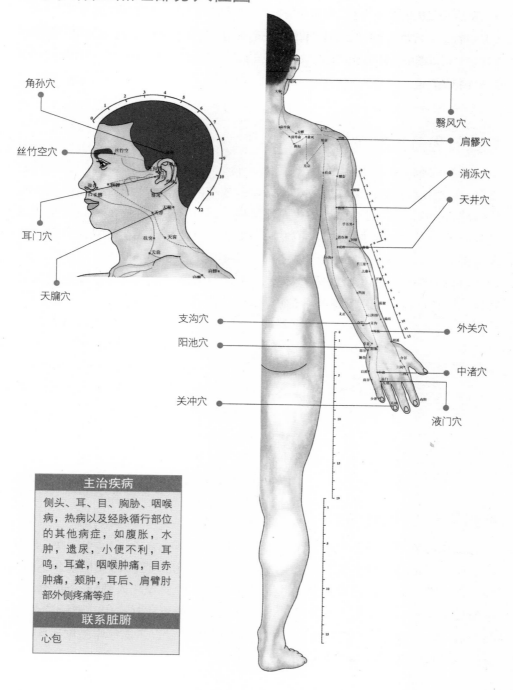

角孙穴

丝竹空穴

耳门穴

天牖穴

翳风穴

肩髎穴

消泺穴

天井穴

外关穴

中渚穴

液门穴

支沟穴

阳池穴

关冲穴

主治疾病
侧头、耳、目、胸胁、咽喉病，热病以及经脉循行部位的其他病症，如腹胀，水肿，遗尿，小便不利，耳鸣，耳聋，咽喉肿痛，目赤肿痛，颊肿，耳后、肩臂肘部外侧疼痛等症
联系脏腑
心包

9

手少阳三焦经特效穴按摩

手少阳三焦经是人体十二经脉中重要的一条经脉，本经上的常用穴位共有 23 个，而其中的 3 个特效穴是我们必须了解的，它们分别是对女性更年期症状具有调节作用的关冲穴，可以摆脱便秘痛苦的支沟穴，以及可以治疗耳部疾病的耳门穴。下面重点介绍这 3 个特效穴位。

◉ 调节内分泌的关冲穴

关冲穴属手少阳三焦经。《针灸大辞典》中云："手少阳经承接手厥阴之经气，失会于无名指外侧端，即本穴所居处，故本穴可谓手少阳经之关界，要冲，故名。"关冲穴不仅能治疗各种头面部疾病，而且对中年女性的更年期症状还具有调节作用。女性平均从 40 岁左右开始，就会逐渐开始生理功能衰退，体内雌激素分泌逐渐减少，并出现多种更年期症状，如胸闷不适、烦躁不安、消沉抑郁、焦虑、恐惧、失眠、多疑、注意力不集中等。此时，女性朋友只要每天坚持按按关冲穴，就能够使更年期症状得到缓解。

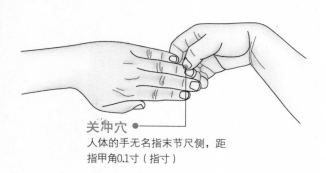

关冲穴 ●———
人体的手无名指末节尺侧，距
指甲角0.1寸（指寸）

正坐，举臂屈肘，掌心朝下，放在自己胸前，用另一手的四指轻抬四指指端，拇指弯曲，用指甲掐按无名指的指甲旁的穴位。先左后右，每天早晚、两穴位各掐按 1 次，每次掐按 1 ~ 3 分钟。

◉ 摆脱便秘找支沟穴

便秘困扰着很多的人，想排便的时候排不出来，或者排完便后仍然有残余的感觉。很多人便秘的原因是因为生活习惯不好。有的人爱吃大鱼大肉，却又缺乏锻炼，于是体态臃肿，并导致大便秘结。便秘让人烦恼，而老年人排便更加困难，拼命用力排便时还容易诱发心肌梗死和脑卒中。要解除便秘的烦恼，除了要养成良好的生活习惯，注意调整饮食，还以经常按摩支沟穴，这样可以帮助刺激肠胃蠕动，消除便秘。

正坐，手平伸，屈肘，掌心向着自己，指尖向上，肘臂大约弯曲呈90度，用另外一只手轻握手腕下，拇指在内侧，其余四指在手的外侧，四指弯曲，中指的指尖垂直下压，揉按穴位，有酸和痛的感觉。先左后右，每天早晚、两穴位各揉按1次，每次揉按1～3分钟。

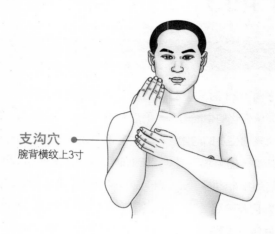

支沟穴
腕背横纹上3寸

● 聪耳护耳耳门穴

俗话说："穴当耳前，犹如门户。"此穴位名出自《针灸甲乙经》。《针灸甲乙经》中云："在耳前起肉，当耳缺者。"作为耳部要穴，这个穴位能够治疗诸多的耳部疾患。据古典医书记载，此穴位可以医治耳鸣、耳聋、眩晕、牙痛、口噤、唇舌强、头颈痛、腰痛。现代中医临床还利用这个穴位医治中耳炎、颞颌关节功能紊乱症、梅尼埃病等。如果双耳因意外事故，不断流脓、流水、生疮，或者耳如蝉鸣或吱吱叫、耳鸣、重听、无所听闻等，只要按摩这个穴位，就能够使症状得到缓解。

正坐，举起双手，指尖朝上，手掌心向内，轻轻扶住头，四指放在偏头处，拇指的指尖摸到耳垂上缺口前，轻轻张开嘴，拇指的指尖垂直揉按凹陷中的穴位，有胀痛的感觉。左右两穴位，每天早晚各揉按1次，每次揉按1～3分钟，也可以两侧同时揉按。

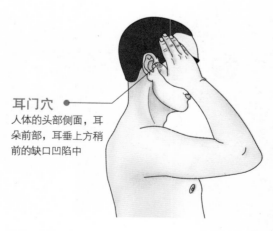

耳门穴
人体的头部侧面，耳朵前部，耳垂上方稍前的缺口凹陷中

9

子时养生（23 时至 1 时）

子时胆经当令

　　子时（23 时至 1 时），是十二时辰的第一个时辰，又叫做夜半，是指天黑到天亮这一自然现象变化的中间时段，而这一中间时段，恰好是一天中最黑暗的时候，但同时也是一天阳气开始生发的时候。此时，身体也在经历着同样的过程，就是身体阳气开始生发，为了保持身体的阴阳平衡，我们此时要做的就是养好阳气。又因为子时是足少阳胆经当令，是胆经的排毒时间，所以我们应该从养胆经来达到养阳气的目的。

　　如何养护胆经呢？最重要的有两点：忌夜宵，你不想一夜不舒服，就不要在这个时候吃夜宵；忌熬夜，夜晚 23：00 前务必入睡。养生讲求睡子午觉，此时便是"子觉"。如果这段时间不能入睡，那么第二天胆汁分泌就少，消化代谢容易出问题。就算难以保证 23：00 前睡觉，至少一周有三天能够做到早睡。这段时间不睡觉，皮肤就会暗沉粗糙，缺少光泽，头发干枯，没有精神。时间一长，身体是肯定要出毛病的。

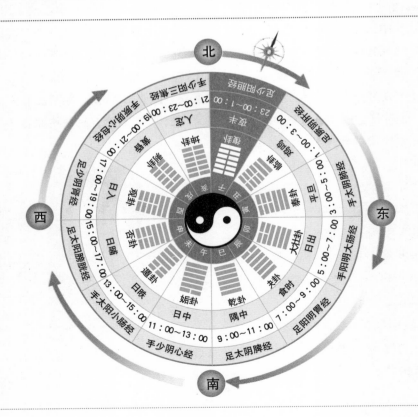

胆是六腑之首

　　胆位于六腑之首，又属奇恒之腑。胆与肝相连，又有经脉相互络属，互为表里。胆，原作"瞻"，《说文·肉部》说："瞻，连肝之腑，从肉詹声。"胆在右胁之内，附于肝之短叶间，其形若悬瓠，呈囊状，现代称之为"胆囊"。胆内贮藏胆汁，是一种味苦而呈黄绿色的"精汁"，亦称"清汁"。

　　胆的生理功能是贮藏并排泄胆汁和主决断。胆贮藏、排泄胆汁，其与小肠的消化吸收功能有关，参与六腑的"传化物"，故胆为六腑之一。但胆不容纳水谷、传化浊物，与其他腑又不同；胆贮藏胆汁为精汁，故胆又属奇恒之腑。《灵枢·本输》说："胆者，中精之府。"《难经·四十二难》说，胆内"盛精汁三合"，是言胆有贮存胆汁的功能。胆主决断，《素问·灵兰秘典论》说："胆者，中正之官，决断出焉，"所谓中正，即处事不偏不倚，刚正果断之意。胆主决断，是指胆有判断事物、做出决定的功能。

◉ 胆的构造和功能

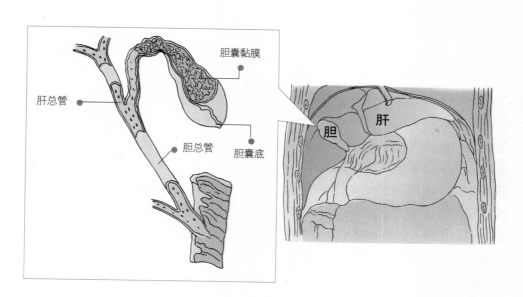

肝总管
胆囊黏膜
胆总管
胆囊底
胆
肝

10

胆经的循行与疾病治疗

　　足少阳胆经共有 44 个穴位。15 个穴位分布在下肢的外侧面，29 个穴位在臀、侧胸、侧头部。首穴瞳子髎，末穴足窍阴。本经腧穴可主治头面五官病症、神志病、热病以及本经脉所经过部位的病症。例如口苦、目眩、头痛、颌痛、腋下肿、胸胁痛、缺盆部肿痛、下肢外侧疼痛等。

● 胆经的循行

　　胆的经脉叫足少阳胆经，起于外眼角，上行到额角，再折向下转至耳后，沿着颈部，行于手少阳经的前面，到达肩上，再交叉行至手少阳经的后面，入于锁骨上窝。它的一条支脉，从耳后进入耳中，再出行至耳的前方，到达外眼角的后方。又一支脉，从外眼角处分出，下走大迎穴，会合手少阳经至眼眶下方，再下行经颊车穴，于颈部与本经前入锁骨上窝之脉相合，然后向下进入胸中，穿过膈膜，与本经互为表里的肝脏相联络，联属于胆腑，再沿胁内下行，经小腹两侧的腹股沟动脉，绕阴毛处，横行进入环跳穴。其直行的经脉，从锁骨上窝部下行至腋部，再沿着胸部经过季胁，与前一支脉会合于环跳穴所在的部位，再向下沿着大腿的外侧到达膝外侧后，下行经腓骨前方，直至外踝上方之腓骨末端的凹陷处，再向下出于外踝的前方，沿着足背进入足第四趾的外侧端。又一支脉，从足背分出，沿第 1、第 2 跖骨之间，行至足大趾末端，又返回穿过爪甲，出爪甲后的短毛（大敦穴）与足厥阴经相接。

● 胆经的病变

　　足少阳胆经之经气发生异常的变动，就会出现口苦，时常叹气，胸胁部作痛以致身体不能转动等症状。病重时面色灰暗无光泽，全身皮肤枯槁，足外侧发热，这叫做"阳厥症"。足少阳胆经上的腧穴主治骨所发生的疾病，其症状是头痛，颌部疼痛，外眼角痛，缺盆肿痛，腋下肿胀，腋下或颈部病发瘰疬，自汗出而战栗怕冷，疟疾，胸、胁、肋、大腿、膝盖等部位的外侧直至小腿外侧、腓骨、外踝前等部位以及胆经经脉循行所经过的各个关节都发生疼痛，足第 4 趾不能活动。这些病症，属实的就用泻法，属虚的就用补法；属热的就用速刺法，属寒的就用留针法；脉虚陷的就用灸法，不实不虚的从本经取治。属于本经经气亢盛的，其人迎脉的脉象要比寸口脉的脉象大 1 倍；而属于本经经气虚弱的，其人迎脉的脉象反而会比寸口脉的脉象小。

● 足少阳胆经部分穴位图

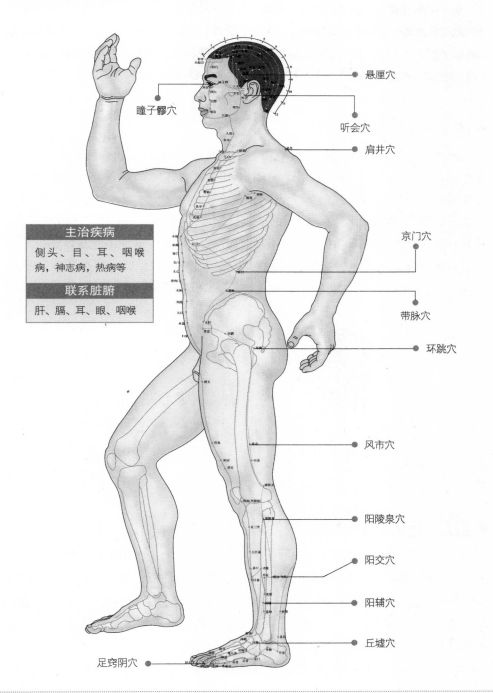

悬厘穴

瞳子髎穴

听会穴

肩井穴

京门穴

主治疾病
侧头、目、耳、咽喉病，神志病，热病等
联系脏腑
肝、膈、耳、眼、咽喉

带脉穴

环跳穴

风市穴

阳陵泉穴

阳交穴

阳辅穴

丘墟穴

足窍阴穴

10

足少阳胆经特效穴按摩

　　足少阳胆经是现在很热门的一条经脉，它在人体循行的路线是最长的，沿着经络循行刺激能够改善气血的运行。本经上的常用穴位共有 44 个，而其中的 3 个特效穴是我们必须了解的，它们分别是清热醒脑的风池穴，疏肝利胆、舒筋健膝的阳陵泉穴，以及止痛、定咳、顺气的足窍阴穴。下面重点介绍这 3 个特效穴位。

● 清热醒脑的风池穴

　　风池穴最早见于《灵枢·热病》，"风为阳邪，其性轻扬，头顶之上，惟风可到，风池穴在颞颥后发际陷者中，手少阳、阳维之会，主中风偏枯，少阳头痛，乃风邪蓄积之所，故名风池"。《素问·气府论》王冰注："在耳后陷者中，按之引于耳中。"据古代医典记述，这个穴位能够治疗头痛、眩晕、热病汗不出、卒中不语、瘿气、颈项强痛、目不明、目赤痛、耳病、筋挛不收等疾病。

　　正坐，举臂抬肘，手肘大约与肩同高，屈肘向头，双手放在耳后，手掌心朝内，手指尖向上，四指轻轻扶住头（耳上）的两侧，用拇指的指腹从下往上按揉穴位，有酸、胀、痛的感觉，重按时鼻腔还会有酸胀感。左右两穴位，每天早晚各按揉 1 次，每次按揉 1 ～ 3 分钟。

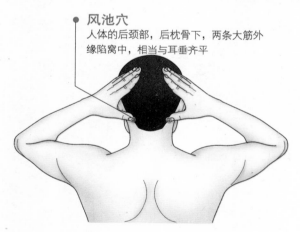

● 风池穴
人体的后颈部，后枕骨下，两条大筋外缘陷窝中，相当与耳垂齐平

● 舒筋健膝的阳陵泉穴

　　阳陵泉穴是传统中医针灸经络的八大会穴之一，有"筋会阳陵"之说。这个穴位对"胁下痛胀、吐逆、喉鸣、诸风、头痛、眩晕、遗尿、筋挛急、筋疼，膝伸不得屈、半身不遂、膝肿麻木"等病都具有良好的医治效果。《灵枢·本输》云："在膝外陷者中也。"《针灸甲乙经》云："在膝下一寸，外廉陷者中。"《针灸问对》云："膝下二寸。"

　　正坐，垂足，大约呈 90 度，上身稍微前俯，用右手的手掌轻握左脚膝盖的前下方，四指向内，拇指向外，拇指弯曲，用指腹垂直揉按穴位，有酸、胀、痛的感觉。先左后右，两侧穴位每次各揉按1～3分钟。

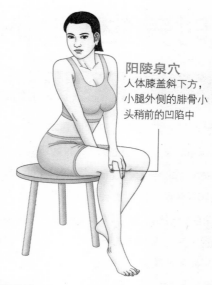

阳陵泉穴
人体膝盖斜下方，小腿外侧的腓骨小头稍前的凹陷中

● 止痛、定咳、顺气的足窍阴穴

在古代医书中，关于这个穴位的作用有不少记载，说此穴能够治疗"胁痛不得息、咳而汗出、手足厥冷、烦热、转筋、头痛、喉痹、舌卷干、耳聋、耳鸣、痛疽、梦魇、肘臂不举"等病症。关于这个穴位的位置，据《灵枢·本输》云："足小指次指之端也。"生气或疲累时，乳房下胁肋部位会感到疼痛，而且不断咳嗽，严重时，甚至有气都接上不来的感觉。此时，你手足烦热，却又出不了汗，并且头痛心烦。在这种情况下，你可以按摩足窍阴穴，能帮助你止痛、定咳、顺气。

正坐、垂足，抬起左脚跷放在座椅上，伸出左手，轻轻握住左脚的脚趾，四指在下，拇指弯曲，用拇指的指腹按揉穴位，会有酸、胀、痛的感觉。先左后右，两侧穴位每次各按揉1～3分钟。

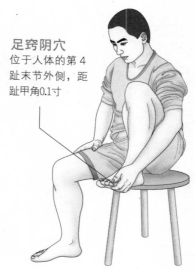

足窍阴穴
位于人体的第4趾末节外侧，距趾甲角0.1寸

⑩

⑪ 丑时养生（1时至3时）

丑时肝经当令

丑时（1时至3时），又叫做鸡鸣，是十二时辰的第二个时辰，以地支来命名为丑时，与四更、四鼓和丁夜相对应。丑时足厥阴肝经当令，阳气已经生发起来，是足厥阴肝经的排毒时间，此时最重要的便是"熟睡"。肝具有排毒功能，如何给肝的排毒创造一个良好的工作环境呢？我们需要做的只有一点，那就是在丑时一定要熟睡。只要熟睡即可，不需要花费一分钱，就可以养肝护胆、健康排毒。

中医认为"人卧则血归于肝"，所以，在睡眠状态下，最利于肝进行排毒和新陈代谢的工作。很多人属于"夜猫子"，午夜一过就开始兴奋，这种人一般免疫力差，情绪容易激动，性情抑郁沉闷，而且失眠多梦，面色青灰，脾气急躁，脸色晦暗长斑，甚至胸胁隐痛。丑时睡不好觉，错过了骨髓造血的最佳时段，容易造成贫血。

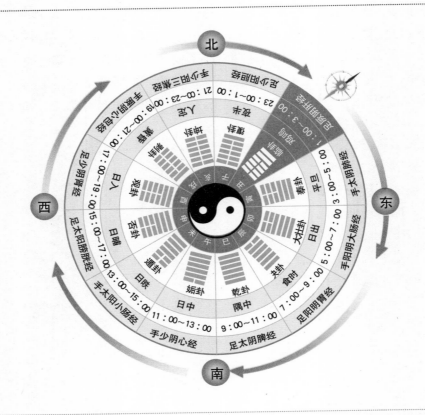

黄帝内经养生智慧全书

肝是调节和贮藏血液的仓库

肝位于上腹部，横膈之下。肝脏是人体内最大的腺体，有很多重要的功能。肝与胆本身直接相连，又互为表里。

● 肝主藏血

肝有贮藏血液和调节血量的功能。当人体在休息或情绪稳定时，身体的需血量减少，大量血液贮藏于肝；当劳动或情绪激动时，身体的需血量增加，肝就排出其所储藏的血液，以供应身体活动的需要。如肝藏血的功能异常，则会引起血虚的病变；若肝血不足，不能濡养于目，则两目干涩昏花，或为夜盲。

● 肝主疏泄

肝主疏泄，指肝气具有升发、疏通、开泄的功能。古人在五行中将其归属于木，故《素问·灵兰秘典论》说："肝者，将军之官，谋虑出焉。"《素问·六节脏象论》说："肝者，罢极之本，魂之居也。"气是血液运行的动力，气行则血行，气滞则血淤。若肝失疏泄，气滞血淤，则可见胸胁刺痛，甚至症瘕、肿块，女性还可出现经行不畅、痛经等。肝的疏泄功能直接影响着气机的畅通。如肝失疏泄，气机阻滞，可出现胸胁和少腹胀痛。

● 肝的构造和功能

肝脏是人体中最大的腺体，也是最大的实质性脏器，其左右径约25.8厘米，前后径约15.2厘米，上下径约5.8厘米。肝脏的主要功能是贮藏血液和疏泄气机。

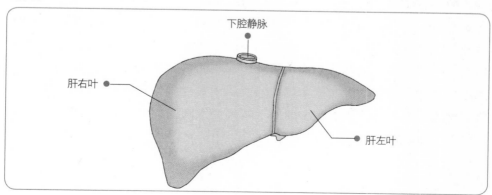

下腔静脉

肝右叶

肝左叶

肝经的循行与疾病治疗

　　足厥阴肝经循行路线不长，穴位不多，总共有 14 个，大敦穴、行间穴、太冲穴、中封穴、蠡沟穴、中都穴、膝阳关穴、曲泉穴、阴包穴、足五里穴、阴廉穴、急脉穴、章门穴和期门穴。但是它作用一点也不小，可以说是护身卫体的大将军，它起于脚第 1 趾内侧趾甲边缘上，向上到脚踝，然后沿着腿的内侧向上走，在肾经和脾经的中间，最后到达肋骨边缘。在《灵枢·经脉》中有关此经的病症记载："腰痛不可以俯仰，丈夫颓疝，妇人少腹肿，甚则嗌干，面尘脱色。"主治胸胁痛、少腹痛、疝气、遗尿、小便不利、遗精、月经不调、头痛目眩，下肢痹痛等症。

● 肝经的循行

　　肝的经脉叫足厥阴经，起于足大趾外侧的边缘，沿足背上缘行至内踝前一寸，再至踝上八寸，交出于足太阴经的后面，上走内缘，沿大腿内侧入阴毛中，左右交叉，环绕阴器，向上抵小腹，挟行于胃的两旁，联属肝脏，络于与本经相表里的胆腑，向上穿过膈膜，散布于胁肋，再沿喉咙后面，绕到面部至喉咙和鼻咽部，连目系，出额部，与督脉相会于头顶的百会穴。它的一条支脉，从眼球联络于脑的脉络处别行而出，向下行至颊部的里面，再环绕口唇的内侧。又一支脉，从肝别出穿膈膜，注于肺中，与手太阴经相接。

● 肝经的病变

　　足厥阴肝经之经气发生异常的变动，就会出现腰部作痛以致不能前后俯仰，男性患疝病，女性小腹肿胀。病情严重时，还会出现喉咙干燥，面部像蒙着灰尘一样暗无光泽等症状。本经所主的肝脏发生病症，出现胸中满闷、呕吐气逆、完谷不化、狐疝、遗尿或小便不通等症状。这些病症，属实的就用泻法，属虚的就用补法；属热的就用速刺法，属寒的就用留针法；脉虚陷的就用灸法，不实不虚的从本经取治。属于本经经气亢盛的，其寸口脉的脉象要比人迎脉的脉象大 1 倍；而属于本经经气虚弱的，其寸口脉的脉象反而会比人迎脉的脉象小。

● 足厥阴肝经循行路线

足厥阴肝经的循行路线：起于大趾丛毛之际（1），上循足跗上廉（2），去内踝一寸（3），上踝八寸，交出太阴之后（4），上腘内廉（5），循股阴（6），入毛中（7），环阴器（8），抵小腹（9），挟胃，属肝，络胆（10），上贯膈（11），布胁肋（12），循喉咙之后（13），上入颃颡（14），连目系（15），上出额（16），与督脉会于巅（17）。
其支者：从目系下颊里（18），环唇内（19）。
其支者：复从肝（20）别贯膈（21），上注肺（22）。

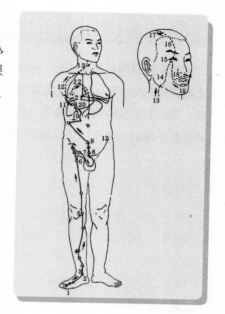

● 足厥阴肝经部分穴位图

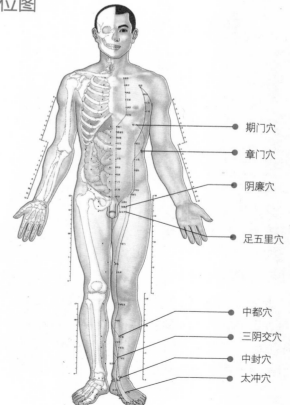

主治疾病
胸胁痛、少腹痛、疝气、遗尿、小便不利、遗精、月经不调、头痛目眩，下肢痹痛等症
联系脏腑
胆、肺、胃、肾

● 期门穴

● 章门穴

● 阴廉穴

● 足五里穴

● 中都穴

● 三阴交穴

● 中封穴

● 太冲穴

11

足厥阴肝经特效穴按摩

　　足厥阴肝经循行路线不长，但是作用一点也不小，可以说是护身卫体的大将军。本经上的常用穴位共有 14 个，而其中的 3 个特效穴是我们必须了解的，它们分别是具有疏肝、理血和安神作用的大敦穴，具有行气提神、通利水道作用的足五里穴，以及具有泻热疏肝作用的中封穴。下面重点介绍足厥阴肝经上的这 3 个特效穴位。

● 小腹疼痛按大敦穴

　　据医典古籍记载，大敦穴对治疗"昏厥、脐腹痛、腹胀、小腹中热、石淋、尿血、小便难、遗尿、遗精、阴肿痛、囊缩、阴挺、胁下若满、目不欲视、卒心痛、癫狂、小儿惊风、手足拘急、足肿"等疾患，具有良好的效果。《灵枢·本输》中说这个穴位在"足大指之端及三毛之中也"。《针灸甲乙经》云："去爪甲如韭叶及三毛中，"《针经摘英集》云："在足大指外侧端。"如果女性遇到由于疝气引起的阴挺肿痛，男性的阴囊及小腹疼痛，此时，只要按压这个穴位，就有很好的止痛、调理和医治作用。

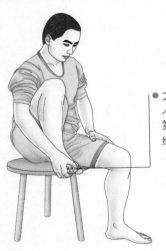

●大敦穴
人体足部，拇指（靠第2趾一侧）甲根边缘约2毫米处

　　正坐垂足，屈曲左膝，把左脚抬起放在座椅上，用左手轻轻握住左脚的第 1 趾，四指在下、拇指在上，拇指弯曲，用指尖垂直掐按穴位，有刺痛的感觉。先左后右，两侧穴位每天各掐按 1 ～ 3 分钟。

● 通利水道足五里穴

　　此穴位名出自《针灸甲乙经》，原名"五里"，《针灸甲乙经》云："在阴廉下，去气冲三寸，阴股中动脉，"《千金翼方》云："在阴廉下二寸，"《针灸集成》云："横直髀关。"这个穴位也是人体的重要穴位，它既能够治疗如阴囊湿疹、睾丸肿痛这样的生殖系统疾病，也能够治疗如尿潴留、遗尿这样的泌尿系统疾病；

还能治疗股内侧疼痛、少腹胀满疼痛、倦怠、胸闷气短等症状。所以，假如遇到了小便不通畅、阴部湿痒、浑身倦怠无力等症状，只要按摩一下这个穴位，就能够使病情得到缓解。

正坐，把手平放在大腿的根部，手掌心朝着腿部，四指并拢，食指的指尖所在的部位就是该穴位，四指并拢从下往上按揉，有酸胀、疼痛的感觉。两侧穴位，先左后右，每天早晚各揉按 1 次，每次按揉 3 ~ 5 分钟，也可以两侧穴位同时按揉。

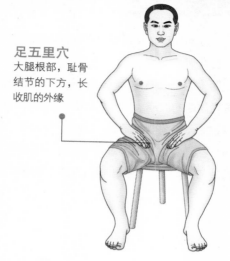

足五里穴
大腿根部，耻骨结节的下方，长收肌的外缘

● 男科疾病找中封穴

据《针灸甲乙经》记载："身黄时有微热，不嗜食，膝内踝前痛，少气，身体重，中封主之。"《医宗金鉴》云："主治梦泄遗精、阴缩、五淋、不得尿、鼓胀、瘿气。"《圣济总录》中说："中封二穴，金也，在足内踝前一寸，仰足取之陷中，伸足乃得之，足厥阴脉之所行也，为经，治疟，色苍苍振寒，少腹肿，食快快绕脐痛，足逆冷不嗜食，身体不仁，寒疝引腰中痛，或身微热，针入四分，留七呼，可灸三壮。"可见，这个穴位能够有效医治各种男科疾病。

正坐，把右脚放在左腿上，左手掌从脚后跟处握住，四指放在脚后跟，拇指位于脚内踝外侧，拇指所在的位置就是这个穴位。用拇指的指腹按揉这个穴位，有酸、胀、痛的感觉。两侧穴位，先左后右，每日早晚各按揉 1 次，每次按揉 3 ~ 5 分钟。

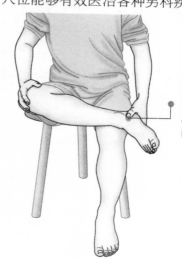

中封穴
人体足背侧，足内踝前1寸处

⑪

寅时养生（3 时至 5 时）

寅时肺经当令

　　寅时（3 时至 5 时），又叫做平旦，即太阳露出地平线之前，天刚蒙蒙亮的这段时间，即我们常说的黎明。

　　寅时是手太阴肺经当令，气血由静而动开始转化，是肺经的排毒时间。肺经会把经过肝脏新陈代谢后的血液，运送到全身，让人精力充沛，此时最重要的便是"睡死"，不是让你睡死过去，而是深度睡眠。此时肺经运行，所以患有哮喘疾病的人，在这段时间咳得最厉害，很难睡好，却是属于肺脏的正常排毒反映。很多人一到这时咳得厉害，便赶忙服用止咳药。其实，很多止咳药只能帮助缓解症状，并不能从根本上治愈疾病。

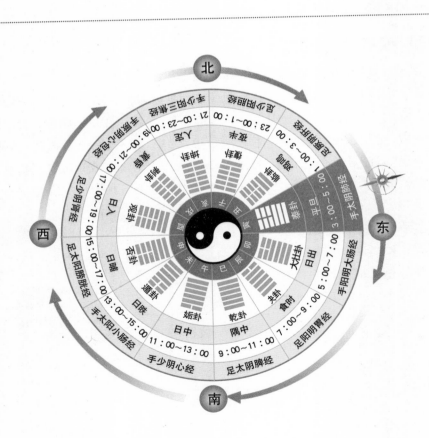

肺是体内气血交换的门户

　　肺位于胸中，上通喉咙，左右各一，在人体脏腑中位置最高，故称肺为"五脏之华盖"。因肺叶娇嫩，不耐寒热，易被邪侵，故又称"娇脏"。

　　肺为魄之处，气之主，是人体气体交换的地方，在五行中属金，在五色中为白色。肺开窍于鼻，藏着精神意识中的"魄"，疾病多表现于背部。因肺主皮毛，故病多在皮毛。再有，肺在五音为"商"，在五行生成数为"九"，在五气为"腥"。

　　手太阴肺经与手阳明大肠经相互络属于肺与大肠，故肺与大肠互为表里。《素问·五脏生成》曰："诸气者，皆属于肺。"说明肺可以辅佐心脏调节气血的运行。《素问·灵兰秘典论》曰："肺者，相傅之官，治节出焉。"肺主宣发肃降，通调水道，外合皮毛。《素问·经脉别论》曰："脾气散精，上归于肺，通调水道，下输膀胱。经气归于肺，肺朝百脉，输精于皮毛。"《灵枢·脉度》曰："肺气通于鼻，肺和则鼻能知臭香矣。"

◉ 肺的构造和功能

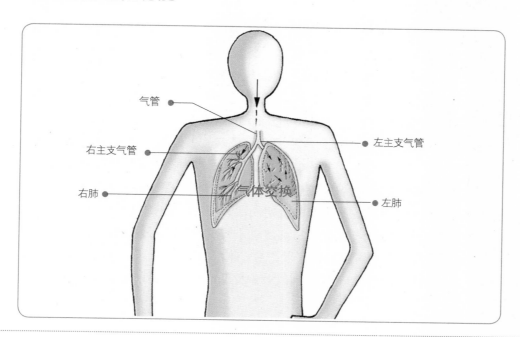

肺经的循行与疾病治疗

手太阴肺经是一条与呼吸系统功能密切相关的经络，而且它还关系到胃和大肠的健康。此经脉始于胃部，循行经大肠、喉部及上肢内侧，止于食指末端，脉气由此与手阳明大肠经相接。

本经所属腧穴主治有关肺方面所发生的病症，如咳、喘、咯血、咽喉痛等肺系疾患，及经脉循行部位的其他病症。

● 肺经的循行

肺的经脉叫做手太阴肺经，起始于中焦胃脘部，向下行，联属于与本经相表里的脏腑——大肠，然后自大肠返回，循行环绕胃的贲门，向上穿过横膈膜，联属于本经所属的脏腑——肺脏，再从气管横走并由腋窝部出于体表，沿着上臂的内侧，在手少阴心经与手厥阴心包经的前面下行，至肘部内侧，再沿着前臂的内侧、桡骨的下缘，入寸口动脉处，前行至鱼部，沿手鱼部边缘，出拇指尖端。另有一条支脉，从手腕后方分出，沿着食指桡侧直行至食指的前端，与手阳明大肠经相接。

● 肺经的病变

由于外邪侵犯本经而发生的病变，为肺部气膨胀满，咳嗽气喘，缺盆部疼痛。在咳嗽剧烈的时候，患者常常会交叉双臂按住胸前，并感到眼花目眩、视物不清，这是"臂厥症"，由肺经之经气逆乱所导致的一种病症。

本经所主的肺脏发生病变，可见咳嗽，呼吸迫促，喘声粗急，心中烦乱，胸部满闷，上臂部内侧前缘疼痛、厥冷，或掌心发热。本经经气有余时，就会出现肩背部遇风寒而疼痛，自汗出而易感风邪，以及小便次数增多而尿量减少等症状。本经气虚，可见肩背疼痛，气短，小便颜色不正常等症状。治疗上面这些病症时，属于经气亢盛的就要用泻法，属于经气不足的就要用补法；属于热的就要用速针法，属于寒的就要用留针法；属于阳气内衰以致脉道虚陷不起的就要用灸法；既不属于经气亢盛也不属于经气虚弱，而仅仅只是经气运行失调的，就要用本经所属的腧穴来调治。本经气盛，寸口脉比人迎脉大 3 倍；而属于本经经气虚弱的，其寸口脉的脉象反而会比人迎脉的脉象小。

● 手太阴肺经循行路线

    手太阴肺经的循行路线：起于中焦（1），下络大肠，还循胃口（2），上膈（3），属肺（4）。从肺系横出腋下（5），下循臑内（6）行少阴、心主之前，下肘中（7），循臂内上骨下廉 (8)，入寸口 (9)，上鱼 (10)，循鱼际（11），出大指之端 (12)。另外，手太阴肺经还有一分支：从腕后，直出次指内廉，出其端。

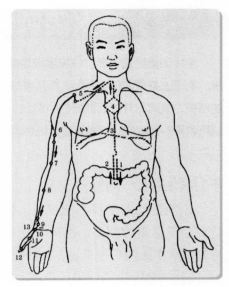

● 手太阴肺经穴位图

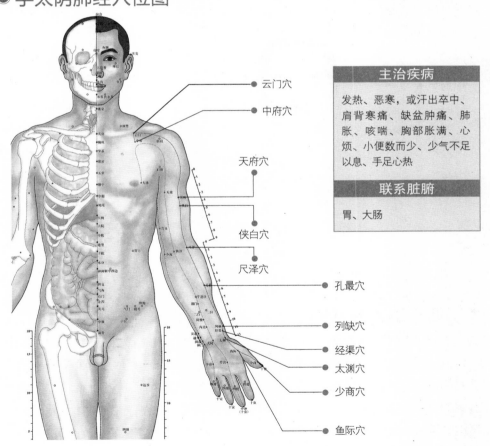

- 云门穴
- 中府穴
- 天府穴
- 侠白穴
- 尺泽穴
- 孔最穴
- 列缺穴
- 经渠穴
- 太渊穴
- 少商穴
- 鱼际穴

主治疾病
发热、恶寒，或汗出卒中、肩背寒痛、缺盆肿痛、肺胀、咳喘、胸部胀满、心烦、小便数而少、少气不足以息、手足心热

联系脏腑
胃、大肠

(12)

手太阴肺经特效穴按摩

手太阴肺经是一条与呼吸系统功能密切相关的经络，而且它还关系到胃和大肠的健康。本经上共有穴位 11 个，而其中的 3 个特效穴是我们必须了解的，它们分别是可以使郁积之气疏利升降而通畅的中府穴，具有改善人体气血运行的太渊穴，以及具有良好退热效果的列缺穴。下面重点介绍手太阴肺经上的这 3 个特效穴位。

● 通畅肺脏中府穴

长期郁闷不乐、心情烦躁，时时感到胸闷气短的人，只要按压中府穴，就有立竿见影的效果。根据《针灸大成》中记载，此穴"治少气不得卧"最有效。从中医的病理来说，"少气"即气不足的人，此类人大多喜欢静卧休养，"不得卧"是因为气郁积在身体上半部分。所以，按摩此穴位可以使郁积之气疏利升降而通畅，对于通畅内脏抑郁内积之气，即现在说的"郁卒"最为有效。

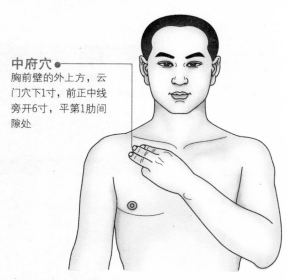

中府穴 ●
胸前壁的外上方，云门穴下1寸，前正中线旁开6寸，平第1肋间隙处

正坐或仰卧，以右手食指、中指、无名指三指并拢，用指腹按压右锁骨下窝、锁骨外端下，感到有酸痛闷胀之处，向外以顺时针按揉 1～3 分钟，再用左手以同样的方式，逆时针按揉左胸中府穴。

● 气血不足太渊穴相助

太渊穴属于手太阴肺经上的腧穴。肺朝百脉，脉会太渊；肺主气、主呼吸，气为血之统帅，此处穴位开于寅，得气最先，所以在人体的穴位中占有非常重要的地位。太渊穴的形态犹如山涧深渊，而此处穴位的气血就犹如流淌在山涧的溪水。溪水的寒热温凉以及其多少的变化，直接影响并导致穴位局部环境的改变，而这种改变是通过从深渊中散发出来的水气来实现的。局部环境的改变会进一步影响到更大的环境，这就是太渊穴的内在作用原理。

取穴的时候，应该让患者采用正坐的姿势，手臂前伸，手掌心朝上。太渊穴位于人体的手腕横纹上、拇指的根部，用一只手的手掌轻轻握住另一只手，握住手臂的那只手；拇指弯曲，用拇指的指腹和指尖以垂直方向轻轻掐按，会有酸胀的感觉。分别掐按左右两手，每次掐按各 1 ~ 3 分钟。

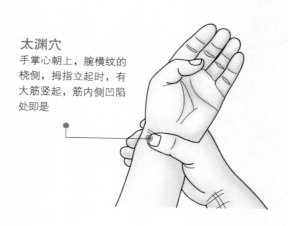

太渊穴
手掌心朝上，腕横纹的桡侧，拇指立起时，有大筋竖起，筋内侧凹陷处即是

● 头痛咳嗽寻列缺穴

列缺穴属于手太阴肺经，出自《灵枢·经脉》，又名"童玄"。此处穴位是手太阴肺经的络穴，手太阴肺经从此穴分支走向手阳明大肠经。它也是八脉交会穴之一，通于任脉，古籍中有"头项寻列缺"的口诀。列缺穴是肺经与太阳经的络穴，在临床诊断上，具有可以辨证虚实的特点，脉气实的时候，此穴会显现肿块或隆起状态，脉气虚时，便会有下陷的现象。各种头痛、头晕、目眩或是兼有咳嗽、咽喉肿痛等颈项部位病症的人，按压列缺穴都有立竿见影之功效。

两只手的拇指张开，左右两手的虎口接合成交叉形，右手食指压在左手的桡骨茎状突起的上部。食指指尖到达的地方，用食指的指腹揉按，或者用食指的指尖掐按，会有酸痛或酥麻的感觉。先左手后右手，每次各揉（掐）按 1 ~ 3 分钟。

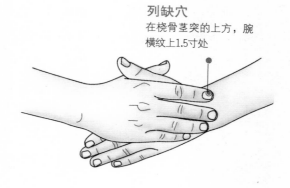

列缺穴
在桡骨茎突的上方，腕横纹上1.5寸处

根据不同体质采取
不同养生策略

　　每个人的身体素质都不相同，在中医上这些千差万别的特征都可以归为"体质"。追根溯源，千百年前的《黄帝内经》就已经开创了体质划分的先河，之后的医学家们不断地积累、创新，逐渐形成了一套完整的中医体质理论，将人的体质分为几种类型。

　　面对各种体质和疾病，中医主张食疗胜于药疗。饮食是塑造人身体素质的根本，健康和疾病在很大程度上都取决于饮食。从《神农本草经》《本草纲目》到《随息居饮食谱》，从药物与食物的关系到药膳的神奇疗效，处处都突显着食物的重要性。因此，饮食绝对是养生不可忽视的方面，通过食养，不仅能从根本上调养体质，还能有效地治疗各种体质性疾病，让我们离健康越来越近。

　　本书介绍了生活中常见的偏颇体质——气虚型、阴虚型、血虚型、气滞型、淤血型和痰湿型体质，并针对各种体质的特征，提出相应的食疗养生方案。

下 篇
体质养生

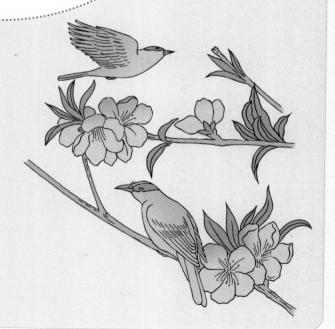

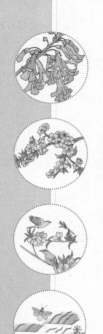

本章看点

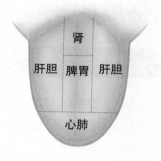

肾

肝胆　脾胃　肝胆

心肺

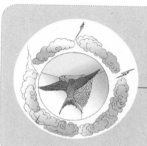

第一章
体质关乎一生的健康

　　尽管人们的身体素质千差万别，但拥有一个健康的体魄，却是每个人的愿望。然而，我们却常常被身体上各种各样的毛病所困扰。为什么会有这些问题出现呢？我们的体质在这其中起到什么样的作用呢？体质、疾病同饮食之间到底有什么样的渊源？想拥有一个好身体，我们该怎样做呢？

1 体质的分类

体质也分类，六种各不同

有的人爱发胖，用俗话说就是"喝口凉水都长肉"；有的人天天大鱼大肉，却怎么也吃不胖，总瘦得好像挨饥荒。

有的人皮肤干燥，头发脆弱得一拉就断，用什么化妆品保养都不管用；有的人却体形肥胖，皮肤爱出油、长痘。

有的人喜欢吃冷食、喝凉水，夏天最怕热，总愿意待在凉快的地方；有的人总是叫冷，好好的天气也要穿很多层，却还手脚冰凉。

有的人脸色又沉又暗，皮肤粗糙，还爱长色斑；有的人却脸色红润，精力旺盛，爱激动又爱出汗。

有的人食欲特别好，饭量也很大，吃过饭没多久就又饿了；有的人却总是没食欲，吃得很少，还消化不良……

看看我们身边的人，就会发现，人就像手工作坊里生产出来的艺术品一样，不管两者之间多么相似，但肯定会有这样那样的差别。这些区别是什么原因造成的呢？

以上这些特点都可以归于体质，那么到底什么是体质呢？产品的质量叫"品质"，人的质量就是人们所说的"体质"。

体质的内涵

体质是人体所表现出来的功能和形态上相对稳定的特征，是人生命活动和劳动工作能力的物质基础。它不仅影响到体形、容貌、体力、饮食、睡眠、生育，甚至连性格、疾病都可以归因于体质。

1. 体形的问题

看看镜子里的你是胖还是瘦呢？身上的肌肉是紧绷的，还是松弛的？你有凸出下垂的"啤酒肚"吗？

黄帝内经养生智慧全书

2. 容貌的问题

你的皮肤是红润有光泽，还是粗糙暗沉？你有脸上长痘痘的烦恼吗？是否被色斑困扰着？

3. 体力的问题

你觉得自己精力旺盛、体力充沛吗？你会经常感到疲倦无力吗？运动的时候容易出汗吗？

4. 饮食的问题

你的食欲怎么样？消化有没有问题呢？有腹泻或便秘的情况吗？会常常觉得饥饿或食欲不振吗？

5. 睡眠的问题

每天晚上你能轻松入睡吗？有失眠的烦恼吗？睡着之后，会整晚做梦吗？还是一直平静地睡到天亮？

6. 生育的问题

身为女性的你，会月经不调吗？是否要经常忍受痛经的折磨呢？身为男性的你，是否有尿频、前列腺疾病呢？

我们把这些复杂的特征归类，整理一下会得到六种体质。

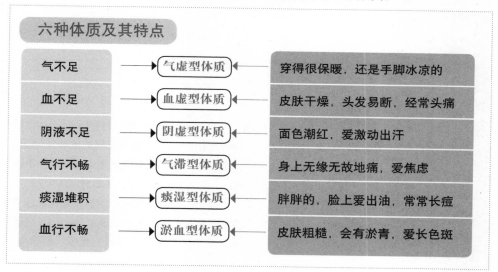

六种体质及其特点		
气不足	→ 气虚型体质 ←	穿得很保暖，还是手脚冰凉的
血不足	→ 血虚型体质 ←	皮肤干燥，头发易断，经常头痛
阴液不足	→ 阴虚型体质 ←	面色潮红，爱激动出汗
气行不畅	→ 气滞型体质 ←	身上无缘无故地痛，爱焦虑
痰湿堆积	→ 痰湿型体质 ←	胖胖的，脸上爱出油，常常长痘
血行不畅	→ 淤血型体质 ←	皮肤粗糙，会有淤青，爱长色斑

这种分类方法是有普遍性的，适合大多数人，但也不是绝对的。有些人可能既有体质 A 的特点，又有体质 B 的特点，这时就不能简单地说某人是属于某种体质，还要综合地来看。各种体质的具体鉴别，我们会在后面的章节中向大家详尽地介绍。

1

② 体质的决定因素

● 体质随着年龄而改变

女性身体 激素决定一切	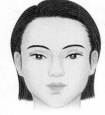 女性激素分泌最旺盛的年龄段为 20 ~ 35 岁。超过这一年龄段，就开始进入逐步衰老的阶段。这个过程中，激素，也就是身体里的荷尔蒙才是幕后真正的指挥家。	**"疲劳难耐"** **气血两虚** 虽然 35 ~ 45 岁仍可生育，但一过 35 岁，月经周期和经血量等就会逐渐发生变化，激素平衡被打破。此外，这一时期生育、育儿及工作等造成的体力消耗，易导致激素失调、情绪不稳等问题。还会自我感觉发冷、彻夜难眠，清晨起床后仍然感觉疲劳难耐。 中医学将这一年龄段看作气血开始衰弱的气血两虚时期。这一年龄段女性的食物养生应选择不使身体发冷的平性及温性食物，应积极摄取补气、养血的食材。 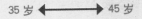 35 岁 ← → 45 岁
男性身体 衰老从性功能减弱开始	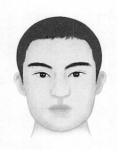 相对女性约从 35 岁开始衰老，男性衰老时间相对晚一些，男性的衰老是从 40 岁开始的。但一旦进入 40 岁，男性身体的衰老会迅速推进，就像流水一样，一泻向下。	40 岁 ← → 55 岁 40 ~ 55 岁的男性已过盛年，到开始出现身体衰老的年龄了。会突然变得易疲劳、脱发、白发问题明显、自我感觉精力减退。易患高血压、糖尿病等慢性病，还易患癌症。 这一时期男性的突出问题就是肾虚。中医学所讲的肾乃气血的先天之本。因衰老造成的肾功能衰退，易导致气血少、易疲劳、性功能衰退等问题。应积极摄取补气、养血的食材，改善因衰老而导致的气血不足。 **"自我感觉精力减退"** **气血两虚**

体质不是一成不变的。人身体里的各种"元素"——气、血、津、液等等，就像沙漏里的沙子，都会随着时间和年龄的增长而改变。此外，饮食习惯、生活方式、居住环境等很多因素都会影响我们的体质。

"为更年期综合征而烦恼" **阴虚、阴血两虚、气滞、淤血**	"出现各种衰老现象" **脾肾气虚、淤血、痰湿**
一般认为闭经的前后10年为更年期，这一时期要经历从生育期过渡到非生育期的诸多重大变化。这一时期，伴随着女性激素的减少，易出现更年期特有的症状，如面部潮红、下半身发冷、焦躁不安、头痛腰痛等。 因此，应多摄取有助于血运行的食材。气的运行淤滞，易导致焦躁忧虑等心理不调症状，有助行气的食材也要积极摄取。 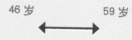 46岁　　　　59岁	与从前相比，现在的生命进入闭经后的30年的生存时期。 一过60岁，各种衰老现象就显现出来：皮肤上长皱纹，老年斑明显，骨质变脆，腰膝疼痛，易尿频或夜间多尿，记忆力低下。身体各个器官都在衰退，容易受到老年痴呆症、肾脏疾病等退化性疾病的侵袭。 中医学认为，此时脾肾的气运行功能下降，血与水运行不畅导致血液淤滞，代谢废物就成了"无形之痰"堆积在体内。这个年龄段易患动脉硬化等心血管疾病。应该多吃具有祛痰化湿、活血化淤功效的食物。 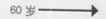 60岁 →
56岁 ↔ 69岁	70岁 →
这个年龄段的男性面临退休，会产生精神性不安，易出现抑郁症等阴虚症状；相对的，也易出现焦躁易怒等阳盛症状。此外，这一年龄段的男性因肾脏功能衰弱，会出现排尿障碍，越来越多的人为腰膝疼痛、前列腺增生、阳痿等症状烦恼，开始实实在在地感到身体在衰老了。 中医学认为，肾功能不佳，具有调节自律神经和造血功能的肝的功能也会低下。为提高已衰弱的肾脏功能，食物养生应选择补气、补血的食材，起到保持健康的作用。	身体衰老的影响愈发巨大，已经表现出明显的衰老，例如内脏功能衰退，视力、听力、记忆力低下，消化功能减退，食量小导致营养不良，体力、抵抗力弱，易患感冒、肺炎等传染性疾病。这些症状与高龄女性相同。 中医学认为，补不足以平衡周身，健康才得以维持。食物养生与健康息息相关，男性老年期也易气血不足，应选择适宜的补气和补血的食物。
"排尿功能衰退，情绪不安" **肾虚、气滞、淤血、气虚**	"无体力，易生病" **脾肾气虚、淤血、痰湿**

第一章 体质关乎一生的健康

(2)

● 体质也会遗传

俗话说："龙生龙，凤生凤。"我们都说孩子随父母，不仅高矮胖瘦、相貌模样会像父母，就连脾气秉性都会受父母的影响。与此相同，体质也是会遗传的。如，胖胖的母亲往往会生下一个"小胖墩"，体弱多病的母亲生下一个同样娇气的"林黛玉"。

我们常说"血脉相连"，当孩子在母亲身体里时就是这样的——他从母体获得营养，母亲的身体状况也会通过母婴这条紧密的纽带，影响孩子的体质。

高龄生产对于孩子来说不是一件好事，从后面的内容中，我们将会看到年龄对人身体的影响，女性也不例外。随着年龄的增长，女性的身体在逐渐衰弱，卵巢里的卵子也在"衰老"，这时再孕育一个孩子，就像是从逐渐干涸的井里往外抽水，想要保质保量恐怕就是件难事了。

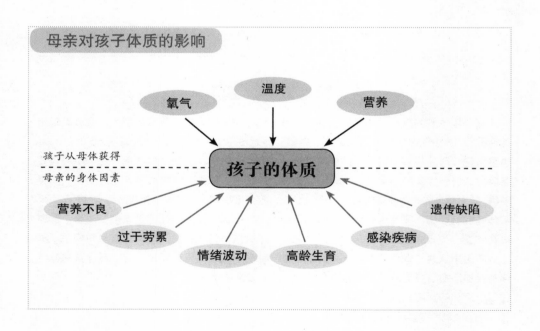

母亲对孩子体质的影响

氧气　温度　营养

孩子从母体获得

孩子的体质

母亲的身体因素

营养不良　过于劳累　情绪波动　高龄生育　感染疾病　遗传缺陷

体质与饮食的关系 ③

"民以食为天。"每个人的生命都离不开食物，食物消除饥饿，支撑着我们的身体。可是有人想过我们到底都吃进去些什么了吗？食物和体质、健康之间又有什么样的关系吗？冷热酸甜是怎样影响我们的身体的呢？

● 一切来源于食物

俗话说，"民以食为天""人是铁，饭是钢"。《黄帝内经》上也有这样的论述，"人以五谷为本""五谷为养，五果为助，五畜为益，五蔬为充，气味合而服之，以补精益气"。由此足见饮食对人生命的重要性。

我们吃东西可不仅仅是填饱肚子那么简单，而是在积累我们身体所需的养料。食物里的蛋白质、矿物质、维生素等各种营养，都是支持生命活动的"原料"，缺少了哪一样都不行。此外，食物也是重要的水源，如蔬菜、水果的含水量超过了70%。

生活中，人的体质和饮食有着密不可分的联系。"滴水穿石，聚沙成塔。"我们吃一口米饭就吃进了淀粉，吃一个鸡蛋就获得了蛋白质、卵磷脂，吃一个水果就补充了果糖和维生素。营养就是这样一口口吃进去的。一个人的身体是健康也好，有疾病也好，胖瘦也罢，都是由一天天的饮食、活动、休息积累出来的。

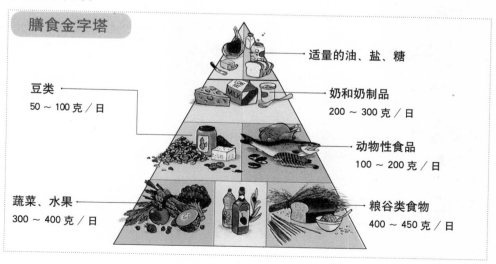

膳食金字塔

适量的油、盐、糖

奶和奶制品
200～300克／日

动物性食品
100～200克／日

粮谷类食物
400～450克／日

蔬菜、水果
300～400克／日

豆类
50～100克／日

● 食物有"凉"也有"热"

生活中提到凉热，我们就会想到烫手的是热，冷冰冰的是凉。而中医所讲的"凉热"可不是用口和胃感觉到的食物的温度，而是根据进食后的反应来确定的。

食物分为寒、凉、平、温、热5种。其中，温性和热性的食物相接近，寒性和凉性的也有很多共同点，可以分别归为一类介绍。我们日常接触到的食物中，平性的食物最多，温热的相对少一些，寒凉的最少。和我们通常的认识不同的是，有些食物进口的感觉和进食后的反应并不一致。最典型的例子是荔枝，新鲜的荔枝吃上一口，顿时觉得甘甜凉爽，我们自然会觉得它是凉的。实则不然，若真像苏东坡说的那样"日啖荔枝三百颗"，那一定会遍身生"火"，甚至鼻血不止的。橘子也是这样，口味酸甜，汁液充足，吃到嘴里鲜爽可口，可是吃得过多，它的温性就会暴露无遗，免不了舌尖和口角溃烂。

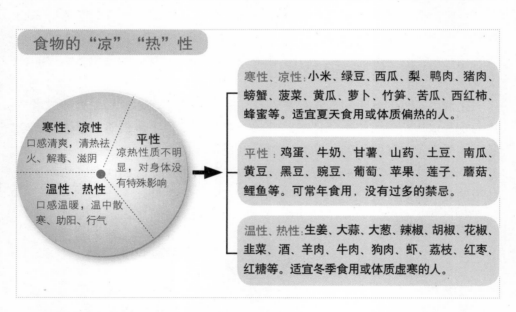

食物的"凉""热"性

寒性、凉性
口感清爽，清热祛火、解毒、滋阴

平性
凉热性质不明显，对身体没有特殊影响

温性、热性
口感温暖，温中散寒、助阳、行气

寒性、凉性：小米、绿豆、西瓜、梨、鸭肉、猪肉、螃蟹、菠菜、黄瓜、萝卜、竹笋、苦瓜、西红柿、蜂蜜等。适宜夏天食用或体质偏热的人。

平性：鸡蛋、牛奶、甘薯、山药、土豆、南瓜、黄豆、黑豆、豌豆、葡萄、苹果、莲子、蘑菇、鲤鱼等。可常年食用，没有过多的禁忌。

温性、热性：生姜、大蒜、大葱、辣椒、胡椒、花椒、韭菜、酒、羊肉、牛肉、狗肉、虾、荔枝、红枣、红糖等。适宜冬季食用或体质虚寒的人。

● 吃东西也要分"五味"

通过味觉，我们都知道食物有不同的味道，酸、甜、苦、辣、咸、涩等。这些是我们对食物的最直接的感觉，而中医对食物的划分就不这么简单了，虽然也分为"五味"，但和我们味觉的分辨有所不同。

那么什么是中医所讲的食物的"味"呢？和我们用舌头区分的"五味"又有什么关系呢？

辛

辛辣或香辛的味道

具有发散、行气行血的作用，还能刺激胃肠蠕动，促进消化液分泌。多用于外感表邪或气血阻滞的病症。过食会耗津伤阴，患有痔疮、便秘、神经衰弱的人忌食。

包括辣椒、花椒、茴香、葱、姜、蒜等香辛料，以及韭菜、蒜苗、洋葱等。

酸

醋是酸味的代表

"酸生肝"，能保护肝脏，助消化，杀灭胃肠道内病菌。有收涩作用，过食则皮肤无光泽，引起胃肠道痉挛，甚至消化功能紊乱。

大多数水果是酸的。如山楂活血、促消化；西红柿、橙子、柠檬抗衰老、防治动脉硬化；梅子生津，增强食欲。

咸

盐是最典型的咸味

调节血液和细胞渗透压，保持代谢正常。"咸入肾"，能软坚散结或泻下通便。过食会使气血淤滞不畅。尤其对心脏病、高血压患者不利。

如海带利水消肿、清热化痰、散结软坚；海藻消痰散结。咸味的食物还包括紫菜、海蜇、田螺和淡菜等。

甘

甜的味道

一般具有滋补作用，可补充气血、调节脾胃、止痛解毒，多用于补益虚证。过食会胃腹饱胀、泛酸，引起心胸烦闷、高血糖、龋齿等。

包括绝大多数主食如稻米、小麦和玉米等，及豆类和南瓜、甘薯、板栗、葡萄、蜂蜜、红枣等。

苦

苦涩的味道

"苦味入心"，能清心泻火、除烦热、燥湿降逆，用于大便不通、咳嗽、呕吐等症。体质偏寒、怕冷、少气乏力的人忌食；过食会引起腹泻。

苦瓜清火除热，莲心清热解毒，杏仁降气止咳。还包括生菜、茶叶、陈皮和白果等。

"五味"与"味道"

中医的"五味"有些与我们舌头的判断是一致的，如苦瓜、杏仁都是苦的，辣椒是辛味的。但还有很多是不一致的，如鸡肉味甘，就不是能用舌头尝出来的。

● "药王"与"药膳"

有"药王"之称的中医学家孙思邈，在《备急千金要方》中指出："夫为医者，当须先洞晓疾源，知其所犯，以食治之，食疗不愈，然后命药。"意思就是说，医生了解了病情之后，应该先用食疗，食疗无效再用药。由此，足可见食疗的功效是不可低估的，就算是最善用药的"药王"，也要敬它三分。

第一章 体质关乎一生的健康

3

225

● 你真的"会"吃吗？

看到上面这个问题，肯定会有人不屑一顾地说："还能有人不会吃吗？张嘴就吃呗。"其实，可别小看了吃，吃有吃的学问，现代医学讲就是"营养学"，中医讲就是"食疗"。吃也有吃对吃错，吃什么、什么时候吃，可不是每个人都了解的呢。

首先，吃什么、不吃什么，这就涉及一个饮食宜忌的问题。中医讲饮食要依自身的体质而定，不能看别人吃什么自己就吃什么，如果不顾自己的体质，贪吃、乱吃，不仅不能滋养身体，反而会引起不适，甚至招致病患。

而什么时候吃，就要讲究季节了，要按照时节来吃。有些东西吃对了时节就是补养，吃错了时节就会伤身体。如冬季可以多吃羊肉，羊肉性温，滋补壮阳，使人有足够的热量抵御寒冷，狗肉、牛肉等也有同样的效果。相反，如果夏天吃多了羊肉、狗肉等温热的食物，就会觉得口干舌燥，内火上升，甚至流鼻血。食物的五味也要和天气的寒暑干湿相对应，这样才能吃出健康。

食物的颜色、五味和脏腑一样都对应着五行，不同颜色的食物与人体的五脏六腑有着相生或相克的关系。人要吃五色、五味的食物，因为五色食物营养各异，互不重叠，因此我们不仅要做到均衡营养，更要按照自己的体质合理地搭配食物，才能吃得健康。

另外，有的人觉得某样东西好，能滋补强身，就天天吃、顿顿吃。虽然不排除有些东西可以这样吃，但大多数食物是不能的。举个最简单的例子，我们都知道人参有很好的滋补效果，但人参能大量地天天吃、长年吃吗？答案是，不能的。即使是好东西，也要适量地吃，否则最后受害的只能是自己的身体了。

本书中，我们将根据各种体质的特点，介绍各种体质适合食用的食物和需要注意的饮食禁忌，介绍适宜的饮食方法，还会附上部分养生食谱，让大家在享用美味的同时，拥有更加健康的身体。

黄帝内经养生智慧全书

舌诊——看舌头，知全身

小小舌头通全身

　　大家可能都听说过脚是连通全身的，全身的各个部位、器官都能在脚上找到相应的穴位。其实，不起眼的舌头也是"麻雀虽小，五脏俱全"。

　　舌头和我们身体的各个器官脏腑有着怎样的密切关系呢？中医非常重视舌头，虽然它很小，却可以划分为几个不同的区域，包括舌尖、舌中、舌根和舌侧，代表不同脏腑、器官。其中，舌尖代表心肺状况，舌中显示脾胃的好坏，舌根表示肾，舌两侧提示肝胆的功能。当某个区域发生变化时，就表示相应的脏腑出现了问题。

　　除了舌头的不同区域具体地代表各个脏腑之外，舌头的舌形、舌色、舌苔等，也像晴雨表一样在提示着我们整个身体的健康状况。心情舒畅，身体健康，舌象必然会趋于正常；身体一旦出现了问题，或者已经严重得生病了，舌象就会马上发生变化，来提醒我们注意。这在舌苔上的表现最明显，一般在疾病的发展过程中，随着病情由轻变重，舌苔也会由薄变厚，表明病邪由表及里；若舌苔由厚变薄，那就是病情好转了。

　　因此，可以说，看舌知全身，一个小小的舌头就代表着我们的整个身体。可是舌头自己又不会说话，我们怎么能了解它提供的身体好坏的消息呢？这就要靠舌诊这种方法了，学会了舌诊，舌头就会"说话"了。

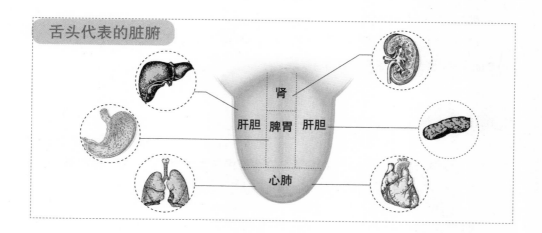

舌头代表的脏腑

肾

肝胆　脾胃　肝胆

心肺

舌诊不是简单的 "看舌头"

　　"舌诊"对大家来说可能有些陌生，事实上，它可不是什么新鲜词。早在春秋战国时期，中医就开始用舌诊的方法进行疾病的诊断了。舌诊主要是以舌头的形态、色泽、润燥等为依据，判断疾病的性质、病势的浅深、气血的盛衰及脏腑的状况等。

　　经过上千年的积累，中医的舌诊已经发展出了一套完整的理论。但随着现代医学的发展和普及，渐渐地，作为中医传统诊断方法之一的舌诊，离人们的生活越来越远了。这里向大家介绍的舌诊，并不深奥，而是一些浅显易懂的方法，很容易理解和掌握，应用这些知识可辅助大家进行体质的自我检测和诊断。

　　我们先来看看正常的舌头是什么样子的吧。正常的舌象（舌头各方面状况的总和称为"舌象"）是舌体柔软，活动自如，颜色淡红，舌面铺有舌苔。舌苔一般是薄薄地、均匀地平铺在舌面上，在舌面的中部和根部稍微厚一点，颜色是白色，颗粒均匀，干湿适中。

　　那么，你会自我舌诊吗？提出这个问题，大家肯定会说："不就是看舌头吗？谁不会啊！"可是，看舌头说起来容易，却不见得人人都能一下子就掌握。这就有经验性的问题在里面。初学舌诊的人经常会为一些基本的问题所困惑。

　　舌诊讲舌头有"胖瘦"，那么怎样衡量舌头的"胖瘦"呢？

　　怎样判断舌苔是薄还是厚呢？

　　舌苔滑腻是什么概念呢？

　　什么是舌下脉络呢？它会有怎样的变化呢？

　　"裂纹舌"是什么样的呢？

　　只有解决了以上这些问题，我们才能真正掌握舌诊的方法，正确地进行自我舌诊。下面的内容，就会给出这些问题的答案。

正常的舌头

健康舌头在中医中常描写为"淡红舌、薄白苔"

①舌体柔软，活动自如，颜色淡红

②舌中部、根部舌苔稍厚

③舌边缘舌苔较薄

④舌苔均匀铺于舌面，颜色为白色，薄厚适中

学会给舌头"检查身体"

让我们一起给舌头检查一下身体吧。自我舌诊的准备工作很简单，对着镜子伸出舌头，我们能看到舌面；向上卷起舌头，我们就能看到舌底。下面，我们就可以开始给舌头检查身体了。

首先，我们要观察舌头的"体形"。人的体形有高矮胖瘦，舌头也一样，有各自的"体形"，所谓舌头的"体形"就是指舌头的大小薄厚。先说说胖舌，就和胖人一样，胖舌的舌体又肥又厚，有些舌头的厚度会高过下面的牙齿。舌头太胖了，被周围的牙齿挤来挤去，有的能在舌边看到挤压过的痕迹。与此相对的是瘦舌，即比正常的舌头细瘦，舌体也比较薄，放在嘴巴里，就像减过肥的人穿以前的衣服一样，看起来空空阔阔装不满的样子。

此外，如果看到舌头的表面像干裂的土地一样有沟裂，这就是"裂纹舌"。出现了裂纹舌，我们不必过于紧张，以为是身体出了什么问题，其实不完全是这样的。有些人的裂纹舌是天生的，在沟裂上能看到舌苔，这样的就不必担心；只有那些后来出现的、在沟裂上也看不到舌苔的裂纹舌才是不正常的。

然后，我们再对着镜子把舌尖向上卷起，就看到舌下脉络了——隐藏在舌头背面的像筋络一样的东西。正常的时候，舌下的静脉血管不是很明显，结缔组织的脉络也清晰、光滑。它躲过我们的视线，却透露着我们身体的许多秘密。

胖舌（气虚、痰湿）	正常舌	瘦舌（气滞、淤血、血虚）
肥厚　　有齿痕	薄厚适中　　无肿大	细瘦　　舌薄
舌体肥厚肿大，舌边缘可以看到挤压过的痕迹。	舌体薄厚适中，无肿大现象，也不过于细瘦。	舌体比较细瘦，厚度也比正常的舌头要薄。

◆ **舌下脉络的变化提示疾病**　　　　　　　　　　　　　　　注　意

身体不正常的时候，舌下静脉会有血管变粗、弯曲、颜色暗紫等变化；有时在结缔组织上还能看到结节，就是舌下脉络上米粒大小的硬颗粒。这些变化都暗示着身体出现了这方面或那方面的问题。

④

不可忽视的舌苔

对着镜子，我们会看到有一层像苔藓的东西，紧紧地贴在我们的舌头表面，仔细观察会发现，它是许多短毛绒样的小颗粒——这就是舌苔。它是由脱落的舌头表面上皮细胞、唾液、细菌及渗出的白细胞组成的。正常的舌苔分布在除了舌尖和边缘的整个舌面，为白颜色，透出舌质本身的淡红色，而呈现出健康的淡粉色。从舌苔上我们又能看出什么呢？

刚接触舌诊的人，很容易把舌质的颜色和舌苔的颜色弄混。事实上，舌质的颜色是指没有舌苔覆盖的舌体本身的颜色。正常的是淡红色的，颜色均匀，柔和湿润；不正常的时候，舌质可以出现颜色发红，淡白无血色，或暗沉发紫等。

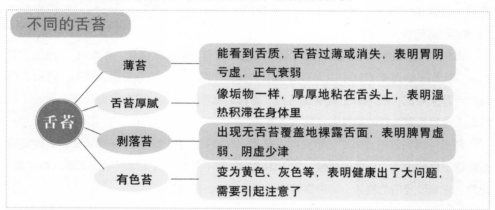

不同的舌苔

舌苔

- 薄苔 —— 能看到舌质，舌苔过薄或消失，表明胃阴亏虚，正气衰弱
- 舌苔厚腻 —— 像垢物一样，厚厚地粘在舌头上，表明湿热积滞在身体里
- 剥落苔 —— 出现无舌苔覆盖地裸露舌面，表明脾胃虚弱、阴虚少津
- 有色苔 —— 变为黄色、灰色等，表明健康出了大问题，需要引起注意了

● 你的舌诊结果可靠吗

了解了上述这些知识，我们就可以进行初步的舌象自我诊断了。但是，你的舌诊结果真的可靠吗？之所以提出这样的问题，是因为一些随机的因素可能会影响舌诊的结果。

影响舌诊的因素

影响：舌苔变薄，舌色变红。
建议：隔一天等舌苔恢复了再进行舌诊。

影响：舌色变红。
建议：避免此类食物，或进餐 2 小时后再进行舌诊。

影响：改变舌苔颜色。
建议：避免此类食品，或颜色消失后再进行舌诊。

影响：舌苔变色、剥落。
建议：等舌头上的伤口痊愈之后再进行舌诊。

一起来改造体质吧 ⑤

你对自己的体质满意吗？你在为自己身体的各种毛病苦恼吗？我们已经知道了，体质不是一成不变的，却有好有坏，那么怎样才能让我们的体质向好的方向去转变呢？有什么好办法呢？我们又该做些什么呢？

拥有健康的身体是每个人内心最渴望实现的愿望。可是我们的身体却偏偏不让我们轻易如愿，也不见得是什么大毛病，也许就是一些这样那样的头痛的小问题，却给我们的身体埋下了隐患。下面的故事说的也正是这个道理。

扁鹊是战国时期著名的医学家，他去晋见齐桓公。看到齐桓公的面色，他就直率地说：“您已经生病了，但不严重，只在皮肉之间，很容易治疗。”而齐桓公拒绝了他。

过了5天，扁鹊告诉齐桓公，他的病已经在血脉了，可是齐桓公仍然不听。

又过了5天，扁鹊见到齐桓公面色灰暗，立即说：“您的病已深入肠胃了，如果不抓紧治疗会危及生命了。”齐桓公听了很不高兴，拂袖而去。

再过5天之后，扁鹊最后一次去晋见齐桓公时，看到他的面色黯淡无光，神色大伤，知道他的病已经无药可救，就悄悄地离开了。

果然，不出扁鹊所料，几天后，齐桓公就病死了。

这就是“千里之堤溃于蚁穴”。很多疾病都是从“病在皮肉”开始的，这些小毛病长年累月，就像蛀虫一样一点一点地腐蚀着我们的身体，一点一点地剥夺着我们的体力和健康，慢慢发展，最终成了大问题。所以，“防微杜渐”应该成为我们对待身体健康的首要原则。

中医也讲“防病于未病”，就是说，在没有病的时候要想着去预防，要让自己不得病；有小病的时候，就要及时地治疗，防止小病酿成大病。对身体，我们要把它当作最珍贵的东西，特别精心地维护，才能让健康不离不弃地一直伴随我们左右。

那用什么方法才能改变不好的体质呢？其实改造体质，除了改变生活方式以外，还要注意饮食。这里，我们介绍如何“吃”。一日三餐，无论是五谷杂粮、蔬菜水果，还是鸡鸭鱼肉，对我们的身体来说，它们可都有着不小的作用呢！我们每天都要吃，吃出健康，无疑是最简单、最实用、最有效的方法，既能享受美味又能拥有健康——我们真的可以一举两得！

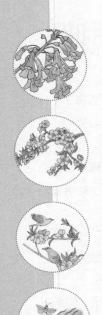

本章看点

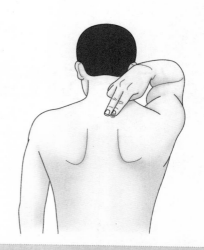

第二章
气虚型体质

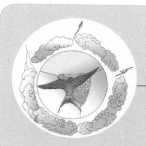

　　气，是人身体能量的根本，它蕴藏于全身各处，就像发动机里的燃料一样推动着生命活动的整个过程，伴随人经历生老病死的过程。它得益于先天，受制于后天，在不知不觉中会减少、流失。每个人身体里的气并非都是充足的。当气受损时，人就会感冒、无力、气短、疲倦，这就是气虚型体质。

自我舌诊

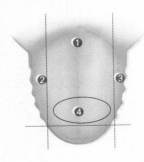

对着镜子，先来看看你的舌头吧，如果你的舌头是下面这个样子的，那你就是气虚了。

❶ 舌头整体淡白，缺乏红润；

❷ 舌厚且感觉微肿；

❸ 边缘多伴有波状齿痕；

❹ 苔苔厚实，覆盖整个舌面，颜色腻白，或发黄。

体质特征

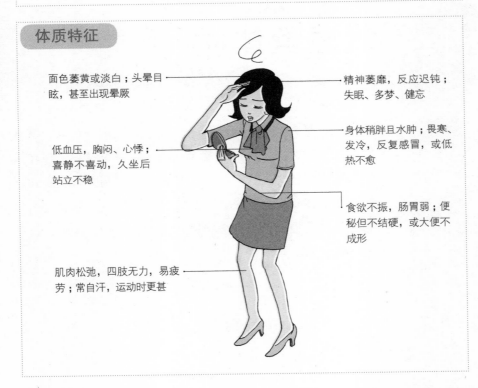

面色萎黄或淡白；头晕目眩，甚至出现晕厥

精神萎靡，反应迟钝；失眠、多梦、健忘

身体稍胖且水肿；畏寒、发冷，反复感冒，或低热不愈

低血压、胸闷、心悸；喜静不喜动，久坐后站立不稳

食欲不振，肠胃弱；便秘但不结硬，或大便不成形

肌肉松弛，四肢无力，易疲劳；常自汗，运动时更甚

● 性格特点

性格内向，沉静，胆小，不喜欢冒险；
情绪不稳定，容易出现精神抑郁等症状。

气虚为何缠上你

气虚源自先天 "气" 不足

与我们平时理解的大自然中用于呼吸的空气不同，中医里所说的 "气" 有更多的含义，其中，"元气" 是人体各种 "气" 中最根本的，先天秉承于父母，后天由饮食获得。中医认为，"气" "血" "津液" 支撑人体的健康，而其中起主导作用的就是 "气"。气虚会影响人的健康，并引起人体的多种病症。

人身体里的 "气"

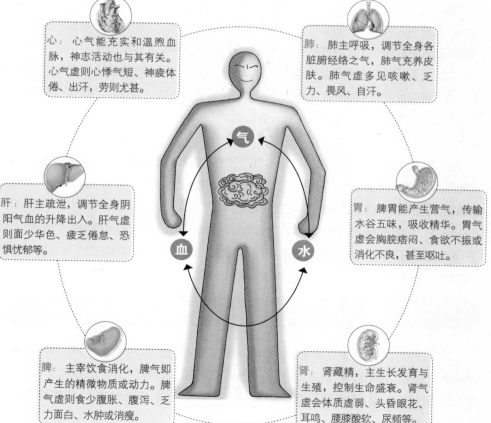

心：心气能充实和温煦血脉，神志活动也与其有关。心气虚则心悸气短、神疲体倦、出汗，劳则尤甚。

肺：肺主呼吸，调节全身各脏腑经络之气，肺气充养皮肤。肺气虚多见咳嗽、乏力、畏风、自汗。

肝：肝主疏泄，调节全身阴阳气血的升降出入。肝气虚则面少华色、疲乏倦怠、恐惧忧郁等。

胃：脾胃能产生营气，传输水谷五味，吸收精华。胃气虚会胸脘痞闷、食欲不振或消化不良，甚至呕吐。

脾：主宰饮食消化，脾气即产生的精微物质或动力。脾气虚则食少腹胀、腹泻、乏力面白、水肿或消瘦。

肾：肾藏精，主生长发育与生殖，控制生命盛衰。肾气虚会体质虚弱、头昏眼花、耳鸣、腰膝酸软、尿频等。

"元气"对于人体，是时刻不可缺少的。它是生命活动的动力基础，是人体各器官的正常生理活动能力，蕴藏于人体全身各处，包括心气、脾气、肺气、胃气、肾气、肝气等；就像人要呼吸、要喝水、要吃饭一样，每天都不能少，没有了它，生命将不复存在。气和血一起，在人体中生成、消耗、运行，支持着各个器官的活动。气就像是各个器官的动力，只有气生机活跃，人的身体才能正常运转。

而所谓的"气虚"，便是人体中"气"的不足，即指人体本身"元气"的虚弱。气虚的人，身体各器官的活动能力衰退，表现在外的，就是包括免疫、消化、内分泌等各种生理功能的下降。

气虚中有一部分是先天的因素，即一出生就具有这种体质。如父母体弱，或婴儿早产，就会因先天禀赋不足而气虚。有研究表明，女性在 21~28 岁之间怀孕生育，产下的孩子身体最健壮，而 30 岁以后生的孩子更容易气虚，而体弱多病。

营养不良招来气虚

除了先天的原因，后天因素也是不可忽视的。根据《黄帝内经》的说法，人体是靠五味（五谷）入胃，来营养形体，从而充实真气（即元气），真气再化为精华以养元神。人的五脏六腑是靠气血津液滋养的，气血津液是靠水谷精微来转化生成。

"水"，通俗地讲，就是食物中的水分，"谷"就是我们所吃的食物，"精微"就是人体从食物中吸收的有益成分。人体的"元气"来源于食物的"谷气"。"谷气"，即食物中的营养物质，通过胃肠消化吸收后在人身体里所生成的产物就是"元气"。因此，饮食不当，可能会妨碍"元气"的充实而伤"气"。

如婴儿时期喂养不当，成年之后偏食、厌食，这些情况都会因水谷精微的摄取不平衡而出现气虚。一味地顾着减肥的人，长期摄食不足，"谷气"不足自然"元气"不足，气血生化无源，就可能会因营养不良而气虚。

此外，如果患慢性疾病久治不愈、年老体弱等，也是在耗我们身体中的"元气"，由于"元气"总是得不到充分的恢复，而成了消耗性的气虚。还有一种情况是，本来就"元气"不足的人再经常吃白萝卜、芹菜等下气的食物，必然损伤"元气"，气虚也就随之而来了。

久卧不动，小心伤了气

工作压力大，精神紧张焦虑，长时间熬夜，而没有充足的休息，或者长期从事高强度的体力劳动，经常过量运动，这些生活方式都是在过度地耗气。尤其是晚上，本该补充元气的时候，却因为缺乏休息而没有得到补充。久而久之，元气亏虚，人的体质下降了，就会导致气虚。

病体缠绵的气虚体质 ③

气虚体质的人本身元气、卫气都不足，身体在外邪和内邪的攻击下常常会"倒戈投降"。可是气虚的人得的病多数都不是急症，而一般是长期的、反复发作的、全身性的疾病，用"病体缠绵"来形容再恰当不过了。

反复感冒——抵抗力低，难治愈

如果偶尔一次感冒，过几天就好了，身体还是和以前一样健康，这样是正常的，没什么好担心的。但如果感冒像江南梅雨季节的小雨一样缠绵不绝，这就跟体质有关系。《黄帝内经》中说："勇者气行则已，怯者则着而为病也。"意思是说，卫气充足的人，气血运行很顺畅，卫气强大，任何邪气都不能侵入，身体自然很健康。而卫气不足的人，卫气弱，无法与邪气抗衡，外邪很容易就侵入人体，所以稍微受些寒邪，人就得病了。

◉ 风寒，外感寒邪所得的病

李先生由于空调吹得过凉得了感冒，去药店买了维 C 银翘片，吃了半个月也不见效，反而越来越严重。到医院检查后，得知自己的感冒属于风寒感冒。

从中医上来讲，风寒是本身抵抗力下降，而外感寒气，肺气失宣所致。多是因风吹受凉而引起，常发生在秋冬季。症状是高热、头痛无汗、口不渴、身痛、鼻塞流清涕、咳嗽痰稀白、苔薄白。而像银翘片、桑菊冲剂等都属于清热的药，吃了之后寒上加寒，病情自然会加重。风寒可以服用感冒清热冲剂、感冒软胶囊等，最适合喝姜糖水。

特效穴推荐

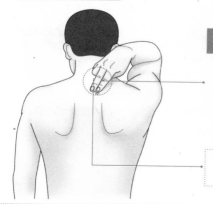

风门穴

位置：后背，用手摸到第2胸椎棘突旁开1.5寸处（肩胛骨内侧上缘旁边）。

功效：能宣肺理气，治疗受风寒感冒的发热、恶寒、浑身疼痛等。

屈臂向后，用中指指腹按揉，两侧穴位各按摩1~3分钟。

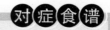

【香菜葱白汤】

原料：香菜 15 克，葱白 15 克，生姜 9 克。

制作：将香菜、葱白、生姜分别洗净，切碎共放锅中加清水适量煎煮 10 ～ 15 分钟，去渣取汁饮服即可。

用法：每日 2 次，连服 2 ～ 3 日。

适用症：风寒感冒、头痛、鼻塞等。

● 风热，我们常说的"热伤风"

当夏季来临的时候，感冒的患者多数是儿童、老年人和体弱多病的人。这是因为夏季天热，出汗较多，当身体突然着凉时，血管受冷反射性地收缩，而引起鼻子和喉咙的暂时性缺血，使抵抗力降低，感冒病毒就乘虚而入，引起了风热感冒，也就是所谓的"热伤风"。

与风寒不同，"热伤风"是热证，会出现无力出汗、口渴喜喝水、痰液黏稠呈黄色等特点。可以服用银翘片、板蓝根冲剂、桑菊冲剂、上清口服液等清热的药。预防"热伤风"应多喝水、多锻炼，保证充足的睡眠。

特效穴推荐

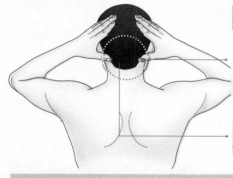

风池穴

位置：后颈部，后枕骨下，两条大筋外缘陷窝处，相齐于耳垂。

功效：对热证感冒的头痛、鼻炎、耳鸣和咽喉疾患都有疗效。

四指轻轻扶住头部，用拇指的指腹从下向上按摩，向外揉按 20 ～ 30 次，由轻而重。

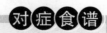

【苦瓜莲肉汤】

原料：苦瓜 30 克，鲜莲叶 1 张，猪瘦肉 50 克。

制作：将苦瓜、鲜莲叶、猪瘦肉分别洗净，均切片，把全部用料一起放入锅内，加清水适量，大火煮沸后，小火煮约 1 小时，至肉熟，调味即可。

用法：每日 1 次，连服 3 天。

适用症：风热感冒引起的发热、出汗等。

月经过多——血虚和气虚作伴

引起女性气虚的一个重要原因就是月经失血。气虚也常和血虚相伴相生，气虚到一定程度必然血虚。这是因为气有摄血作用，女性有一些坏习惯，如熬夜、纵欲、爱躺在床上、容易生气等，都会引起气虚。气虚时，因为气不摄血，从而导致人体血液、津液等物质异常丢失，表现为月经过多、出血不止，还会伴随着自汗、盗汗等其他气虚症状。

◉ 不要随便按摩足部、腰部

很多女性在月经期间都会感觉比平时更容易疲劳，出现严重的腰酸背痛、全身酸胀无力的现象，有些人就喜欢去做做按摩。需要提醒的是，女性在月经期间，做按摩要谨慎，最好不要做足部、腰部的按摩。因为此时，子宫和周围的卵巢等器官都会充血，出现腰背酸痛是正常的现象。子宫因充血而体积增大，重量增加，和腹腔后壁的附着能力相对减弱。这时选择按摩捶打腰部的方式来舒缓疲劳和减轻酸胀，有百害而无一利。

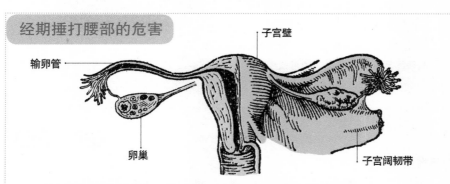

经期捶打腰部的危害

输卵管
子宫壁
卵巢
子宫阔韧带

❶ 大力按摩或捶打腰部，反而会进一步加重盆腔充血，使腰痛加剧。

❷ 可能引起皮下出血，阻碍子宫内膜脱落后的修复。

❸ 方法不当还会使经期延长，出血量增加。

❹ 同经期剧烈运动一样，会使子宫受到强烈震动而脱离原位，引发子宫下垂，甚至脱位。

◉ 补血养气的乌鸡白凤丸

乌鸡白凤丸算得上是最著名的妇科中成药了。主要成分是乌鸡的肉、骨，并辅以人参、黄芪、当归、白芍等中药。女性"以血为本""以肝为先天"，乌鸡白凤丸气血双补，但以养血补肝为主，具有补气、养血、调经、止带、阴阳双补等多种功能，对月经不调有很好的疗效，还能美容养颜。

③

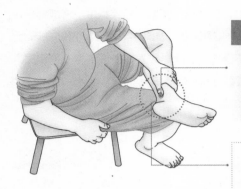

太溪穴

位置：位于足内侧，内踝的后方，当内踝尖与跟腱之间的凹陷处。

功效：可治疗肾炎、膀胱炎、遗精、遗尿和女性的各种子宫性疾病。

正坐，一只脚放在另一侧膝盖上。手轻握脚，四指置于脚背，拇指弯曲，从上往下刮按，每天早晚各按摩1~3分钟。

黄帝内经养生智慧全书

● 对症茶方

【莲子花茶】

配方：花茶 3 克，莲子 30 克，冰糖 20 克。

制作：(1) 把用温水浸泡过的莲子与冰糖一同放入锅中炖烂；

(2) 把花茶用沸水冲泡 5 ～ 10 分钟，取茶汁与莲子汁混合，即可饮用。

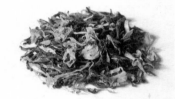

花茶是由精制茶坯与具有香气的鲜花混合，经过一定的加工过程，使茶叶吸附鲜花的芳香气味而成的。

对症食谱

【山药板栗猪肚煲】

原料：猪肚 1 个，山药 350 克，板栗 50 克，姜、料酒、盐各适量。

制作：(1) 山药洗净、去皮，切小块；板栗去皮。

(2) 猪肚用盐搓洗数遍后，洗净切条，加入姜、料酒适量和水，煲煮。

(3) 煲至八成熟后，放入山药、板栗煲熟，加盐调味即可。

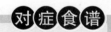

◆ 桂圆适合在经期吃吗？　　　　　　　　　　　　　TIPS

　　桂圆也叫龙眼，性温味甘，可以养血益脾、补心安神，对于血虚引起的头晕、心悸、失眠、神经衰弱等有效。但因为桂圆有比较强的活血作用，在经期吃了会引起月经过多。此外，孕妇也不适合吃桂圆，容易引起流产。

低血压——"气"无力行血了

人的正常血压范围是收缩压应小于 140 毫米汞柱、舒张压小于 90 毫米汞柱。当血压出现长期持续低于正常范围的状态，即收缩压小于 90 毫米汞柱或者舒张压小于 60 毫米汞柱，称为慢性低血压。据统计，慢性低血压的发病率为 4% 左右，老年人群中可高达 10%。低血压的人最明显的症状就是经常疲劳、头痛，还会伴有记忆力减退、睡眠障碍和失眠。当低血压的人从坐着的姿势突然变换体位站起来的时候，就会感到头晕、眼前发黑、耳鸣，还会两脚发软，站立不稳。

在中医上讲，"运血者，即是气"。认为气能行血，血液是依靠气来推动的，气是血液循环的动力。气虚的人，就像水泵没了动力，自然没办法把血液有力地输送到全身，所以才出现了低血压。所以，体质性低血压要从补气做起，气补回来了，才能推动血液，从根本上改善低血压的症状。

● 低血压时常见疲劳、头痛、眩晕

低血压的人最明显的症状就是经常疲劳，这种乏力并非都是因疲劳过度所致，通常情况下，这种倦怠感与患者实际工作或活动所消耗的体力并不相称。尤其是体力劳动，低血压患者会感到尤其吃力，即使工作量不大，他们也会觉得消耗了很多体力。

除了疲劳，头痛也是低血压患者的一大烦恼，他们经常会被头痛困扰。这种疼痛往往是在紧张的脑力或体力活动后出现，有时很轻微，有时可以很严重，会让人"头痛欲裂"。这样的头痛还会伴有记忆力减退、睡眠障碍和失眠症状。

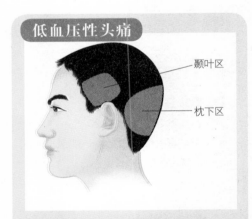

低血压性头痛

颞叶区

枕下区

低血压性头痛常常是头顶（颞叶区）或耳后颈上的部位（枕下区）的隐痛，还有伴随心跳的搏动性疼痛。

3

● 饮食注意事项

与高血压相反，低血压患者可以适当地选择高钠、高胆固醇的饮食。盐每日的摄入量可以在 12~15 克。动物脑、动物肝、蛋、奶油、鱼卵、猪骨等含胆固醇多的食品可以适量常吃，提高血胆固醇浓度，有利于增加动脉紧张程度，使血压上升。可以经常吃莲子、桂圆、红枣、桑葚等具有养心益血、健脾补脑功效的果品。多食补益气血、温补脾肾的食物，如药膳中的人参炖瘦肉、当归煲羊肉、三七炖鸡等，对改善低血压症状都十分有益。

特效穴推荐

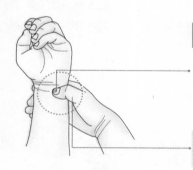

神门穴

位置：手腕关节的手掌一侧，尺侧腕屈肌腱的桡骨侧凹陷处。

功效：提神解乏，能改善精神状态，对神经衰弱、失眠、健忘、心烦等症有效。

用另一只手的四指握住手腕，拇指弯曲，掐按穴位，每天早晚各 1 次，每次 3~5 分钟。

● 对症茶方

【红枣党参茶】

配方：红枣 20 颗，党参 20 克。

制作：红枣去核，和党参一起放进锅里，加水约 500 毫升，煮沸，小火煮 20 分钟，滤渣代茶饮。

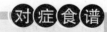
对症食谱

【山药薏苡仁红枣粥】

原料：鲜山药 200 克，太子参 20 克，薏苡仁 50 克，红枣 15 颗。

制作：(1) 山药洗净去皮切成块；太子参洗净后用适量清水泡涨；红枣、薏苡仁洗净待用。

　　　(2) 砂锅里加适量水，放入各种材料后煮沸，再用小火煮至薏苡仁烂熟即可。

适用症：早晚食用可补气养血、健脾生津、养肝益肾。适用于低血压、脾胃虚弱、贫血乏力、精神倦怠。

黄帝内经养生智慧全书

调节饮食，把"气"吃进去

气虚是中医讲的虚证之一，是身体缺乏某些东西而造成的亏虚。对于虚证，最常见的办法就是补养，而气虚自然就需要补气了。那么我们在饮食中怎样吃能补气呢？适合吃什么呢？在补气的同时还要注意些什么呢？

健脾宜多食甜味食物

气虚的人适合多吃性平味甘或甘温的食物。根据中药"四气五味"学，平性食物、药物介于温热和寒凉之间，作用比较平和，不论寒证热证，皆可配用；味甘之物就是味道甜的食物或药材，一般具有滋补、和中或缓急作用，多用于虚证的补养。

气虚则多因伤肝而使正气受损，进而导致包括脾胃在内的气机中转站受累。因此，气虚体质的调理要首先从养脾入手，适当地多吃味甜的食物可以很好地养脾，如谷类中的糯米、黑米、黍米、燕麦等，蔬果要多吃南瓜、红枣、桂圆等。中医认为"多辣伤肝"，辛辣刺激的食物如辣椒等，气虚体质的人不宜食用。

注意补气，莫破气

气虚一般不容易造成大毛病，相对于其他偏颇体质来说，危害较小，所以在滋补身体的时候，只需扶助身体正气即可。一般营养丰富的食物，含有多种对人体有益的物质，只要经常食用，使人体各种营养成分充足即可。

因此，气虚的人适合平补。相对阴虚者的清补和阳虚者的温补而言，平补是一种相对缓和滋补方法，指用甘平和缓的食物或滋补药治疗各种体虚、慢性病症。可食茭白、南瓜、莲子、桂圆、黑芝麻、红枣、核桃等。

与补气相对，有些食物能够削弱和破坏身体中的元气，我们把这种作用称为食物的破气作用。在我们的饮食中，许多很常见的食物都有非常强的破气作用，如白萝卜、芹菜、山楂等都属于这一类，气虚的人应该忌食此类食物。

气虚适宜药食同补

在使用食疗的时候，也可以在其中加入一些补气的中药，来加强疗效。补气的中药自然首推人参，人参最主要的作用，就是补充元气，尤其适合于各种元气不足者。需要提醒大家的是，人参不能滥用，尤其不能与萝卜同食，否则就好比酸与碱发生中和反应生成水一样，两者对人体有益的成分刚好抵消，白白浪费了两种好材料。

黄芪也是气虚者的首选，与人参一样，黄芪也是补气良药，但二者又各自有侧重点。人参大补元气，多用于虚脱、休克等急症，能起到民间所说的"起死回生"作用。平常不宜多用，否则容易上火。黄芪则刚好弥补了人参这方面的不足。它可以经常食用，对虚证有较好的疗效，很有细水长流的味道。

还有一味药值得推荐，那就是白术。白术也是健脾益气的主要药物，尤其适合于治疗气虚型便秘。有胃胀、打嗝、饭后腹部胀满、消化不良、乏力等症状的胃气虚的人，还可靠经常服用参苓白术丸来调理。

营养均衡，宜荤素搭配

气虚的人要多注意补充营养，以"谷气"补"元气"。在日常饮食中，要荤素搭配，营养均衡，不可偏废一方，荤素最适合的比例是1：1。但需要注意的是，菜肴不宜过于油腻味重，否则食物积滞在胃里，本来气虚的人就脾胃虚弱，这样一来就更会伤了脾胃而引起消化不良。所以无论荤素，都应该保持清淡，口味适中。

气虚的人一般会因肠胃受肝气虚弱所累，而出现肠胃消化功能弱的症状，因此在日常饮食中，主食和菜肴应做得软烂、易消化。适合多吃煮炖的食物，并可以适当地延长烹饪时间来增加食物的软烂程度，而尽量少采用炒、煎、炸等使食物不易消化的烹饪方法。易消化的汤、粥、羹类食物是气虚体质者的饮食首选，如经常喝各种肉汤、骨头汤、肉糜粥等，都能够非常有效地养元补气。

饮食的荤素搭配

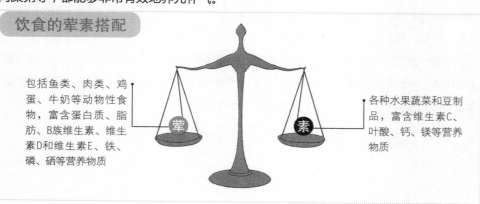

包括鱼类、肉类、鸡蛋、牛奶等动物性食物，富含蛋白质、脂肪、B族维生素、维生素D和维生素E、铁、磷、硒等营养物质

荤

素

各种水果蔬菜和豆制品，富含维生素C、叶酸、钙、镁等营养物质

饮食宜忌 ⑤

禁忌食物

不适合气虚体质者食用的食物有白萝卜、山楂、大蒜、薄荷、紫苏叶、荞麦、茶叶、蚕豆、荸荠、芹菜、黄瓜、豆芽、海带、紫菜、茭白、莲藕、芥菜、苦瓜、空心菜、西瓜、香瓜、梨、橘子、橙子、柚子、杨桃、柿子、菊花、麦冬、豆蔻、芫荽、螃蟹、蛤蜊、蚌类。

适宜食物

红薯

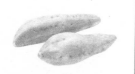

性平味甘，有补虚乏、益气力、健脾胃、滋肾阴的作用，对于体虚引起的少气无力、肠胃不通、便秘等症有较好的治疗作用。作为主食可治疗脾虚。吃多了会出现腹胀、反酸、烧心、打嗝等不适。

粳米

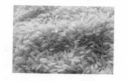

味甘淡，性平和。补中益气、平和五脏、补脾胃、止烦渴，还用于呕吐、腹泻、脾胃阴伤、胃气不足、口干渴等。粳米粥适合久病体虚者、产后女性、老年人、婴幼儿等消化能力较弱的人食用。

糯米

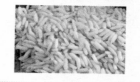

又称江米，性温味甘，营养丰富，具有补中益气、健脾养胃、止虚汗的功效，还能缓解腹胀腹泻、食欲不佳等症状。适合煮稀粥服用，可用于配合治疗慢性胃炎、消化性溃疡。

山药

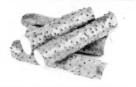

性平味甘，不热不燥，既可补脾气而又有益于胃阴，能治疗气虚引起的食欲不振、脾胃虚弱、腰膝酸软、虚胖等症。还可滋肾益精，常食可强身健体、延年益寿。有炖菜、煮粥等多种食用方法。

胡萝卜

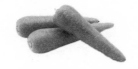

性平味甘，有健脾和胃、补肝明目、清热解毒等多重作用，对于营养不良、肠胃不适、便秘等症有较好的治疗作用。气虚体质者除了可以常食胡萝卜菜肴，还可将其切丁熬粥。

黄豆

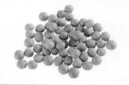

又称大豆，性平味甘。用于治疗脾胃虚弱、大便不调、小便不利、水肿等，还有解毒功效。大豆异黄酮能延迟衰老、降血脂和预防癌症。黄豆芽可预防心脑血管疾病，有健脑、抗癌的作用。

黑豆

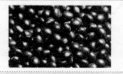

味甘性微寒。具有健脾利湿、补肾益阴、除热解毒、养血美容等功效。含有丰富的维生素和蛋白质，不含胆固醇，一般煮熟食用或配药熟食。可搭配其他材料，制成豆汤、豆浆等食用。

豌豆

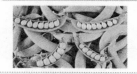

味甘性平。具有和中生津、补中益气、调理脾胃、止泻痢、利小便、消痈肿等功效。食疗方有核桃仁豌豆泥、豌豆鸭条、豌豆粥等。豌豆淡煮，常吃可治疗糖尿病；豌豆炖羊肉有很好的补气效果。

香菇

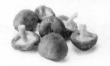

味甘性平凉。补肝肾、健脾胃、益气血、化痰理气、益胃和中、解毒、抗肿瘤的功效。气虚头晕、贫血、自身抵抗力下降以及年老体弱者宜食。用于食欲不振、身体虚弱、小便失禁、大便秘结、形体肥胖等症状。

豇豆

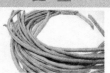

味甘性平。能健脾开胃、利尿除湿、理中益气、健胃补肾、清热解毒、止血。可用于治疗女性脾虚带下，或湿热尿浊，小便不利等。嫩豇豆腌渍成酸豆角佐餐甚佳，还可做成红油豇豆食用。

土豆

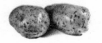

味甘，性平、微凉。具有健脾利湿、解毒消炎、宽肠通便、降糖降脂的功效。能治疗消化不良、习惯性便秘、慢性胃痛、关节疼痛等。还能预防心血管系统疾病和动脉粥样硬化的发生。

茄子

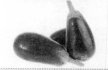

性凉味甘。能清热止血、消肿止痛、宽肠。大便干结、痔疮出血的患者适合多吃茄子。可以选用紫茄同大米煮粥吃。还可降低胆固醇，促进伤口愈合等。脾胃虚寒、哮喘者不宜多吃。

羊肉

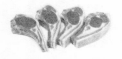

味甘性温。甘而不腻，性温而不燥，能补肾壮阳、祛寒暖中、补益气血，还能健脾开胃，非常适合冬天食用。是补阳气的好食物，用于气血不足、阳虚引起的脾胃虚冷、食欲不振、尿频等症状。

牛肉

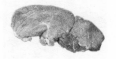

性平味甘。有补中益气、滋养脾胃的作用，古有"牛肉补气，功同黄芪"之说。牛肉含有丰富的蛋白质、脂肪和维生素。牛肉炖汤或用牛肉适量与大米煮粥服用，对脾胃虚弱者的恢复有很好的效果。

鸡肉

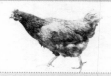

性温味甘。鸡肉营养丰富，有多种滋补作用，有温中益气、健脾胃、活血脉、强筋骨等作用，能治疗月经不调、营养不良、畏寒怕冷、虚弱贫血等虚证。适宜煮粥，或与其他材料一起煲汤。

5

气虚型体质的养生食谱

雪梨豌豆炒百合

【原料】 雪梨 1 个，鲜百合 30 克，豌豆荚 100 克，
南瓜 200 克，柠檬、盐、鸡精、淀粉、食用
油各适量。

【制作】 （1）雪梨、南瓜洗净削皮切片，豌豆荚、鲜
百合洗净；柠檬挤汁备用。

（2）各种材料过水后捞出，锅中加油烧热，
放入材料翻炒片刻，加盐、鸡精等调味，用
淀粉勾芡后起锅即可。

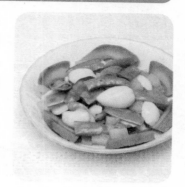

养生三白

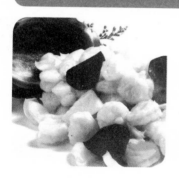

【原料】 虾仁 50 克，雪蛤 10 克，玉兰 20 克，盐、
食用油、鸡精、蚝油各适量。

【制作】 （1）玉兰泡软切片，焯水；虾仁洗净；雪蛤浸
泡数小时洗净，放入开水中煮片刻，捞出沥干。

（2）锅里放油烧热，放入虾仁翻炒数下，加
入盐、鸡精、蚝油，放入雪蛤翻炒至八分熟，
放入玉兰片炒匀即可。

人参鹌鹑蛋

【原料】 鹌鹑蛋 12 个，人参 7 克，盐、香油、白糖、
高汤、酱油各适量。

【制作】 （1）将人参煨软、切段后蒸 2 次，收取滤液。

（2）鹌鹑蛋煮熟去壳，一半用盐、味精腌
渍 15 分钟，另一半用香油炸成金黄色备用。

（3）高汤、白糖、酱油调成汁，和鹌鹑蛋
一起下锅翻炒，同汤汁一起起锅，再加入
另一半腌渍的鹌鹑蛋即可。

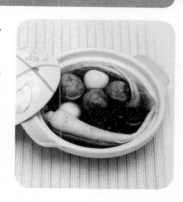

板栗香菇焖鸡翅

【原料】 香菇6朵，板栗200克，鸡翅100克，食用油、盐、料酒、蚝油各适量。

【制作】 （1）板栗去壳；香菇泡水；鸡翅洗净剔骨，用淀粉、蚝油、盐腌渍25分钟。

（2）油锅烧热，放入板栗翻炒，再放入香菇、鸡翅翻炒，熟透后加适量开水、蚝油、盐，焖10分钟即可。

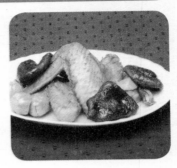

香菇鸡丝粥

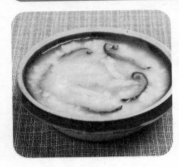

【原料】 鸡胸肉200克，枸杞子10克，香菇2朵，冬笋50克，大米60克，葱少许，盐适量。

【制作】 （1）将米熬煮成粥；鸡胸肉洗净去皮切丝，冬笋、香菇洗净切丝，焯水备用。

（2）冬笋、香菇、鸡肉丝放入熬煮好的粥中，焖煮20分钟，放入枸杞子、葱花再煮片刻，加盐调味即可。

扁豆炒豆干

【原料】 扁豆300克，豆干300克，黄豆、百合各30克，花椒、红辣椒、食用油、盐、酱油各适量。

【制作】 （1）黄豆煮熟；百合焯水；红辣椒洗净去籽去蒂，切片。

（2）豆干切长薄片，放入油锅炸1分钟，捞出控油，切小块薄片。

（3）热油放入花椒爆香，加入扁豆翻炒至五成熟，加入盐、酱油、黄豆、百合、红辣椒继续翻炒至熟。最后放入豆干，翻炒均匀入味即可。

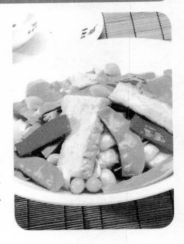

参茶最能补气虚

西洋参红枣茶

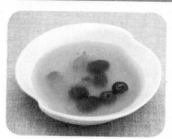

【配方】西洋参 3 片、红枣 5 颗、冰糖适量。

【制作】将红枣、西洋参洗净、沥水；红枣切开枣腹，去掉枣核，备用。红枣、西洋参放入锅中，加 500 毫升水，煮滚后，用小火再煮 20 分钟，直到红枣和西洋参的香味都煮出来。滤掉茶渣，加入适量冰糖，代茶饮用即可。

额外推荐

【桂香茶】

　　具有暖身功效的红茶搭配肉桂，就成了桂香茶。

冲泡方法：在茶壶中放入红茶，再加入肉桂粉，倒入热水，盖上壶盖适当浸泡后即可饮用。可根据个人爱好放适量的白糖。

【杜仲茶】

　　杜仲茶在中国被视为"长寿不老仙茶"。可暖身祛寒，促进血液循环，缓解腰痛。

冲泡方法：600～800 毫升水中，投入市面上出售的 1 茶包杜仲茶（约 3 克），小火煮沸后继续用小火煮 5 分钟后饮用。也可在小茶壶中冲泡。

【高丽参绿茶】

　　对于气虚者，龙井、毛峰等绿茶与有"补气之王"美誉的高丽参是绝配。高丽参可在药店购买。

冲泡方法：在温热的单人份茶杯中放入适量茶叶和 5 片高丽参（干燥、切片），注入 200 毫升约 90℃的热水，盖上茶盖浸泡，约一半的茶叶沉下去时就可以饮用了。

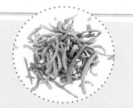

肉桂：有补元阳、暖脾胃、除积冷、通血脉的功效。主要用于治疗肢冷脉微、腹痛腹泻、腰膝冷痛、经闭、阴疽，以及虚阳浮越、上热下寒。

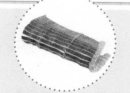

杜仲：有补肝肾、强筋骨、安胎之功。可治腰脊酸疼、足膝痿弱、小便余沥、阴下瘙痒、胎漏欲坠、胎动不安、高血压等。

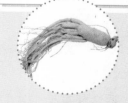

高丽参：大补元气、健脾生津、安神。治劳伤虚损、食少、大便滑泻、虚咳喘促、尿频等症状，还可治女性崩漏、小儿受惊、久虚不复等病症。

瑜伽练习，轻柔的养生运动

气虚的人不适合做剧烈运动，过度疲劳会加重气虚的症状，而一些轻度的有氧运动，如散步、慢跑、打羽毛球等都非常适合气虚体质的人。其中，瑜伽尤其值得推荐。瑜伽动作轻柔、舒缓，能伸展身体、增强力量、耐力和强化心肺功能，有益健康。此外，它能促进心灵的和谐和情感的稳定，使生理、感情和心理状态同时得到改善。

做好准备，开始瑜伽吧

● 时间

清晨 4~6 点是练习瑜伽的最佳时间，这时候环境清新，肠胃和大脑还处于安静状态，容易进入瑜伽练习的深层状态。但只要保证空腹的状态，在早晨、中午、黄昏或睡前来练习瑜伽都是可以的。

● 地点

最好在宽敞、舒适的房间内或者阳台上，有足够的空间适合伸展身体。保证通风好、空气清新，摆一些绿色植物或鲜花，再加上一些轻柔的瑜伽音乐更有助于放松。

● 衣着

适合穿宽松柔软的棉质瑜伽服，保证透气吸汗、身体不受拘束。要脱掉鞋子，最好也不要穿袜子，并且摘掉身上的饰物。

● 饮食

练习前 1 小时，可以喝一些牛奶、酸奶、蜂蜜、果汁等。练习时，应该适当喝水。结束 1 小时后再进餐，要避免油腻、辛辣的食品。饭后 3 小时内不宜练习瑜伽。

● 道具

可以使用专业的瑜伽垫，减小地面太硬或不平坦带来的不舒适感。或用干净的地毯或毛毯代替，但要注意防滑。不要在太软的床上练习，否则容易失去平衡，拉伤身体。

● 沐浴

沐浴前后的 20 分钟内都不要练习瑜伽，否则会消耗身体内储存的能量，伤害身体。在练习瑜伽前 1 小时左右洗个冷水澡，有助于发挥瑜伽的效果。

简单实用的瑜伽四式

● 战斗式

【动作】（1）直立，左脚向前迈出，与右脚成 45 度。

（2）左腿弯曲，上臂尽量往上伸，贴近头部，正常呼吸，保持 30 秒。

（3）呼气还原，换另一条腿重复。

【功效】按摩腹部器官，改善脏腑的功能，增强平衡感。

● 蛇式

【动作】（1）俯卧，手掌撑地。

（2）吸气，头部和胸部向后抬起，腹部贴地。尽量抬到最高，保持屏息 6 ~ 8 秒。

（3）呼气，还原放松。

【功效】促进胰脏、肝脏等消化器官活动，治疗月经不调的病症。

● 顶峰式

【动作】（1）跪在地上，双手撑地，脚尖着地。

（2）吸气，双腿伸直，抬高臀部，背部和颈部挺直，和双臂成直线，保持 30 秒。

（3）呼气，还原放松。

【功效】消除小腿疲劳，促进头部血液循环，改善坐骨神经痛和肩周炎。

● 锄式

【动作】（1）仰躺，双腿并拢，双手放在体侧，掌心贴地。

（2）吸气，双腿抬过头部，尽量接近地面，臀部和大腿绷紧，保持 20 秒。

（3）呼气，还原放松。

【功效】伸展胸部、肩膀，缓解压力、疲劳和坐骨神经痛。

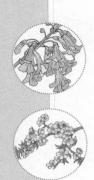

本章看点

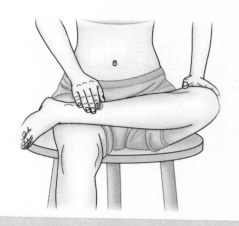

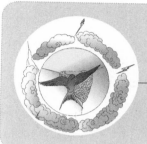

第三章
血虚型体质

　　血是构成人体必不可少的物质之一。心主血，血藏于肝，统于脾，布于肺，根于肾。血依靠气的推动，在脾、肺的共同协助下，随着气的升降而循行全身，支持着人身体的各种活动。血的生成有赖于水谷精微、精髓、津液和营气，如果某些元素缺乏了，血就像失去了源泉的河流，自然就会血虚了。

① 你是血虚型体质吗

自我舌诊

对着镜子，先来看看你的舌头吧，如果你的舌头是下面这个样子的，那你就是血虚了。

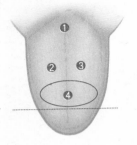

❶ 舌质血色较浅或发白；

❷ 舌苔较薄，隐约不明显；

❸ 舌面光滑，或有裂纹；

❹ 与其他体质相比偏小。

体质特征

头晕乏力，耳鸣，目眩，直立时尤其严重，容易心悸失眠

毛发稀疏、干枯、枯黄，无光泽，脱发掉发，少白头

眼睛干燥少津，痒、痛或者眼皮跳，看东西模糊，容易疲劳

脸色苍白无光泽，嘴唇淡白，眼睑淡白少血色，眼睛易疲劳

皮肤干燥，肤色白或萎黄，没有光泽，掉皮屑，经常感到瘙痒，过早产生皱纹

月经量少、延期甚至经闭，大便燥结，小便不利

身体偏瘦，手脚发抖，痉挛，指甲发白、易断

● 性格特点

性格较内向，不善言辞，不张扬；
畏缩胆小，不敢去尝试冒险，缺乏胆量和创新精神；
对陌生的环境和人保持一定距离，不擅长交际。

黄帝内经养生智慧全书

如何正确认识血虚

有些人会有面色无华、皮肤干燥、大便干结、头晕嗜睡、失眠多梦、双眼干涩、脱发白发等多种症状。这就是血虚，是由血量不足、血质失常或血液功能障碍而引起的体质。

过度劳累，伤气也耗血

《黄帝内经》中指出，"心主血，肝藏血，脾统血""目受血而能视，足受血而能步，掌受血而能握，指受血而能摄"。说明全身的活动都要靠血液的供养。

当人生活规律、起居正常时，气和血也能发挥正常的作用，工作时精力充沛，休息时也各自休养生息，为第二天的工作酝酿新的气血。当人过度劳累时，就是在过度地使用气和血，今天的气血已经用完了，需要休息一下再造，人体却没有给它们重新生化的时间，所以第二天人体再用到气血时，已存的气血就会出现供不应求的情况。久而久之，气虚了，血也虚了。

此外，用脑过度也会带来血虚。有些人 30 多岁就长了白头发，或者年纪轻轻就脱发谢顶。究其原因，是工作压力大，休息太少，用脑过度。所以从某种意义上来说，过度用脑，就是过度用血，耗脑就等于耗血，长期过度用脑必然导致血虚。

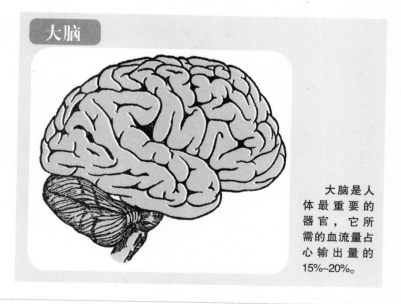

大脑

大脑是人体最重要的器官，它所需的血流量占心输出量的15%~20%。

脾胃虚弱，水谷不足会血虚

血液的生成，既有先天的肾精作用，也与后天精气密切相关。后天精气的形成赖于脾胃的工作。中医认为脾"主运化"，是因为脾能将食物中的营养成分转变为水谷精微，再化成气血运送到全身，不能利用的废物则变成垃圾，通过大肠排出体外。胃负责消化，只有经过胃消化的食物才能供给脾利用来生血。

如果脾胃虚弱了，我们吃的食物就消化不掉，所以有的人大便不成形，根本原因就在于此。这样人体无法吸收食物的精华，水谷精微就无法转化为气血。人体长期脾胃虚弱，即使吃很多营养丰富的食物也不能被身体利用，不能帮助生血，身体就很可能出现血不足的状况，久而久之就形成了血虚体质。

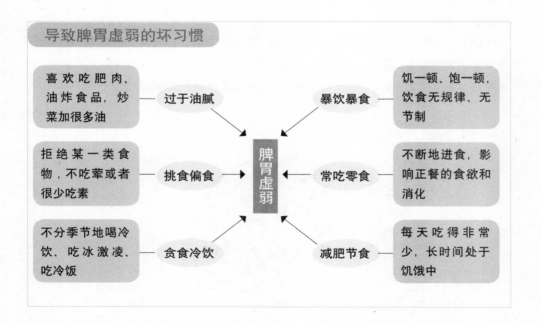

血虚引出身体大问题

血液是人体生命的河水，血虚就像是人生命的河水枯竭了，会带来身体的营养缺乏、滋养不足等一系列的问题。血虚了，随之而来的便是贫血乏力、面白憔悴、头昏眼花等，身体由内到外都会出现各种问题，因此血虚引起的毛病不容忽视。

贫血——血虚最亲密的伙伴

要了解什么是贫血，就要从我们的血液说起。血液在心脏的驱动下，在血管构成的管道中流通、循环，把各种各样的营养带给全身。其中，最重要的营养之一就是氧气。氧气把红细胞里的血红蛋白当作交通工具，它依附在血红蛋白上到达身体各部位。

贫血，顾名思义，就是血少了，其实更准确地说是红细胞数和血红蛋白少了。如果你嘴唇泛白，舌头少血色，翻开眼睑，眼睑内表面看不到充足的毛细血管，那你就有可能是贫血了。当然，是否贫血要到医院做血液检测才能确定。

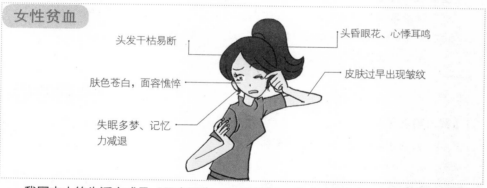

女性贫血

头发干枯易断

头昏眼花、心悸耳鸣

肤色苍白，面容憔悴

皮肤过早出现皱纹

失眠多梦、记忆力减退

我国古人的生活方式是"日出而作，日落而息"。从中医的角度看，这是很好的养血方法，因为天黑之后至凌晨 1 点，是人体造血的时间。每天晚上 11 点前睡觉，血气基本能平衡，略有剩余。日落而息，尽早休息，人体血气会呈上升趋势，偏颇体质者可逐渐走向健康。

● 不妨试试"大鱼大肉"

俗话说"吃什么补什么"，所以贫血了就多吃一点"大鱼大肉"，非但不会危害身体，反而是大有裨益的。补充血液所需的原料，如蛋白质、矿物质等，在动物类食品中的含量都非常丰富。最好的补血食物有动物肝脏及血液、瘦肉、带鱼，还有如红枣、红豆、桂圆等效果也很好。

◆ 贫血不宜过多饮茶

茶是养生的好东西，但对贫血的人来说就并非如此了。茶中含有鞣酸，在胃里会和其他食物中的铁元素形成鞣酸铁，鞣酸铁是不溶性的，这样就阻碍了铁的吸收，使贫血病情加重。所以贫血患者不宜过多饮茶。

特效穴推荐

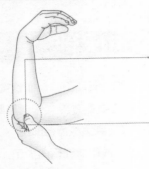

小海穴

位置：肘内侧，尺骨鹰嘴与肱骨内上髁之间的凹陷处。
功效：按摩此处，促进小肠吸收营养，使气血运行通畅，还能清热消炎。

伸臂屈肘向头，前臂与上臂约呈90度，另一只手轻握肘尖，拇指指腹垂直向两骨间揉按，每次1~3分钟。

● 对症茶方

【桂圆红枣茶】

配方：冰糖 50 克、桂圆肉 50 克、去核红枣 10 颗。

制作：锅中加入水和红枣煮，红枣煮熟后，加入桂圆肉和冰糖，再煮 15 分钟即可。

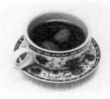

对症食谱

【鸭血粉丝汤】

原料：鸭血 200 克，粉丝 100 克，葱丝、姜丝、香菜、盐、辣油各适量。

制作：(1) 鸭血切片，粉丝泡发。

(2) 锅里加水和葱丝、姜丝、盐，放入鸭血煮 15 分钟，再加粉丝煮 2 分钟。

(3) 盛出后，加香菜、辣油调味即可。

【干锅鳝鱼】

原料：鳝鱼 250 克，青椒 30 克，红油、料酒、盐、豆瓣酱、食用油、葱、姜、蒜各适量。

制作：(1) 鳝鱼洗净，用盐、料酒腌渍；青椒、葱、姜、蒜洗净切片。

(2) 油烧至七成热，将鳝鱼和青椒倒入翻炒数下，捞出。

(3) 葱、姜、蒜下锅，加豆瓣酱炒散，倒入鳝鱼和青椒，加盐、红油等调味后即可。

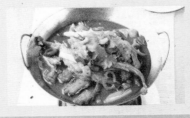

干眼症——"久视伤血"的结果

在我国，干眼症的发病率为 2.7%，约有 3000 万患者，多发于秋冬季。干眼症的患者常常觉得眼睛干涩、疲劳，尤其在读书和看电视时症状最为严重。这是什么原因呢？

其实很简单，眼睛分泌的眼泪减少了，自然就会出现干眼的症状了，这就是干眼症。尤其是当工作需要注意力集中时，人们眨眼的频率会明显减少，这时我们分泌的泪液就更加难以充分地滋润整个眼睛了，干眼的症状就会愈发严重。还有另一个容易发生干眼症的人群就是老人，老人的泪腺萎缩退化，泪液的滋润效果也变差了，所以会得干眼症。再加上很多患者平时不知道应如何进行患眼护理，而使病情进一步加重。

◉ "肝血不足"就会眼干

在人的各种脏腑中，尤以肝与目的关系最密切。中医认为，肝有贮藏血液和调节血量的功能。当人休息或情绪稳定时，人体需要的血量较少，多余的血液就储藏在肝中；当工作或情绪激动时，肝就排出储藏的血液，供人体活动。

中医认为，"肝脉系目""肝开窍于目"，人体五脏的精华都注于目。中医还讲"五劳"所伤：久视伤血，久卧伤气，久坐伤肉，久立伤骨，久行伤筋。其中，第一伤就是久视伤血。肝血不足时，无力濡养于目，人就会感觉眼睛干涩，或者眼皮不停地跳。

干眼症的症状

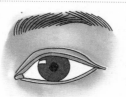

❶ 总感觉有异物刮擦，或有沙粒；

❷ 干燥、刺痛感或烧灼感；

❸ 间歇性模糊，易疲劳；

❹ 可能有畏光或其他的视力问题。

◉ 养眼、润眼有良方

尽管眼睛是个很"娇气"的器官，但要想保养它也不是一件难事，很多小方法都能做到。

常闭眼	改变电脑的底色	多吃黄色食物	眼药水救急
用眼1小时后，就闭上眼睛，转动眼球，同时按摩一下穴位，效果会更好。	可以把电脑原来的白色底色调整成浅绿色，对长时间用电脑的人来说很有必要。	鱼油中的维生素A和黄色食物中丰富的胡萝卜素，都对保护眼睛大有益处。	眼药水是滋润眼睛最直接的办法，但不可常用，症状严重时可用来缓解眼干。

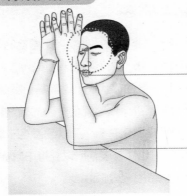

攒竹穴

位置：眉毛内侧端，眼眶骨上凹陷处。

功效：按摩此穴位，能缓解眼睛红肿、疼痛，视物不清等，还能治疗结膜炎。

双手拇指由下向上，向眉棱骨按揉，每次1~3分钟。

● 对症茶方

【菊杞茶】

配方：菊花、枸杞子、绿茶各适量。

制作：用热水冲泡，待绿茶、菊花泡开后，滤去茶渣即可饮用。

功效：《本草纲目》中记载菊花"性甘、味寒，具有疏散风热、平肝明目之功效"，能让人双目明亮，特别对用眼过度造成的双眼干涩有较好的疗效。枸杞子养阴明目，促进病变角膜的修复。绿茶可以祛火润燥，具有清肝明目的功效。

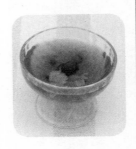

对症食谱

【胡萝卜炒鸡蛋】

原料：鸡蛋3个，胡萝卜100克，食用油、盐、鸡精、花椒粉、葱、姜等各适量。

制作：(1) 胡萝卜去皮洗净切丁，焯水沥干。

(2) 鸡蛋打入碗中搅匀，葱、姜洗净切丝。

(3) 油锅置火上烧热，放入葱、姜爆香，加入胡萝卜炒熟，加入盐、鸡精、花椒粉，同时滑入蛋液翻炒至熟即可。

【熘肝尖】

原料：鲜猪肝200克，胡萝卜20克，玉兰片、黑木耳、酱油、醋、湿淀粉、料酒、食用油、盐各适量。

制作：(1) 将猪肝洗净切片，裹一层湿淀粉和盐；玉兰片和胡萝卜洗净切片焯水；黑木耳洗净泡发。

(2) 锅里放油，放入猪肝翻炒，再放入玉兰片、胡萝卜、黑木耳炒熟。

(3) 酱油、醋、湿淀粉、料酒调汁，倒入锅中，变黏稠即可出锅。

月经不调与不孕——女性心里的痛

现代社会中，很多原因都会引起月经紊乱，不少女性都会遇到这种问题。月经日子忽前忽后，很少会"如约而至"，有时又毫无规律地或多或少、断断续续，最影响人的情绪，去看医生才得知自己是月经不调了。月经不调的女性，不容易怀孕，闭经的女性更不可能怀孕，这种情况就更糟糕了。

中医上解释为，当人的身体正气不足时，就会导致肾气亏损，卵巢功能、体内激素调节紊乱，血海不能按期充盈满溢。结果必然气血亏虚，五脏六腑不能按时按量地得到气血的濡养，久而久之便形成气虚血虚，必然会导致行经规律失常，月经周期就乱了套。

◉ 保持心情舒畅

"百病源于心"，女性的月经周期更容易受到情绪的影响。女性心情抑郁时，内分泌系统功能也就失调了，月经周期自然不能步入正轨。只有保持良好的情绪，内分泌、消化、免疫系统才会正常工作。身体舒适健康，月经也会回归正常了。

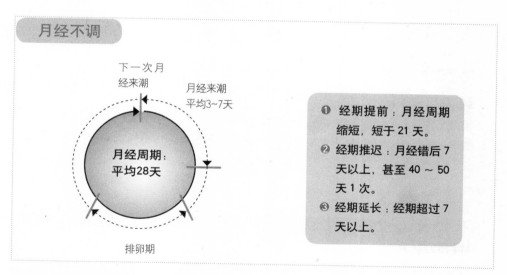

月经不调

下一次月经来潮

月经来潮平均3~7天

月经周期：平均28天

排卵期

❶ 经期提前：月经周期缩短，短于 21 天。
❷ 经期推迟：月经错后 7 天以上，甚至 40 ~ 50 天 1 次。
❸ 经期延长：经期超过 7 天以上。

◉ 饮食补血调月经

女性每次月经都是一个失血的过程，如果不注意休息和营养，就会因此而血虚。因此，女性在日常饮食中除了要补充蛋白质，还要注意多吃一些补血的东西，如红枣、红豆、芝麻、花生、桂圆，用来煲汤煮粥都是不错的选择。

滋补的食物之所以常常做成粥和汤，是因为粥和汤的烹饪时间较长，不

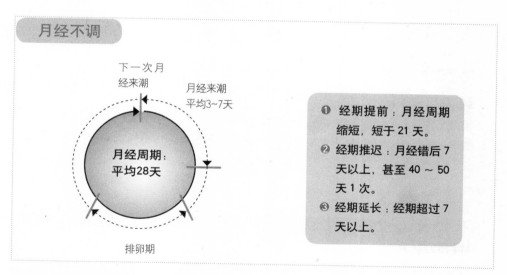

③

仅能使食物软烂易消化，还能充分地释放出食物中的营养，是各种饮食中最适合用来滋补身体的。另外，粥和汤还能较长时间地保持温热，不会因为变凉而损伤肠胃。

另外，要忌食辛辣、热性的食物，这些会加重血虚风燥的症状，让女性身体里的阴阳失衡更加严重，不仅不利于月经周期的调整，还会让人"上火"。

特效穴推荐

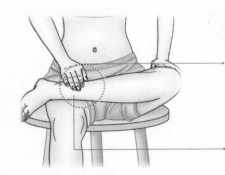

三阴交穴

位置：位于小腿内侧，脚踝以上3寸的地方。
功效：补益肝、脾、肾三经气血，治疗月经不调、痛经、闭经等症。

双手拇指轻轻地按揉、掐、提，或食指弯曲，用屈曲处骨突部对准穴位点压。

● 对症茶方

【桂圆玫瑰茶】

配方：桂圆 3 ~ 5 颗，玫瑰花 5 朵，红枣 3 ~ 5 颗。
制作：桂圆、玫瑰花、红枣放入杯中，冲入热水，加盖浸泡 15 分钟，即可饮用。

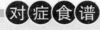

对症食谱

【洋葱炒黄鳝】

原料：鳝鱼 150 克，洋葱 60 克，盐 3 克，味精 1 克，酱油 5 毫升，植物油 15 毫升。
制作：(1) 黄鳝洗净除去肠杂，切成块。
(2) 洋葱洗净，切片。
(3) 起油锅，先放入黄鳝，煎热，再放入洋葱，翻炒片刻，加盐、酱油、清水少量拌炒即可。

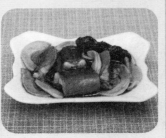

吃出血色有妙招

红色、黑色食物最补血

日常饮食中要改掉偏食的毛病，不能只吃喜欢的食物，还应根据自己的体质摄取适合的食材。血虚的人在食疗中要注重补血。在这一点上，我们可以看颜色吃东西。各种色彩的蔬菜水果中，红色和黑色食品的补血效果最好。

● 黑色食物

黑色食物中有保健作用的成分是黑色素。黑色素是一种抗癌物质，不仅能够促进造血，还具有增强免疫力等其他多种功效。黑色食品主要有黑米、黑豆、黑枣、黑芝麻、豆豉、紫菜、海带、香菇、黑木耳、乌鸡、墨鱼、海参、海藻、乌龙茶、甲鱼等。

● 红色食物

红豆含有铁和维生素 B_{12} 等多种营养，有促进血液循环和补血的功效。花生有益气健脾、补血止血等功效，特别是花生皮，是治疗贫血的良药。红枣含丰富的钙铁，除补血的功效外，还能养胃、安神、改善骨质疏松。胡萝卜、西红柿、枸杞子等也都是很好的补血食物。

在这里，向您推荐一款补血效果非常好的粥品——"四红粥"，是由红豆、红枣、花生和红糖煮成的粥。熬粥最好用糯米，先加红枣、花生和红豆，粥快熟的时候再放入少许红糖。对治疗贫血特别是缺铁性贫血尤其有效。

不宜只吃素食

瘦肉、动物肝脏、动物血液、鱼类等荤食是很好的补血材料，这些食物除了含铁外，还含有丰富的蛋白质和烟酸等维生素，有很好的补血生血功效。相对来说，大部分素食的补血效果并不是很突出。因此，如果血虚的人，再坚持素食就不能算是好的选择了。

但也不是说所有的素食都不能补血。如果有特殊的原因一定要坚持素食的话，可以选择紫菜、黑木耳、海带、芥菜等含铁较多的蔬菜，再搭配一些其他含铁丰富的豆类，也可以有很好的补血效果。

要健脾也要活血

若想调理血虚体质，则首先要保证饮食的规律化，保证脾胃运化功能的正常发挥。中医认为，"脾为后天之本，气血生化之源"。脾胃是血液生化之源，只有脾胃正常，血液才能源源不断地生成。具有健脾胃作用的食物有水稻制品、小麦制品、香菇、山药、鸡肉、鹌鹑、鳝鱼、山楂、扁豆、红枣等。

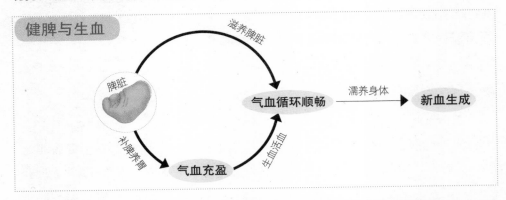

健脾与生血

中医理论认为，如果血液积滞，运行不畅，使血脉受阻，不利于新血的生成。因此在健脾的同时，还要补充一些活血生血作用的食物，如茄子、藕、柿子、黑木耳、桃、食醋、当归等。这类食物一般具有通行血脉、散结化淤、行气止痛、通经等功效，有助于保证血液的畅通，使脏腑器官得到及时濡养。

补血并不难，最宜多喝汤

有些人吃汤菜时，喜欢只吃菜不喝汤，这样做无异于丢掉了精华。事实上，在炖制的过程中，食物的各种营养成分充分渗出，已经溶解在汤里了。

对补血来讲，最值得推荐的就是"肉骨头汤"。做法也很简单，肉骨头以文火煨汤，营养成分损失最少，在煨汤的过程中不停火、不添水，让骨头里的蛋白质、脂肪、胶质等可溶有机物慢慢向外渗出，至汤变得浓稠，骨头和肉都酥软为止。

◆ 炖汤的误区 　　　　　　　　　　　　　　　　　　　　　　　　　**TIPS**

有人认为炖汤是时间越长越好，事实并不是这样的。炖汤要掌握好火候，一般说来，鱼汤、骨头汤烧到汤汁发白就可以食用了。如果再继续长时间煮炖的话，就"过火"了，会破坏其中的营养。

饮食宜忌 ⑤

禁忌食物

不适合血虚体质者食用的食物有大蒜、姜、葱、羊肉、狗肉、生萝卜、芹菜、荸荠、荷叶、白酒、薄荷、菊花、槟榔等。此外，血虚体质宜少吃辣椒、肉桂、胡椒、芥末等辛辣热性食物。中医认为，过食热性之品，易助内热、伤阴血。同时，也不适合饮浓茶。

适宜食物

黑米

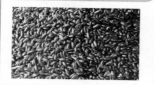

性平味甘。有"补血米""长寿米"之称。能滋阴补肾、健身暖胃、明目活血、清肝润肠等，对于血虚引起的头发花白、头晕目眩、脾胃虚弱及肾虚水肿都有疗效。食用前需浸泡，常用黑米与大米同煮粥，能够滋养身体。

黑豆

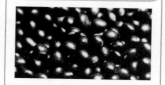

黑豆有滋肾功效，有"黑豆乃肾之谷"之誉。黑豆性平味甘，有补肾强身、活血利水、解毒、活血润肤等功效，能改善肾虚导致的白发、脱发。女性常食黑豆还有明目、乌发及使皮肤白嫩的功效。

红豆

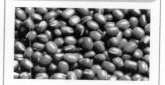

性寒味甘，有治血、排脓、消肿、解毒、利小便等功效，李时珍称之为"勺占之谷"。红豆中富含叶酸，对产妇、乳母有滋补功效。血虚体质经常吃红豆粥、豆沙包等红豆制品，有助于改善体质。

红枣

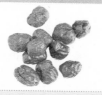

性温味甘，是补气养血的"圣品"，含有丰富的营养，富含铁和磷等造血原料。能补中益气、养血安神，还有健脾作用，对虚证都有补益调理作用。煮食时加入红糖，效果更好。

桑葚

有补血滋阴、安神养颜、生津润肠、清肝明目等功效。能治疗白发、头晕目眩、心悸耳鸣、腰膝酸软、大便干结等。女性每天吃二三十颗桑葚可以养颜美容，男性食用可补肝益肾、改善性功能。

桂圆

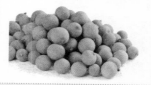

性温味甘，有养血益脾、补心安神、润肤美容等多种功效，对于血虚头晕、心悸、失眠、神经衰弱等有较强的滋补作用。一次不可食用过多，其性温燥而不适合阴虚体质的人食用。

黑芝麻

性平味甘，具有滋养肝肾、养血润燥的作用。维生素E、维生素B₁和铁，能够预防贫血、活化脑细胞、消除胆固醇。可治疗贫血、高脂血症、高血压，还能养颜黑发。

花生

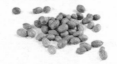

性平味甘。能补脾益气、疏通经络，可用于产妇通乳，常食用可改善气色。其中的维生素K有止血作用，对出血性疾病有辅助治疗作用，将花生与红枣一起熬汤最适于血虚、血淤者饮用。

核桃

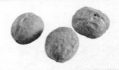

性温味甘。无毒，有健胃、补血养气、止咳平喘、润燥通便等功效。核桃与薏苡仁、板栗等同吃，能治遗精、尿频、腹泻等；与芝麻、莲子同吃，能补心健脑，对治疗盗汗有效。含有丰富的维生素E，能抗衰老。

菠菜

性凉，味甘辛。具有补血止血、通血脉、止渴润肠、滋阴平肝等功效。对高血压、便秘、贫血、坏血病、皮肤过敏和糖尿病患者有益。富含维生素B₆和叶酸，有助于宁心提神。

黑木耳

性平味甘，是典型的滋阴补血食物，有益气凉血、养肺润肠、安神美容之效，特别适合缺铁性贫血的人食用，常食可防治贫血，改善血虚引起的齿龈疼痛、脱肛、便血、崩漏等症。

丝瓜

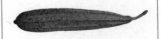

性平味甘，具有通经络、顺气血、凉血解毒等功效，还有防治妇科病的功效，用老丝瓜泡酒可以催乳，调节子宫出血或血崩。能有效地活血、止白带，对治疗痛经效果明显。适合做汤食用。

乌鸡

有"药鸡"之称，滋补效果极佳，有滋阴补肾、养血益肝、退热补虚等功效，对于体弱血亏、肝肾不足、脾胃不健者有极强的调理作用。常喝乌鸡汤还有美容养颜及抗衰老之功效。

鸡蛋

鸡蛋食疗价值较高，有滋阴润燥、补肺养血、除烦安神、补脾和胃等功效，能治疗血虚引起的头眩晕、夜盲症、营养不良、脾胃不和、心悸烦躁等，阴虚体质也可常食来缓解各种病症。

动物肝脏

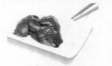

猪肝、羊肝、牛肝、鸡肝等动物肝脏含有丰富的维生素和铁、磷等元素，具有滋肝补血的作用。人的肝脏功能下降时，多食动物肝脏有补血功效，面色萎黄者适当吃动物肝脏可改善体质。

血虚型体质的养生食谱

枸杞子牛肉汤

【原料】 山药 600 克，牛肉 500 克，枸杞子 10 克，盐适量。

【制作】 （1）牛肉切块洗净焯水；山药去皮洗净切块。

（2）将牛肉放入锅，加 800 毫升水以大火煮开，转小火慢炖 1 小时。

（3）加入山药、枸杞子，续煮 10 分钟，加盐调味即可。

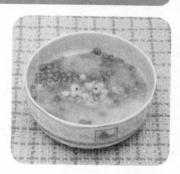

桂圆煲猪心

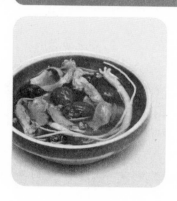

【原料】 猪心 1 个，姜片 15 克，桂圆 35 克，党参 10 克，红枣 10 颗，盐适量。

【制作】 （1）猪心洗净，去肥油，切小片；红枣洗净去核；党参洗净切段备用。

（2）猪心用沸水氽烫后，捞出沥干水分。

（3）砂锅上火，加 200 毫升水，放入猪心和其他材料，大火煮沸后改用小火煲约 2 小时，最后再加盐调味即可。

参须枸杞子炖河鳗

【原料】 河鳗 500 克，人参须 15 克，枸杞子 10 克，盐适量。

【制作】 （1）鳗鱼清理干净后氽烫去腥，捞出再冲净，盛入炖锅。

（2）人参须冲净，撒在鱼上，加水盖过材料，移入电饭锅，加 300 毫升水。

（3）炖至开关跳起，揭开锅盖撒进枸杞子，再按一次开关直至跳起，加盐调味即可。

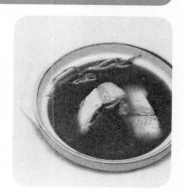

第三章 血虚型体质

桂圆养生粽

【原料】 红豆半杯，松子 15 克，枸杞子 10 克，燕麦片 20 克，红糯米、白糯米各 80 克，板栗 2 个，桂圆 12 克，红枣 3 颗。

【制作】（1）将红枣去核；桂圆肉切碎；板栗去皮切片；其他材料泡好备用。

（2）将以上材料放在电饭锅内煮，煮熟后搅拌均匀。放入松子、枸杞子等，再包入粽叶或锡箔纸内，食用前蒸一下即可。

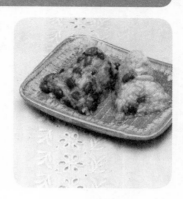

人参蒸嫩鸡

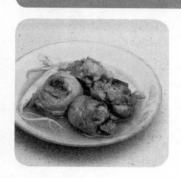

【原料】 小公鸡 1 只，姜 1 克，人参 3 克，盐、味精、料酒、胡椒粉、淀粉各适量。

【制作】（1）人参用温水洗净；姜切片；鸡洗净剁成块。

（2）鸡块和人参一起放入碗中，加清汤、姜片、盐、味精、料酒、胡椒粉腌渍 15 分钟。

（3）腌好的鸡块加盖，放上蒸笼蒸 1 小时即可。

红枣乌鸡汤

【原料】 乌鸡半只，绿茶 10 克，香菜 20 克，红枣 20 颗，枸杞子 5 克、盐、香油各适量。

【制作】（1）先将红枣泡软；乌鸡洗净、剁块；绿茶用布袋装好备用。

（2）将剁好的鸡块放入锅中，放入茶包、枸杞子、红枣，并加水至盖过鸡块为止。

（3）煮沸后慢熬 1 小时，加盐调味，撒上香菜、淋入香油即可。

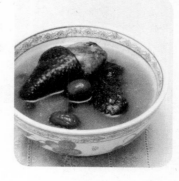

红茶喝出好气色

红茶+枸杞子+红枣

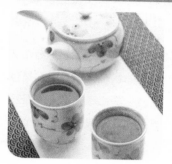

血虚者，可在茶中加入有补血作用的枸杞子和红枣。茶叶除红茶外，还可选择焙茶。茶中浸泡过的枸杞子和红枣也可食用。

【冲泡方法】在温热的单人份茶杯中放入不到5克茶叶，2颗红枣（可切成两半），10~15颗枸杞子，注入200毫升约90℃的热水，盖上茶盖浸泡，约一半的茶叶沉下去时就可饮用。可续加热水。

额外推荐

【蓝莓红茶】

有暖身效果的红茶和有补血作用的黑色食材蓝莓完美组合。

冲泡方法：茶碗中放入7~8颗风干的蓝莓，注入热红茶。可根据个人喜好放入白糖。

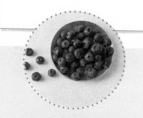

蓝莓：蓝莓中的花青素能够预防心脏病的发生，减缓记忆力衰退，预防结肠癌；另一种叫紫檀芪的物质，是非常有效的抗氧化剂和抗炎剂。

【黑豆茶】

黑豆是适合血虚者的黑色食材，可调节肠胃。

冲泡方法：500毫升水中，投入市面上出售的1茶包黑豆茶（约5克），再加黑豆20颗，煮沸后继续用小火煮10分钟，取出茶包即可饮用。也可在小茶壶中冲泡。

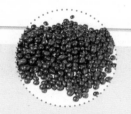

黑豆：黑豆中含有丰富的蛋白质，易于人体消化吸收。黑豆能抑制人体对胆固醇的吸收，能预防动脉硬化；对血糖影响很小，适合糖尿病患者食用。

【桂圆红枣茶】

桂圆和红枣均有很好的补血养心功效。

冲泡方法：30克黑豆与30克糙米浸泡后，与5颗去核红枣、15克桂圆一起，加水1000毫升，煮滚后以小火再煮30分钟，取汁当茶饮。

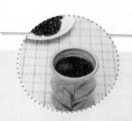

桂圆：桂圆有很好的补血功效，在中医著作中称其能"大补气血，力胜参芪"。但因其性温大热，阴虚体质或身体内热的人不适合多吃。

人的生命离不开睡眠

人睡觉的时候看起来仿佛是静止了，其实不然，这时候身体里还在进行着我们无法察觉的各种活动。这也导致了我们的睡眠会呈现出两种完全不同的状态：一种睡眠是身体功能相对活跃的状态，眼睛会不停地转动，会四肢活动、翻身，梦也是在这个阶段发生的；另一种是更深的无意识状态，此时人会安静地沉睡，甚至很难被叫醒。这两个过程在睡眠中交织在一起，交替地发生着，组成人的睡眠。

睡眠，不仅能让人的身体放松，还能解除精神疲劳。曾经有人提出一天只需要睡 4 小时就够了，而研究者将每晚只睡 4 小时的人与每晚睡 8~9 小时的人放在一起做比较，结果发现两者在生理上没有什么差异——他们的身高、体重，甚至智力几乎都相同。但心理状态却有非常大的差别，睡眠时间充足的人非常乐观，而睡眠时间短的人总是忧心忡忡。

睡好子午觉，最利于养生

我们都知道"日出而作，日落而息"。中医上也讲到，养生要随着阴阳而动，随时辰时令而变化。睡眠的养生效果也是一样的。

《黄帝内经》中是这样论述阴阳与睡眠的：子时（夜间 23 点至凌晨 1 点）是阴阳相会、水火交泰的时间，称为"合阴"。因此，夜晚的时候人们应该停止工作，躺下来好好地休息，应该长眠、深眠。与此相对，日出之后阴消阳长，到午时（中午 11 点至下午 1 点）太阳升到最高点，是阳气最盛的时候，称为"合阳"，此时因为阳气最盛，而使人体处于最清醒的状态。这就是所谓"阳气尽则卧，阴气尽则寐"。

知道了一天中阴阳变化的规律，我们就要睡好子午觉，那么子午觉该怎么睡呢？这就要做到"子时大睡，午时小憩"。

● 睡好子时觉

晚上要在 11 点以前上床睡觉，在子时进入最佳睡眠状态。这样不仅睡眠效果最好，还能养阴补血。现代医学也认为，人的造血器官骨髓，是在子时开始工作的，及时休息能很好地补充和更新身体里的血液，保证人身体健康和精力充沛。

● 午时应小憩

经过一上午的紧张工作，人会感到稍微的疲倦，这时候就可以在午时小憩片刻，静卧或者静坐 30 分钟左右就可以了，此时不适合长睡，否则醒来之后容易头痛头昏，不清醒。

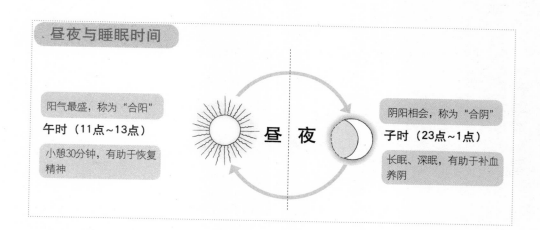

昼夜与睡眠时间

阳气最盛，称为"合阳"
午时（11点~13点）
小憩30分钟，有助于恢复精神

昼夜

阴阳相会，称为"合阴"
子时（23点~1点）
长眠、深眠，有助于补血养阴

睡眠中的造血排毒"时刻表"

晚上 21~23 点——淋巴排毒时间，应保持心情平静，准备就寝

晚上 23~ 凌晨 3 点——肾、肝排毒时间，应就寝，进入熟睡状态

凌晨 3~ 清晨 5 点——肺排毒时间，处于熟睡之中

夜晚 21~ 凌晨 4 点——骨髓造血时间，深度熟睡中

清晨 5~7 点——大肠排毒时间，从睡眠中醒来，上厕所排便

8

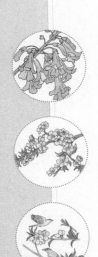

本章看点

- 你是阴虚型体质吗
- 阴虚是身体在闹旱灾
- 阴虚的人身体里处处有"火"
- 滋阴降火，越吃越滋润
- 饮食宜忌
- 阴虚型体质的养生食谱
- 菊花茶滋阴又祛火
- 常喝水，润燥养阴的好方法

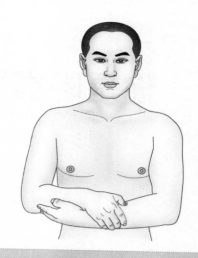

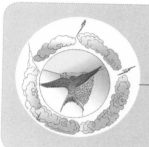

第四章
阴虚型体质

　　中医将阴阳相对，这在人体里也不例外—— 阳气是人体
"阳"的主体，而身体里的各种津液则属"阴"，构成了身
体成分的很大一部分。如果阳气过盛，阴气衰弱，身体里的
"火"就占了优势，这就是阴虚。阴虚的人身体就像干旱的
土地，干燥是不可避免的。

1 你是阴虚型体质吗

自我舌诊

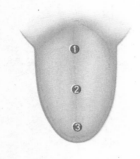

对着镜子，先来看看你的舌头吧，如果你的舌头是下面这个样子的，那你就是阴虚了。

❶ 整体颜色较深，呈红色；

❷ 舌苔较少，或几乎看不到；

❸ 表面的中央部位有裂纹。

体质特征

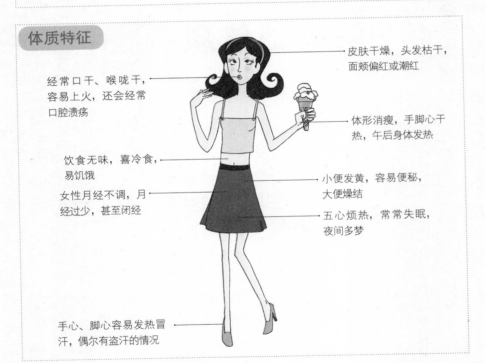

经常口干、喉咙干，容易上火，还会经常口腔溃疡

饮食无味，喜冷食，易饥饿

女性月经不调，月经过少，甚至闭经

手心、脚心容易发热冒汗，偶尔有盗汗的情况

皮肤干燥，头发枯干，面颊偏红或潮红

体形消瘦，手脚心干热，午后身体发热

小便发黄，容易便秘，大便燥结

五心烦热，常常失眠，夜间多梦

● 性格特点

遇事情绪激动，容易心烦气躁；
爱发脾气，喜欢吵架，没耐性，夏天尤其如此。

阴虚是身体在闹旱灾 ②

现在生活中经常听到有人说上火了，嘴里长口疮了，便秘了；也经常看到广告和电视节目中，宣传产品的"滋阴养颜""滋阴补肾"等功效，到底什么是"阴虚"呢？"阴虚"是怎么来的？现代人又为什么需要"滋阴"呢？

阴虚的人 "缺水"

我国古人以"阴阳"来讲事物的两方面，有阴就有阳，所有的事物都以自己特定的阴阳属性存在着。人体中的"阴"也与这个判断有关。它是指人身体里的各种"水"，如血液、唾液、泪水、精液、内分泌及油脂分泌等，类似于现代医学上所说的体液。根据中医"火属阳，水属阴"的说法，体液属"阴"就很容易理解了。

从具体的身体状况上来说，津液作为"阴"的主要表现形式，其主要作用是营养和滋润人的五脏六腑。 阴虚是说人体内属"阴"的物质少了，"阴"的元素变得衰弱了。就是人体里的各种液体"水"减少了，身体开始"闹旱灾"，变成了一种缺水的状态。

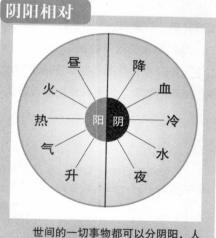

阴阳相对

昼 降
火 血
热 冷
气 水
升 夜

阳 阴

世间的一切事物都可以分阴阳，人的身体中也存在对立的阴阳冷热。

阴虚紧随衰老的脚步

《黄帝内经》中有"年四十而阴气自半也"的说法。意思是，人到了40岁，阴血会自然而然地减少一半，这是什么原因呢？我们也经常用到"年老体弱"这个词，可是为什么"年老"就一定"体弱"呢？

人体中的"阴"就像银行里的存款。我们年轻的时候，身体银行里的"阴"是满满的，支撑着我们旺盛的精力，我们的活动在不断地支取身体里的"阴"。《素问·古天真论》就详细论述了人生长、发育、衰老的盛衰曲线，其中指出人身体的生老病死，其内在的起主导作用的因素就是"肾"。老年期发齿脱落、耳鸣耳聋、腰酸腿软、夜尿频多，也都是肾气衰弱、肾阴不足的表现。

由此，老年人阴虚是正常现象，不用过分担心。这也是在提醒我们，到了三四十岁，就要开始多注意自己的身体，不能再像年轻时一样肆意放纵了，要尽量避免伤阴的活动，如熬夜、不节制的饮食等，而要更多地注意生活和饮食习惯，需要关注滋阴了。

熬夜是"罪魁祸首"

为什么阴虚会早早地出现在年轻人身上呢？其中有一个不容忽视的原因就是经常熬夜、睡眠不足。熬夜怎么会引来阴虚呢？在昼夜的交替中体现出阴阳平衡的规律，白天阳气盛就适宜"采阳"，到了夜间，大自然阳气不足，无力再为生命活动提供动力，这时就需要休息了，来完成补阴的过程。中医认为，夜间子时阴气最重，此时休息入眠最适合滋润阴气。而熬夜，正是熬丢了这种"夜阴"的补充。熬夜的人虽然按时采阳，却没按时补阴，结果导致阴阳失和，"阴"不足了，就阴虚了。

经常熬夜的人，打破了人白天活动、夜间休息的规律，白白损耗了阴气。于是第二天，阳正常工作时，阴却不能很好地滋润和营养我们的脏腑，不能够提供足够的津液来维持阳的活动，阴阳开始失衡。因此，可以说，熬夜可以直接等于阴虚。

阴阳随昼夜的变化

子时自然界中阴最盛，从子夜到正午，阴逐渐衰弱，阳逐渐上升；午时阳最盛，从午时到子时，阳逐渐衰弱，阴逐渐上升。所以，中医讲"日养阳，夜养阴"。

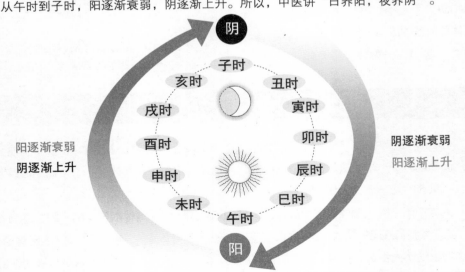

阴虚的人身体里处处有"火" ③

阴虚的人最大的特点就是"火旺"，这种"火"的直观表现就是经常性的口腔溃疡、生口疮、脾气急躁。然而，阴虚引起的身体不适和疾病远远不止这些，从内到外的缺水还会使阴虚的人备受失眠、痔疮、咽炎等燥证的折磨。

习惯性失眠——"虚火"烧到了心里面

很多人都知道晚上闭着眼睛"数羊"的滋味可不好受，不是所有的"睡不着觉"的情况都叫失眠。如偶尔一两次，那就没关系，不是我们这里讲的"习惯性失眠"。失眠超过 1 个月的时间，才能称为习惯性失眠，也叫慢性失眠。

阴虚导致的慢性失眠，有其自己的特点，主要表现为心烦，难以入睡，有时还伴随手心、脚心发热、口干口渴等症，其中"五心烦热"是阴虚型失眠的典型特征。

睡眠好习惯	睡眠坏习惯
规律生活，按时作息	白天常小睡或睡午觉
房间安静，环境亲切	开灯睡觉，不挂窗帘
每天适当运动锻炼	睡前 2 小时内剧烈运动
常喝牛奶，补充钙质	喝酒、咖啡、茶及吸烟
有睡意了，马上就寝	困倦时仍然看电视、玩电脑
睡前喝杯牛奶，吃 1 片面包	睡觉前吃得很饱

● 摆脱失眠并不难

当过度疲劳而失眠时，可在睡前半小时吃苹果、香蕉等，还可把橘子等放在枕边，芳香味也有助于睡眠。情绪激动或紧张而失眠时，可以喝一杯糖水或牛奶，再吃一片面包，也有助眠的效果。此外，需要注意的是，不宜吃过于辛辣的食物，辛辣的味道会刺激神经，使人兴奋而不容易睡着。也不要吃太油腻的东西，尤其是晚上，因为胃里有不容易消化的食物也会影响睡眠。

还有一些能帮助睡眠的好方法，如听音乐，或者舒舒服服地泡个澡，时间不要太长，一般 10~15 分钟就可以了，然后马上进被窝。睡前要放松精神，可以把自己的头脑想象成一个盒子，我们要做的就是把它倒空，不要让压力"谋杀"了睡眠。

● 改善失眠的推荐食物

牛奶 —————— 牛奶中含有的色氨酸具有镇定作用，使人产生疲倦感。1 杯牛奶中色氨酸的量就足够促进睡眠了

水果 —————— 当过度疲劳而失眠时，可在睡前半小时吃苹果、香蕉等，还可把橘子等放在枕边，芳香味也有助睡眠

糖水 —————— 当烦躁发怒而难以入睡时，可以喝 1 杯糖水。糖能增加体内的"催眠"的血清素，抑制大脑兴奋而助眠

莲子 —————— 莲子中的莲子碱、芳香苷等成分有镇静作用，还能增加 5- 羟色胺的分泌。糖水煮莲子镇静安神的效果更好

面包 —————— 面包经过消化会产生一种氨基酸，它是合成 5- 羟色胺的原料，因此有镇静神经、帮助睡眠的作用

特效穴推荐

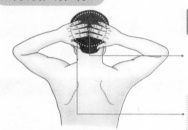

强间穴

位置：头部，后发际正中直上4寸。

功效：能行气活血、除烦躁，治疗心烦、失眠，及其引起的头痛、目眩等症状。

双手绕过颈部，拇指扶住后脑勺，四指并拢指向头顶，中指按揉穴位，每次1~3分钟。

● 对症茶方

【竹笋莲藕茶】

配方：莲藕 300 克，竹笋 200 克，红枣 15 颗。

制作：(1) 竹笋、莲藕洗净去皮，切成片；红枣浸泡后切开去核。

(2) 一起放入锅中，加水煮沸后，再煮 45 分钟，滤渣代茶饮。莲藕竹笋也可以吃。

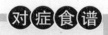

【百合鸡蛋汤】

原料：干百合 5 克，鸡蛋 1 个。

制作：(1) 百合浸泡一夜，捞出，加 200 毫升水煮 10 分钟。

(2) 鸡蛋打散，淋入汤中搅成蛋花即可。可加糖调味。

【红枣小米粥】

原料：红枣 15 颗，小米 100 克，蜂蜜适量。

制作：(1) 红枣洗净去核，放入锅中，加适量水，煮 15 分钟。

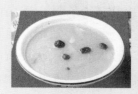

(2) 再加入小米，和红枣一起煮粥，煮 10 分钟，盛出后用蜂蜜调味即可。

便秘、痔疮——都是"上火"惹的祸

身体里的火时不时地就会爆发，常常表现在阴虚体质常见的便秘上。即使不吃什么特别上火的东西，阴虚的人也会火气旺盛，不停地喝水，但还是会便秘。便秘让人苦不堪言，这是因为阴虚时身体器官缺水，为了弥补阴液，就拼命从肠道吸取水分，肠道缺水了，功能自然会受到影响，消化不良和便秘就成了不可避免的问题。

痔疮成了很多人的难言之痛，总是反反复复，很难根治。在排便时，痔疮受到挤压摩擦会出血，如果出血量大，还会导致慢性失血性贫血。严重的，还会引起感染、直肠坏死、直肠癌，后果不堪设想。

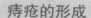

痔疮的形成

当长时间便秘时，一排便就会反复损伤肠壁黏膜；排便过于用力，腹压增加，肛周静脉压增加，久之就会导致痔疮的形成。

肠道内壁：为黏膜层，柔软容易损伤，能吸收水分，使粪便成形。

肠道外壁：为肌肉层，坚韧有力，能推动肠道的正常蠕动。

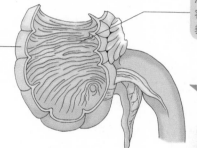

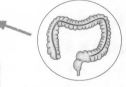

● 适合吃滋阴的食物

便秘、痔疮患者的饮食中应该添加一些有清凉滋阴作用的食物，补益阴虚，补充津液，有助于从根本上缓解便秘，改善痔疮的各种症状。应该常吃高纤维的饮食。平时多吃一些如竹笋、丝瓜、蘑菇等纤维素丰富的食物，不仅可促进肠蠕动，还有助于保持肠道内的水分，缓解大便干燥的状况，减轻排便时的痛苦，减轻对痔疮部位的创伤。此外，痔疮患者不妨尝试一下槐花、蜂蜜、黑芝麻、核桃仁、动物大肠等食物。

◆ 改善痔疮的小方法 　　　　　　　　　　　　　　　　　　TIPS

1. 提肛运动：吸气时将肛门肌肉收紧，坚持1~2秒，呼气时放松。天天坚持并配合局部按摩，效果更好。

2. 温水坐浴：每天晚上准备适量温水，水温不宜过高，坐浴5~10分钟有助于改善血液循环，药浴效果更好。

③

另外，要忌食辛辣、刺激或油炸的食物，少吃肥腻、温热生燥的食物，如辣椒粉、胡椒、羊肉、牛肉等，避免加重便秘的症状，不利于痔疮的治疗和恢复。

特效穴推荐

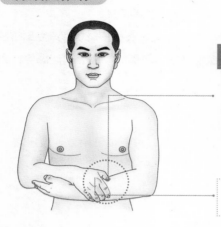

孔最穴

位置：手臂前伸，手掌向上，从肘部内侧的肘横纹竖直向下5寸处。

功效：能调理肺气，清热止血，可治疗大肠炎，缓解痔疮疼痛、出血。

前臂置于胸前，手掌向上，用另一只手的拇指向下按揉，两侧先左后右，每次按揉1~3分钟。

对症茶方

【蜂蜜果茶】

配方：菠萝 100 克，猕猴桃 50 克，蜂蜜适量。

制作：菠萝、猕猴桃榨汁，或搅成果泥，加适量凉开水，一杯中加适量蜂蜜调味即可。

对症食谱

【无花果炖猪肉】

原料：无花果干 100 克，猪瘦肉 200 克，盐适量。

制作：（1）无花果泡开，猪瘦肉洗净切块。

（2）无花果和猪瘦肉放入大碗中，加适量水，隔水炖熟，调味即可。

【丝瓜瘦肉汤】

原料：嫩丝瓜 200 克，猪瘦肉 100 克，红枣 10 颗，盐适量。

制作：（1）嫩丝瓜洗净去皮切片；猪瘦肉洗净切片。

（2）锅内加清汤适量，烧开后，加入红枣、猪瘦肉，煮10分钟。

（3）放入丝瓜片，加盐调味，再煮 3 分钟即可。

更年期综合征——明显的阴虚

当父母步入 40~50 岁之间的时候，孩子们会发现父母开始变得爱唠叨；情绪容易波动，爱发脾气，还会无缘无故地情绪低落；为一件事会坐卧不宁地担心好几天……这就是进入更年期的表现，人的身体功能由此进入了一个重要的转折点。

随之而来的是全身由内到外的变化。更年期的生理变化在女性身上表现得最明显。大多数人会发觉月经间隔期延长，可以出现 2~3 个月不来月经，几个月后又恢复。有的人月经血量越来越少，有的却出血增多，或连续很多天不断。这样停经与规律的行经交替出现，直到完全停经，这个过程可以长达 1~2 年的时间。

同时，身体里还会出现"一把火"，"烧"得人五心烦躁、身体发热、盗汗、口渴。整个身体也都出现缺水的症状，皮肤、头发枯燥，口腔等处的黏膜干燥、容易感染发炎，还会出现咽干、声音嘶哑，这就是明显的"阴虚"。这时候，就需要滋阴降火，用身体里的"水"来扑灭这把烧得人心力交瘁的"火"。

● 更年期饮食要合理

豆制品是更年期饮食的首选食品，不仅蛋白质含量丰富，还含有大量的不饱和脂肪酸和无机盐，能预防高脂血症和动脉硬化。还要多吃如牛奶、鸡蛋、瘦肉、鱼类等高蛋白的食物，补充蛋白质。

注意预防骨质疏松症

一种更年期容易出现的疾病就是骨质疏松症。据调查显示，女性的发病率是男性的6~10倍，30%的更年期女性还会受到关节及肌肉疼痛的折磨。

骨质疏松：骨骼中钙质流失，骨骼变脆，容易骨折。

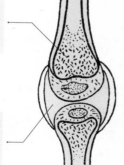

关节疼痛：尤其是膝关节和腰背的疼痛最常见。

肌肉疼痛：往往发生在肩部、颈部、骶髂关节、膝关节等部位。

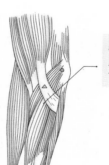

3

注意补充 B 族维生素，可以选择小米、玉米、麦片等粗粮，以及蘑菇、瘦肉、牛奶、绿叶蔬菜和水果等。其中的维生素 B_1 有益于神经系统的健康，还能增进食欲、帮助消化。蔬菜水果中的纤维素和维生素也很有益处。

　　适当地控制甜食和盐的摄入量，注意补钙。高血压和动脉硬化经常发生于更年期，而盐中含有大量的钠离子，可增加血液黏稠度，使血压升高。研究表明，每日盐摄入量应在 6 克以下。适当限制高脂肪食物的摄入，如鱼卵、蛋黄、肥肉、动物内脏等，都应尽量少吃或不吃。

特效穴推荐

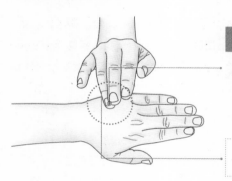

中渚穴

位置：小指和无名指间根间向下2厘米，手背凹陷处。
功效：治疗失眠、头痛、焦虑、肩背疼痛等症状。

拇指放在掌心，其余四指放在手背侧，用食指边缘按揉，每次1~3分钟。

● 对症茶方

【香蕉蜂蜜茶】

配方：香蕉 50 克，绿茶、蜂蜜各适量。

制作：绿茶叶用沸水冲泡，香蕉去皮搅碎，调入茶水中，用蜂蜜调味，代茶饮。

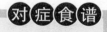

【枸杞子冬笋炒肉丝】

原料：猪瘦肉 100 克，枸杞子 10 克，冬笋 100 克，食用油、盐、鸡精各适量。

制作：(1) 冬笋、猪瘦肉洗净切丝。

　　　(2) 锅内油烧热，放入肉丝，炒熟，再加笋丝、枸杞子爆炒，用盐、鸡精调味即可。

【银耳牛奶蛋羹】

原料：银耳 35 克，鹌鹑蛋 6 个，牛奶 250 毫升，白糖适量。

制作：(1) 银耳用水泡发，加少量水煮 1 小时。

　　　(2) 鹌鹑蛋打散，淋入煮沸的银耳汤中成蛋花，再倒入牛奶煮开，白糖调味即可。

滋阴降火，越吃越滋润

有些阴虚的人，听说自己的身体虚了，就赶紧食用羊肉、牛肉、桂圆、红枣，乱补一气。这样一通胡来之后，不仅没补好身体，阴虚的症状反而更明显了，更加"阴虚火旺"了。所以，我们要把燥火吃出去，还要补阴，把滋润吃进来。

蔬菜、海鲜是首选

阴虚的的人身体里火旺，所以在饮食中就要注意不能再吃生火生燥的东西，而是以清淡为宜。很多蔬菜都是不错的选择，如白菜、西红柿、黄瓜、茄子、苦瓜、丝瓜、油菜、菠菜、蘑菇、苋菜、黄花菜、茼蒿、芋头、白萝卜、胡萝卜。

阴虚型体质宜忌食物

√	✗
西红柿、茄子、苦瓜、丝瓜、油菜 ◄ ►	洋葱、蒜苗、大蒜、韭菜、辣椒
猪肉、兔肉、驴肉、鸭肉、鹌鹑 ◄ ►	牛肉、羊肉、狗肉、鹿肉、鸡肉
鲫鱼、干贝、海参、蛤蜊、蚌肉 ◄ ►	花生、瓜子、板栗、南瓜、刀豆

俗话说："肉生火，鱼生痰。"在肉类的选择上，阴虚的人就更需要谨慎了。很明显，阴虚的人不适合吃牛羊肉这一类热性的肉，但也不是所有的肉都不能吃。有些肉类，如猪肉、鸭肉、兔肉等，是平性或凉性的，就非常适合阴虚的人用来滋阴清火。都说"大鱼大肉"，在我们的观念中很多时候鱼肉不分家，但就食物的性味来说，鱼肉和其他海产品却与肉类有着很大不同。大部分鱼类、贝类都是凉性甚至寒性的，非常适合列入阴虚体质人的菜单。鲫鱼、干贝、海参、蛤蜊、蚌肉等都是非常适合阴虚体质人的食物。

适当吃凉性食物能够滋阴

从中医角度来讲，我们常说的阴虚主要是指肝肾阴虚。肝肾一体，为全身阴血之本。其中，肾主水，肾阴虚，直接就会引起身体的阴液枯竭。肝为肾之子，藏血，而血也是属于"阴"的范畴。因此，只有滋养肝肾的"阴"，使其功能正常，才可能阴阳协调，从根本上解决"阴虚"的问题。

阴虚内热的体质，要避免温热食物，多吃寒、凉、平性食物。如梨、西瓜等凉性水果，都能够滋养阴液。此外，五味中的"苦"味"能泻、能燥、能坚"，常用来调理各种热证，阴虚内热体质者还应该多吃一些味苦的食物，如苦瓜、柚子等都是不错的选择。

诱人的麻辣火锅切莫多吃

一到冬季，人们就免不了要被热气腾腾、麻辣香浓的火锅所吸引，时不时地邀请上亲朋好友去吃一顿。常常辣得满头大汗，当时是饱了口福了，可是几次吃下来，回来却发现问题也吃出来了——口里生疮、消化不良、便秘、尿黄。

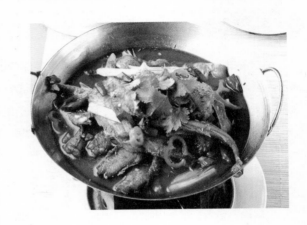

大家都知道，麻辣火锅的主要原料是牛羊肉，性温而热，还有锅底中常用的辣椒、花椒、胡椒、生姜、肉桂、八角、小茴香等调味品和香料，也全都是辛温香燥的东西。李时珍认为胡椒"大辛热，纯阳之物，动火伤气，阴受其害"。阴虚的人常吃这些辛温的东西，肯定会吃出问题来，所以要禁得起这份麻辣香浓的诱惑，避免"上火"。

其实，阴虚体质的人也不是绝对不能吃火锅，但要选择清淡的海鲜火锅，毕竟大多数海鲜都可滋阴祛火的。实在喜欢吃辣的人，要注意"吃熟不吃生"，辣味食品中一部分的辣味会随着烹饪消失，如葱、姜、大蒜等煮熟后辣味就会减轻很多了。

此外，像香菜、白酒、芥末等，还有熏烤肥腻的食物，都是阴虚体质者应该忌口的东西。有些温性的食物，如鹿肉、桂圆、鹅蛋等，虽然对人体有补益作用，但阴虚体质的人最好也不要多吃。

◆ 降内火不可贪凉　　　　　　　　　　　　　　　　　　　　　　　TIPS

吃进来的冷食并不能从根本上消除阴虚体质的内热，反而会使身体冷热失衡。如果用凉过度，就会出现四肢发冷等阳虚的症状，还可能伤了肠胃，带来消化方面的问题。阴虚的人可以适当地吃凉性食物，但滋阴才能从根本上改善体质。

饮食宜忌

禁忌食物

凡阴虚体质者忌吃或少吃狗肉、羊肉、辣椒、大葱、洋葱、蒜苗、大蒜、韭菜、芥末、胡椒、花椒、肉桂、茴香、炒花生、炒黄豆、炒瓜子、荔枝、杨梅、石榴、桂圆、佛手、板栗、南瓜、刀豆、香菜等。

适宜食物

小米

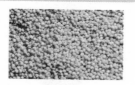

小米性凉味甘，含有丰富的维生素，熬成粥后芳香柔滑、回味悠长，可益气滋阴、健脾补虚，有"代参汤"的美誉，最宜体弱的人和孕妇、儿童食用。有防止消化不良和口角生疮及健胃消食的作用。具有减轻皱纹、色斑、色素沉着的功效。

小麦

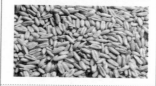

小麦的主要成分是淀粉、蛋白质、氨基酸和B族维生素。它有养心除烦、益肾止血、和血利小便、健脾润肺功效。阴虚体质者常用小麦制品，有利于缓解五心烦热的症状，对于滋阴润肺也有一定的功效。

玉米

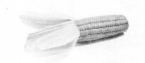

玉米性平味甘，有健脾开胃、增加食欲的功效，气虚体质者常食玉米制品还可补充能量，增强气力。玉米中的维生素含量非常高，为稻米、小麦的5～10倍。玉米中还含有丰富的钙、谷胱甘肽、维生素、镁、硒、维生素E和脂肪酸。

黄瓜

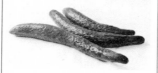

黄瓜在中药学上也属于性凉的食物，有助于缓解阴虚体质的干症、大便困难、五心烦热等不适，生食还能生津止渴。其中的维生素 B_1 有益于神经系统的健康，对于阴虚引起的习惯性失眠也有一定的治疗作用，可辅助治疗失眠症。

藕

藕性寒味甘，清脆微甜，可生食也可用来做菜，生食能清热化淤、止渴润燥；熟吃有健脾开胃、固精止泻的功效。可用来炖鸡炖肉，能滋阴补益、强健身体。尤其是藕粉，既富有营养又易消化。

茭白

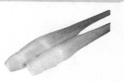

茭白性寒味甘，既能利尿祛湿，对治疗四肢水肿、小便不利等症有效，还能生津止渴、清暑解烦、清热通便、解酒醉。夏季食用尤为适宜。茭白含丰富的碳水化合物、蛋白质、脂肪等营养，能强健身体。

香蕉

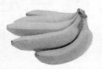

香蕉性凉味甘，不仅能润肠通便，更具有养阴润燥、生津止渴的作用，对于阴虚内热引起的咽干烦渴有疗效。香蕉还有"快乐水果"的美称，所含的泛酸对于阴虚内热引起的脾气暴躁、急躁也有一定的缓解作用。

猕猴桃

性凉味甘，能缓解反胃呕逆，或食欲减退，以及烦热口渴、慢性胃炎等症状。猴桃中的血清促进素能稳定情绪，丰富的叶酸有助于神经发育，叶黄素能预防白内障，天然肌醇能调节糖代谢，消除忧郁情绪。

桃子

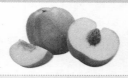

性温，味甘酸。能补益气血、养阴生津，适合大病后气虚血亏、心悸气短者。含有丰富的蛋白质、维生素C、磷等矿物质，其中大量的果胶，能润肠通便，缓解便秘。不可多食，否则易导致腹部胀满。

李子

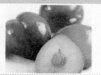

李子性凉味甘，清肝除热、生津止渴，特别适合阴虚引起的内热烦渴等症状。还能促进消化，增进食欲，有助于治疗胃酸缺乏、食后饱胀、大便秘结等症。鲜李子中含有多种氨基酸，生食可辅助治疗肝硬化腹水。

橄榄

橄榄鲜食味酸或甜，具有生津止渴的功效。其中维生素C的含量是苹果的10倍，橄榄中含有大量鞣酸、挥发油、香树酯醇等，具有润喉、消炎、抗肿的作用。还能消除河豚、鱼、鳖引起的轻微中毒或肠胃不适。

芝麻

芝麻属于甘凉滋润性食物，有滋润五脏的作用，是益肝、补肾、养血、润燥必不可少的补品，对于治疗肺阴虚的干咳、皮肤干燥、胃肠阴虚所致的便秘，产后阴虚血燥的大便不通或燥结难下、口干咽燥等都具有极佳的疗效。

无花果

无花果具有独特的甘甜味，能补脾益胃、促进消化、润肺利咽、润肠通便、缓解痔疮。还有消炎、抗癌的作用，所含的脂肪酶能降低血脂，预防冠心病。丰富的氨基酸有抗白血病、消除疲劳的功效。

百合

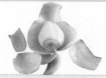

百合性微寒，鲜百合含黏液质，能润燥清热，可治疗肺燥或肺热咳嗽等症。还能清心除烦、镇静安神，适用于失眠多梦、心情抑郁等症。含有多种生物碱，能预防白细胞减少症，提高免疫力。

蜂蜜

蜂蜜性平味甘。能改善血液的成分，保护心脑和血管功能，保护肝脏，促使肝细胞再生，抑制脂肪肝的形成。还能消除疲劳，增强抵抗力，有润肺止咳、润肠通便的功效。适合作为阴虚体弱者的滋补品。

阴虚型体质的养生食谱 ⑥

青椒炒藕片

【原料】 青椒 2 个，莲藕 300 克，大蒜、葱、食用油、
酱油、五香粉、盐、醋、鸡精各适量。

【制作】 （1）大蒜剁成末；葱切葱花；莲藕洗净切片；
青椒洗净切块。

（2）将适量的油倒入锅中，放入葱、大蒜爆
出香味。

（3）再将青椒、莲藕片倒入锅中，烹入盐、醋、
酱油、五香粉，翻炒至熟，加鸡精调味即可。

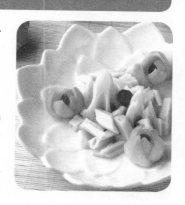

黄花菜黑木耳肉片

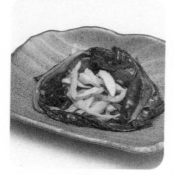

【原料】 猪肉片 200 克，干黄花菜 100 克，油菜 1 棵，
黑木耳 1 朵，盐适量。

【制作】 （1）干黄花菜加清水泡软，捞起，沥干。

（2）黑木耳洗净，泡发至软，切粗丝；油菜
洗净切段。

（3）煮锅中加 100 毫升水煮沸后，放入干黄
花菜、黑木耳、肉片，待肉片将熟，再加入
油菜，加盐调味，待水再沸腾一次即成。

雪蛤南瓜羹

【原料】 南瓜 300 克，雪蛤、白糖、淀粉、枸杞子各适量。

【制作】 （1）南瓜去皮洗净切成小丁，上屉蒸至软烂，
取出后捏成南瓜泥。

（2）将南瓜泥、枸杞子和适量的水倒入锅中，
搅拌一下，煮至沸腾，放入雪蛤，再次煮沸。

（3）淀粉加水淋入锅中，再撒上适量白糖，
再次煮沸即可。

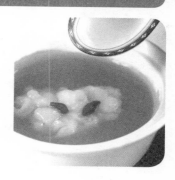

鸡丝炒百合黄花菜

【原料】鸡胸肉 200 克，新鲜百合 1 颗，新鲜黄花菜 200 克，盐、黑胡椒末、食用油各少许。

【制作】（1）鸡胸肉洗净，切丝备用。

（2）百合剥开，处理干净；黄花菜去除蒂洗净，焯水捞起备用。

（3）油锅加热，依次下鸡丝、黄花菜、百合，加盐、黑胡椒和适量水一起翻炒，炒至百合呈半透明状即可。

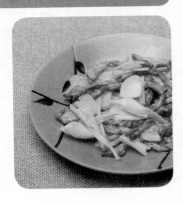

南瓜百合甜点

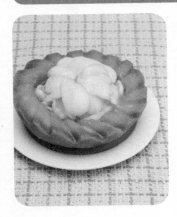

【原料】南瓜 250 克，百合 250 克，白糖 10 克，蜂蜜 15 毫升。

【制作】（1）南瓜去皮洗净，先切成两半，然后用刀在瓜面切锯齿形状的刀纹。

（2）百合洗净，逐片削去黄尖，用白糖拌匀，放入碗状的南瓜中。

（3）把南瓜装在盘子中，上屉蒸煮，煮沸后改小火，约蒸煮 8 分钟，煮熟后取出，淋上蜂蜜即可。

橙香芋头片

【原料】芋头 400 克，橙子 2 个，圣女果 1 个，白糖适量。

【制作】（1）橙子、芋头洗净去皮均切片，圣女果洗净切半。

（2）将芋头投入锅中，焯熟后捞出过凉，沥水待用。

（3）将橙片、芋头、圣女果摆入盘中，撒上白糖，即可上桌。

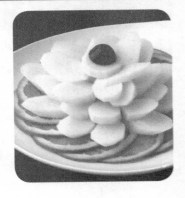

菊花茶滋阴又祛火

菊花茶

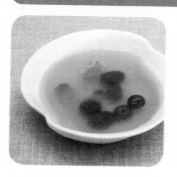

处于"水"不足状态的阴虚者易上火，推荐饮用具有舒缓镇定作用的菊花茶，它可放松身心，缓解偏头痛及失眠。

【冲泡方法】在温热的茶壶中放入 10~15 朵菊花，注入 500 毫升约 90℃的热水，浸泡 3 分钟后菊花就会开放，倒入茶杯即可饮用。茶中也可同时加入绿茶、焙茶及薄荷。

额外推荐

【牛奶红茶】

　　牛奶具有安眠与美容功效，建议阴虚者在红茶中加入大量牛奶。

冲泡方法：温热的红茶中充分添加牛奶，可根据个人喜好搭配精致的甜点。

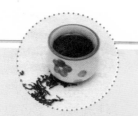

红茶：是一种发酵茶，其中的茶多酚氧化物能养胃，治疗消化性溃疡。泡红茶最好用敞口杯，茶和水的比例在 1：50左右时口味浓淡刚好。

【猕猴桃汁】

　　猕猴桃能滋阴、生津、止渴。

制作方法：2 个猕猴桃剥去外皮，取出果瓤放入搅拌机中，搅成果浆。冲入适量的凉开水，注意不可加热水，否则会破坏维生素 C，加蜂蜜调味即可饮用。

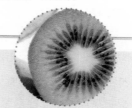

猕猴桃：维生素C的含量比柑橘、苹果等水果高十几倍，还有改善血液循环的功效。加蜂蜜煮成果茶还能帮助消化。

【甘蔗梨汁】

　　甘蔗、梨均有很好的滋阴生津之效。

制作方法：1 节甘蔗剥皮切成小块，用榨汁机榨汁。再把 2 个梨切成小块，加水煮炖 30 分钟，到梨肉软烂，滤渣取汁，和甘蔗汁混合代茶饮。

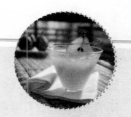

甘蔗和梨：都有很强的生津止渴、滋阴润燥的功能，尤其适合阴虚的人在干燥的秋季食用，能润肺止咳，治疗秋燥咳嗽。

⑧ 常喝水，润燥养阴的好方法

我们都知道"水是生命之源"，水不仅是运送身体里各种营养物质的载体，还直接影响到新陈代谢。很多人觉得喝水就是用来解渴的，其实不然，喝水也是一门学问，我们通过喝水来保证身体里的水分充足，正确地喝水对健康来说非常重要。

必备的喝水小常识

● 我们要喝多少水

一般而言，人每天喝水的量要与体内的水分消耗量持平。人体每天至少要消耗 2500 毫升的水，而食物中也含有大量水分，蔬菜的含水量高达 90％，水果是 80％，肉类和鱼中也含有 70％的水分。减掉这些，我们每天喝 1500 毫升的水就足够了。

● 温开水是最好的饮料

从健康的角度来看，常喝含糖饮料是不利于健康的，因为糖会减慢肠胃道吸收水分的速度。专家指出，白开水是最好的饮料，喝 30℃以下的温开水是最好的，这样不易造成血管收缩，不会过于刺激胃肠道的蠕动。

5种不能喝的水

生水：生水没有经过煮沸，含有对人体有害的细菌、病毒和寄生虫，易引起疾病，包括腹泻、寄生虫病等。

衰老水：就是长时间储存不动的水。这样的水滋生细菌和毒素，经常喝有害健康。

重新煮开的水：亚硝酸盐的含量相对升高，常喝这种水，可能会引起慢性中毒。

不开的水：含有消毒剂，喝未煮沸的水，容易患膀胱癌、直肠癌等。一般水开后应继续沸腾 3 分钟，使其中的消毒剂充分挥发，就可以放心饮用了。

蒸锅水：含有亚硝酸盐，还溶解出水垢中的多种有害元素如镉、汞、砷、铝等，易造成慢性中毒。

水要在什么时间喝

最常见的错误做法就是口渴了再喝水。人感到口渴时，这已经是中枢神经发出的身体"干旱"的信号了，就等于在泥土龟裂后再灌溉，对身体健康不利。

因此，不渴的时候也要记得隔一段时间就喝点水，润润身体。

一日喝水时间表

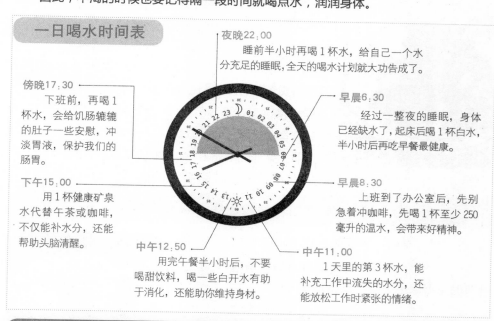

夜晚22:00
睡前半小时再喝1杯水，给自己一个水分充足的睡眠，全天的喝水计划就大功告成了。

傍晚17:30
下班前，再喝1杯水，会给饥肠辘辘的肚子一些安慰，冲淡胃液，保护我们的肠胃。

下午15:00
用1杯健康矿泉水代替午茶或咖啡，不仅能补水分，还能帮助头脑清醒。

中午12:50
用完午餐半小时后，不要喝甜饮料，喝一些白开水有助于消化，还能助你维持身材。

早晨6:30
经过一整夜的睡眠，身体已经缺水了，起床后喝1杯白水，半小时后再吃早餐最健康。

早晨8:30
上班到了办公室后，先别急着冲咖啡，先喝1杯至少250毫升的温水，会带来好精神。

中午11:00
1天里的第3杯水，能补充工作中流失的水分，还能放松工作时紧张的情绪。

饮料应该怎么喝

随着饮品的多样化，各种功能饮料、果汁饮料、乳饮料也悄悄地进入了我们的生活。可是这些饮料都适合我们喝吗？怎样正确地去喝呢？

饮料类型	运动饮料	酸味饮料	甜饮料	维C饮料
含有的成分	糖分和多种离子、水溶性维生素	柠檬酸	大量的糖分	维生素C
饮用事宜	剧烈运动前后不适合喝白开水或高浓度的果汁，而应该选择运动饮料，补充身体流失的营养	柠檬酸摄入太多，会使人因电解质失衡而感到疲乏困倦。尤其夏天大量出汗时更不能多喝	可乐、雪碧、芬达和各种果汁饮料的含糖量远远超过了各种水果，喝得太多会影响血糖	1瓶维C饮料就能满足1天的维生素C需要量，维生素C摄取过量会引起泌尿系统结石或渗透性腹泻

8

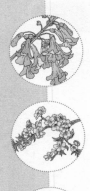

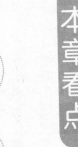

本章看点

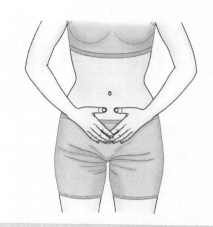

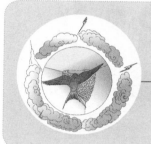

第五章
气滞型体质

　　气为生命之本，而其主要作用就在于运行转化。当情志不畅、肝气不舒的时候，气的运行就出问题了——好像公路上交通堵塞一样，不能顺利地循环运行，久而久之就成了气滞体质。于是，一大堆的问题就来了，情绪敏感压抑，消化系统受了影响，胃肠毛病不断等，在方方面面影响着气滞型体质的人的生活。

① 你是气滞型体质吗

自我舌诊

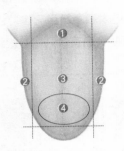

对着镜子，先来看看你的舌头吧，如果你的舌头是下面这个样子的，那你就是气滞了。

❶ 舌头较瘦；

❷ 舌头边缘的颜色发红；

❸ 中央发白，或舌苔呈黄色；

❹ 舌苔薄，不明显。

体质特征

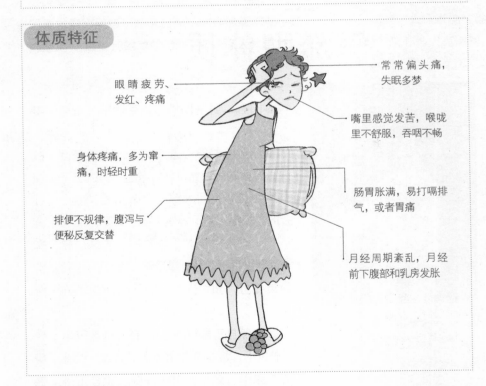

眼睛疲劳、发红、疼痛

常常偏头痛，失眠多梦

嘴里感觉发苦，喉咙里不舒服，吞咽不畅

身体疼痛，多为窜痛，时轻时重

肠胃胀满，易打嗝排气，或者胃痛

排便不规律，腹泻与便秘反复交替

月经周期紊乱，月经前下腹部和乳房发胀

● 性格特点

遇事容易焦虑紧张；

不乐观，常常情绪低落，感到沮丧；

为小事多愁善感，甚至敏感多疑，忧愁不安。

气发生了 "交通堵塞" ②

　　人体内的气维持生长发育，抵御疾病，统摄脏腑，提供营养，对人的生命活动起着支配作用。身体内的气就像河水一样，在不断地运行。如果气阻滞不动了，就是气滞。那么什么情况下气会失去动力呢？为什么会停滞不前呢？什么样的人容易气滞呢？

气行不畅就是气滞

　　中医上讲，气在人体内的运动称为气机。它的运动形式一共有四种——升、降、出、入。在脏腑中，气以不同的方式运行，在五脏（心、肝、脾、肺、肾）中，气主升利于藏精华；而在六腑（胆、胃、大肠、小肠、三焦、膀胱）中，则气主降而藏化物。气在脏腑中的正常运行，即升降出入顺畅有序，人的生命活动才得以维持正常。

　　气在体内的运行出现了问题，不再协调进行的时候，称为气机不调或气机不畅。其中，有一种不调的现象就叫做气滞。那么什么是气滞呢？顾名思义，就是气在身体里停滞、阻滞了。用中医理论来解释，就是当人体某一部分、某一脏腑或经络发生功能障碍，气的运行出现 "交通堵塞" 了，不能顺畅地通行，而变得缓慢或停滞不通、郁而不行，就形成气滞。

气虚、寒邪引来气滞

　　就身体自身的原因来说，气虚的人更容易诱生气滞体质，元气因匮乏不足而循行迟滞。人体里的气就像河流里的水一样，当水量充足的时候，才能河水湍急，奔流不息；一旦河水干涸枯竭了，自然水流缓慢了。人体里的气少了，"气若游丝"，就不可能有活力，没有力气在身体里运行，当然会气滞了。

　　同时，气有温煦作用，气虚的人没有足够的能量来保持身体的温度，容易受到外界寒邪的影响。而气遇寒则滞，在寒冷的环境中血管痉挛收缩，气血运行不畅，就会阻滞于末端而不能回归脏腑。气虚的人原本就气血流通不畅，一旦遇到寒邪，气血的运行会愈加缓慢，如果得不到疏通，久而久之便形成气滞。

五脏六腑中的气机

气在人体中升降出入顺畅有序是人生命活动的基础。当气的运行出现堵塞，变得缓慢或停滞不通，就是气滞。

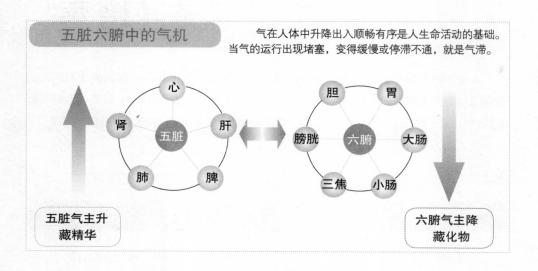

五脏气主升 藏精华

六腑气主降 藏化物

气血运行与气滞

气遇寒则滞，在寒冷的环境中，血管痉挛收缩，气血运行不畅，会阻滞于末端而不能回归脏腑，容易造成气滞。

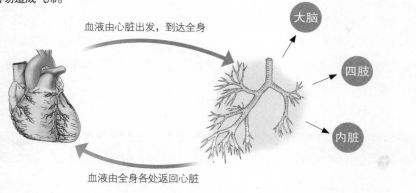

血液由心脏出发，到达全身

大脑

四肢

内脏

血液由全身各处返回心脏

◆ 生命在于运动

TIPS

人的心脏在不断跳动，身体在不断新陈代谢，我们也在不断地活动，即使睡眠的时候身体也没有完全地静止下来。生活中我们只有不断运动，才能让身体里的气血也随之活跃起来，气血通畅，才能保证我们的身体健康。

2

气滞不通多是"阻塞"的病 ③

体内负责气循环的脏腑是肝。因为肝的经络（气的运行经络）分布于身体两侧，当气运行不畅时，易出现偏头痛等症状，身体还会受到疼痛的困扰。气滞型体质的人往往容易患消化系统和内分泌系统的疾病。此外，气滞者还容易出现失眠、高血压等症状。

经前期综合征——气滞女性常有的烦恼

经前期综合征是女性中一种很常见的病症。它会从来月经前一周开始出现各种症状，包括手脚、眼睑浮肿，头痛贪睡，乳房肿胀，消化不良等。随着时间逐渐加重，月经来潮前 2~3 天症状最严重，月经来潮或来潮后 2~3 天内会突然症状全无。它的成因很复杂，既受到女性内分泌的激素周期变化的影响，也有外在的生活工作压力的共同作用。

◉ 赶走月经前的烦恼

既然经前期综合征是肝气不舒、郁结而生的毛病，要想改善就要从疏肝理气入手，也就是我们常说的"顺气"。在饮食方面应合理地补充钙片、维生素 E 片和复合维生素 B 片，可以有效地稳定情绪。忌咖啡、巧克力和酒精等刺激性强的食物。多喝牛奶，可以帮助缓解紧张，减轻经期时的腹痛。多吃芹菜、茼蒿、西红柿、萝卜、橙子、柚子之类"顺气"的食物，减轻肝郁气滞的各种症状。另外，在每日的饮食中添加 1 勺冷榨植物油，因为它们富含亚香油，亚香油中的脂肪酸有助于减轻浮肿。

运动缓解法

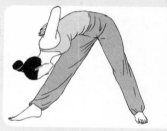

侧伸展式

吸气，将双腿分开，略宽于肩，双手掌心合十放在背后，指尖朝上，吸气，抬头向后伸展，呼气，让上身靠近右腿的前侧，放松上身和头部。

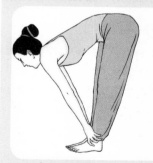

鸵鸟式

双腿内侧并拢，吸气，身体向前靠近双腿，双手抓住双脚的脚踝或是将手心放在脚心下，背部挺直，延伸颈部前侧，拉长整个背部。

● 碳水化合物能抗经前抑郁

经研究发现，如果在月经前的饮食中多吃一些薯类、谷类、全麦类等含碳水化合物丰富的食物，就会明显减轻经前抑郁的症状。经前抑郁是由大脑内一种叫血清素的物质减少所引发的，而这些食物中的维生素 B_6 恰恰能够帮助大脑合成血清素，从而减轻抑郁的症状。除了全麦食品，香蕉中含有的维生素 B_6 也比较多，此外它还含有一种神奇的生物碱，能够振奋精神和提高信心。有一些人经前会食欲大增，比平时多吃很多东西。这时候，如果吃一些碳水化合物，就能产生饱腹感，从而有效地控制食欲，避免贪食过多。

特效穴推荐

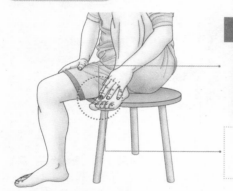

太冲穴

位置：在足背，第1、2跖骨的连接部位中间，能感到动脉的位置。

功效：能平肝、理血、通络，治疗失眠、月经不调、乳腺炎、肾脏炎症等。

用食指、中指从上往下垂直按揉，先左后右，每次1~3分钟。

● 对症茶方

【金橘萝卜饮】

配方：金橘5个，白萝卜300克，蜂蜜适量。

制作：(1) 把金橘洗净，捣成泥；萝卜洗净，切成丝，榨汁。

(2) 把金橘泥和白萝卜汁混合均匀，加蜂蜜适量，调匀即可。

用法：每天2次，经期前连服7天。

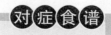

【草莓牛奶燕麦粥】

配方：燕麦100克，牛奶200毫升，草莓数个，白糖适量。

制作：(1) 将燕麦洗净，放入锅中煮粥；草莓洗净。

(2) 粥快熟时，加入牛奶、草莓再煮片刻，加入白糖调味即可。

月经延迟——因气血受阻而"迟到"

　　80%以上的女性,在一生中都遭受过月经不调的困扰。其实,这不一定是什么疾病,但却和体质有关。气滞的女性最容易出现经期推迟、经期延长,还包括月经血的变化,如月经量少、颜色暗红、有血块、排出不畅,有的人还会伴有少腹胀痛、乳胀胁痛等全身症状。

● 情绪是月经延迟的"引子"

　　情绪异常会引起月经延迟,如经常生闷气、长期的精神压抑,或遭到重大的精神刺激、心理创伤,都可以是月经延迟或痛经、闭经的原因。这是因为月经受卵巢分泌的激素控制,这一过程又受到垂体和下丘脑等部位释放的激素调节。所以当情绪异常时,大脑的活动也会紊乱,无论是卵巢、垂体,还是下丘脑都不能正常工作,就会间接地影响到月经了。

　　中医认为,气负责血的运行。当人郁闷生气、情绪不佳的时候,身体里的气就会跟着"闹脾气"——它会衰弱无力,甚至停滞不行,这就是所谓的"肝气郁结"。因此致使气血运行不畅。血行缺少了动力,月经就会常常推迟不来。经血颜色发暗、量少、结块的变化也很明显,这都是气滞的结果。因此,想让月经恢复正常,就要保持心情舒畅,不为一点小事怨天尤人,豁达的心胸能够让气血通畅,月经的问题自然就迎刃而解了。

● 寒冷刺激引起月经延迟

　　据研究,女性在经期如果受到寒冷的刺激,会出现月经过少甚至闭经。

● 情绪与月经周期

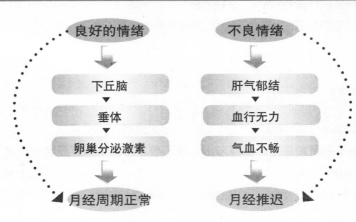

③

当人体受寒时，全身的血管，尤其是腹部盆腔内的血管，会过度收缩，血液循环受到影响。血行不畅，自然气机受阻，月经周期也因此受累而姗姗来迟。

因此，女性除了日常生活要有规律，避免劳累过度之外，还要注意经期的保暖御寒，避免淋雨、涉水、游泳、喝冷饮等，尤其要避免下半身受到寒湿的侵袭。此外，不妨在饮食中添加干百合、陈皮、干莲子、红枣、橘子、玫瑰花等食物；还有煮炖的牛肉、鸡肉高汤，都对外感寒湿引起的月经延迟有效果。

特效穴推荐

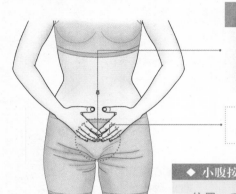

中极穴

位置：下腹部，前正中线上，当脐中下4寸处。
功效：有助气化，能治疗遗精、小便频繁、痛经、盆腔炎、月经不调等。

双手中指右上左下交叠，按压穴位，早晚各1次，每次1~3分钟。

◆ 小腹按摩法　　　　　　　　　　TIPS

位置：两侧肋骨下缘与髂骨之间的小腹外侧。
按摩方法：双手置于小腹外侧，从后上方向前下方斜向摩擦。方向一致，不要前后往返擦动，每次按摩5分钟，至感到生热为止。

对症茶方

【陈皮冰糖茶】

配方：陈皮10克，枸杞子10克，冰糖5克。
制作：将陈皮和枸杞子、冰糖放入杯中，冲入开水，冲泡15分钟即可，代茶饮。

对症食谱

【玫瑰茉莉粥】

原料：玫瑰花20克，茉莉花10克，粳米100克，冰糖适量。
制作：（1）将粳米洗净放入锅里，加适量的水，煮沸。
　　　（2）加入洗净的茉莉花、玫瑰花和适量冰糖，文火把粥煮熟即可。

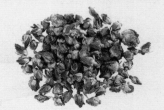

乳腺增生——"气"郁结在乳房里

很多女性都会有乳房肿胀疼痛的经历，尤其是在来月经之前的十来天会更加严重，甚至会疼得夜晚难以入睡。如果用手摸，还会触摸到肿块样的东西，有时会连带着腋窝下也有隐隐的钝痛。很多人因此而担惊受怕，以为自己得了乳腺癌。到医院去检查，医生的诊断结果是乳腺增生。

● "气"郁久了容易导致乳腺增生

中医讲，情志不畅的人，会因郁久而伤肝，结果是气机阻滞，郁积在乳房经络里，从而导致经脉阻塞不通。"通则不痛，痛则不通"，阻塞较轻的会引发疼痛，重则气滞不通，气血的运行失调，就在乳房处结聚成块，发展成乳腺增生。

● 多吃含碘的蔬菜有益处

碘有降低体内雌激素水平的作用，能消除乳腺增生的诱因，因此，多吃含碘的食物可以很好地预防乳腺增生。如，海带中就含有大量的碘，具有消

乳房自检的方法

 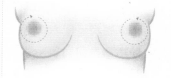

手指在乳房表面画圆圈，检查是否圆润光滑，是否有突起、起皱或变色。

 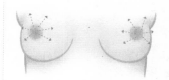

平躺，沿各个方向的乳腺条索，由中心向四周触摸，检查有无硬结。

 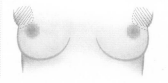

检查腋下，寻找有无肿块，如果有，可能是肿大的淋巴结。

 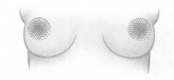

轻轻捏住乳头外围的肌肤，向乳头方向推动，看是否有液体流出。

注意：如果在自我检查中发现乳腺异常，应该及时到医院就医检查。

除疼痛、软坚散结、减小肿块的作用。每周应食用海带 1~2 次，如凉拌海带丝、排骨黄豆炖海带等，都可以有效地缓解乳腺增生。

多摄入富含纤维素的蔬菜，如甘薯、韭菜、芹菜、芦笋、胡萝卜、豆角、苋菜、芥蓝、空心菜等，可减少脂肪的吸收。合成激素的原料是脂肪，脂肪少了，激素水平自然下降了，乳腺增生也就会得到控制了。此外，白菜中有一种物质能帮助分解雌激素，可以说是一种完全没有副作用的良药。

特效穴推荐

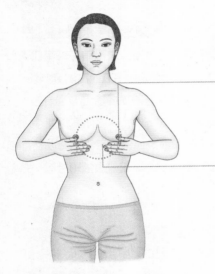

乳根穴

位置：在人体胸部，乳头直下，乳房根部凹陷处。
功效：对乳痛、胸痛、肋间神经痛、乳腺炎、乳汁不足等有很好的疗效。

用中指和无名指的指腹稍微用力按揉穴位，早晚各 1 次，每次 3~5 分钟。

● 对症茶方

【豆浆或豆奶】

每天喝 1 杯豆浆或豆奶，其中含有大豆异黄酮，能降低女性体内的雌激素水平，能抑制乳腺增生。此外，还建议每周吃大豆或豆腐、豆干等豆制品 3 ~ 5 次，效果更好。

对症食谱

【冬瓜海带汤】

原料：冬瓜 250 克，海带 100 克，盐适量。

制作：(1) 海带泡发后洗净，切小段，放入锅中煮 45 ~ 50 分钟。

(2) 将冬瓜洗净去皮，切成 1 厘米左右的厚片，加入海带汤中，至冬瓜煮熟，加盐调味即可。

③

疏肝行气，让身体里的气通畅 ④

适量饮酒，活血行气

古人曾说"酒为诸药之长"。酒性温而味辛，温者能祛寒、温散，辛者能发散、疏导，所以酒具有疏通经脉、行气和血、温阳祛寒、疏肝解郁的功效。根据中医理论，气血运行迟缓、阳气不振的人，以及体内有寒气、有淤滞的人并不用禁忌饮酒，酒有助于活血行气，对身体还有一定的保健作用。

但饮酒也要有正确的方法，首先就是不可过量，一杯酒是药，一瓶酒是毒。因此，每天的饮用量不能超过 3 杯。饮酒的同时还要搭配合适的下酒菜，如新鲜蔬菜、鲜鱼、瘦肉、蛋类等是必不可少的。饮酒的时间最好选择在每天下午的 2 点以后，并且尽可能地饮用葡萄酒，避免啤酒和烈性白酒。

● 葡萄酒中的健康成分

红酒多酚：能预防癌细胞的生长。研究表明，有日常饮用红葡萄酒习惯的人，癌症发病率要比不饮酒的人低大约20%。具有抗氧化的功效，长期饮用葡萄酒可有效预防糖尿病、中风、帕金森综合征、风湿病和老年痴呆症。

抑菌成分：幽门螺旋杆菌是引发各种胃病的罪魁祸首，葡萄酒中的抑菌成分能有效地抑制其繁殖，因此常饮用葡萄酒的欧洲人胃癌死亡率更低。

单宁酸：预防蛀牙，还刺激增强肠道收缩，预防结肠炎。

酸碱度：一般的葡萄酒与人体胃酸的 pH 相吻合，所以有开胃健脾的功效。

白藜芦醇与槲皮酮：是治疗乳腺癌与皮肤癌的良药。

硫酸钾、葡萄素等物质：防止皮肤水肿，增加人体免疫力。

◆ **如何饮用葡萄酒** `TIPS`

饮用葡萄酒最好是在用餐期间，这样可以增进食欲，促进消化，减少人体对酒精的吸收，对人的健康有益。另外，常温下开瓶 48 小时以上的葡萄酒已经开始变质，会危害人体健康，不宜再饮用。

疏通肝气，食物养肝有好处

在中医学上，肝主疏泄，因而肝气有疏通、条达、升发、畅泄等生理功能。而气滞体质的人，很多人都有肝气不舒引起的各种症状。如，容易郁闷、发怒等，久而久之便会伤肝，造成肝气郁结。所以要调理肝气，首先要多吃具有养肝作用的食物，首选谷类，如糯米、黑米、黍米、燕麦、荞麦、薏苡仁。蔬果方面则要多吃橘子、杨桃、西红柿、柠檬、菠萝等味酸的食物，因为肝喜欢酸味的食物。容易动怒上火的人，适宜食用具有清热及滋养肝脏作用的食物，如蘑菇、莴笋、黄瓜、菠菜等。此外，气滞体质的人因气滞不畅，会有胸闷、胸痛等症状，因此应多选择具有疏肝解郁作用的食物，如香菜、黄花菜、山楂、槟榔等。

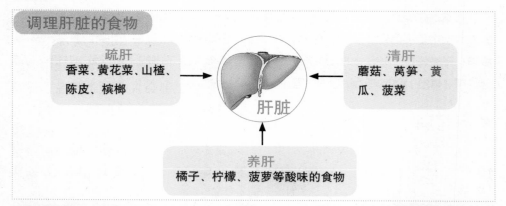

调理肝脏的食物

疏肝
香菜、黄花菜、山楂、陈皮、槟榔

清肝
蘑菇、莴笋、黄瓜、菠菜

肝脏

养肝
橘子、柠檬、菠萝等酸味的食物

多吃能行气开胃的食物

如果气的推动作用相对较弱，气血运行就会减缓，"气不顺"，气滞则可能导致血气虚弱、血淤、痰湿、湿热等症，这几种病症都是难以治疗的，长期"气不顺"者最终可能会"郁郁而终"。所以调理气滞型体质应从"理气"开始。中医学认为某些食材具备消滞顺气的"理气作用"，气郁体质者应该多吃这一类食物，如桃、橘子、海带、紫菜、香菇、土豆、胡萝卜、鳜鱼、鳝鱼等。

此外，肝气不舒的人一般会食欲不振、消化不良，时间长了，还可导致各种肠胃病，容易患胃炎、胃溃疡等疾病。适当选择散发清爽香气的蔬菜、柑橘类水果及带酸味的食物，这些都有提高肝功能及理气的作用，具有止痛、消胀、除满的功效。

容易抑郁的人还应多食有健胃消食作用的食物，如葡萄、草莓、甜橙、辣椒酱、小米粥、其他酸味食物及苦味食物等。但需要注意的是，酸味食物不宜一次食用过量。酸味入肝，是肝的本味，食多伤肝；也不宜吃具有收涩作用的食物，如莲子、芡实、石榴、乌梅等，否则会妨碍气机升降和运行。

饮食宜忌 ⑤

禁忌食物

糯米、板栗、鸡蛋、红枣、花生、桂圆肉、蜂蜜、扁豆、豇豆、黄豆、蚕豆、豆腐、山药、肥肉、奶油、鳗鱼、蟹黄、蛋黄、鱼卵、巧克力、甘薯、芋头、面条、莲子、芡实、石榴、乌梅。

适宜食物

燕麦

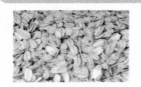

性平味甘，将燕麦和菊花同煮成粥，能清热祛火，增强食欲，改善夏季五心燥热、头痛眩晕、烦躁不安的症状。每天早上喝一碗燕麦粥可保持精力旺盛，补血养神。其中的色氨酸还能改善人的情绪。

菜花

性凉味甘，有较好的平补作用，可健脾胃、强筋骨、补肾填精，对调理体质虚弱、久病体虚引起的脾胃虚弱、耳鸣健忘、四肢无力等有效。含有大量叶酸和维生素E，能改善失眠、健忘、焦虑等不良情绪。

青椒

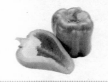

性温味辛，具有解热镇痛作用，能促进发汗并缓解肌肉疼痛。辣椒素能抗氧化，预防癌症，还能促进脂肪的新陈代谢，降脂减肥。强烈的香辣味能刺激唾液和胃液的分泌，从而增加食欲、帮助消化。

黄花菜

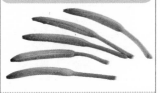

性凉味甘，有凉血止血、清热利湿、明目安神、健脾消食等作用，是体虚者平补必不可少的蔬菜。含丰富的卵磷脂，能改善大脑功能、集中人的注意力，提高大脑兴奋性。还有降低胆固醇，改善皮肤韧性和弹力的作用。

圆白菜

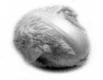

性平味甘，能提高免疫力，预防感冒和癌症。有杀菌消炎作用，可用来治疗咽喉疼痛、外伤肿痛、蚊叮虫咬、胃痛牙痛等。能促进溃疡愈合，对胃溃疡有很好的疗效，也是糖尿病和肥胖患者的理想食物。

西蓝花

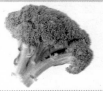

性凉味甘，可健脑壮骨、补脾和胃。其中的萝卜子素具有显著的防癌抗癌功效；丰富的维生素C能增强肝脏的解毒能力，提高免疫力；大量的类黄酮物质，对心脏病、高血压有调节和预防作用。

生姜

性温味辛，具有健胃、止痛、发汗、解热的作用。姜的挥发油能促进胃液分泌，帮助消化；姜抗衰老的作用比维生素E强很多，老年人常吃生姜可除"老年斑"。生姜还具有解毒杀菌、防癌抗癌的作用。

大蒜

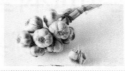

蒜素具有强烈的杀菌能力，能促进糖类的新陈代谢以提供能量、消除疲劳。大蒜中还含有甘露醇素，能促进新陈代谢与血液循环，还能抗氧化、提升免疫力。其中锗和硒等元素具有很强的抗癌作用。

菊花

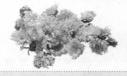

性微寒，味辛苦，具有平肝明目、镇痛解热的作用，可治疗风热感冒引起的头痛眩晕、目赤头痛。菊苷有降血压作用，还能扩张冠状动脉，增加血流量，预防冠心病。可制成菊花茶、菊花粥、菊花酒食用。

茴香

有温阳散寒，理气止痛的功效，还能调节胃肠蠕动，有助于消除腹胀，还能缓解痉挛，减轻肠胃疼痛。其中的茴香醚是有效的抗菌成分，茴香烯能促进骨髓细胞成熟，提高血液中白细胞数量，用于治疗白细胞减少症。

陈皮

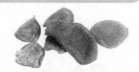

即陈放很久的橘子皮，性温味辛苦，有理气健脾的作用，对胃肠道有温和的刺激作用，有助于排出体内积气，增进人的食欲。可用来调中理气、燥湿化痰、降逆止呕，治疗脾胃气滞、消化不良、腹胀腹痛等。

茉莉花

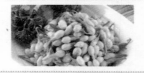

有消炎解毒的作用。有"祛寒邪、助理郁"的效果，是春季饮茶之上品。常饮茉莉花茶，能清肝明目、生津止渴、通便利水、益气力、降血压、抗癌、抗衰老，使人延年益寿、身心健康。

红萝卜

性凉、味辛甘。营养丰富，吃法多样，可以凉拌、炒菜、煲汤等。能促进胃肠蠕动，消除积滞、清热化痰、下气宽中。常吃红萝卜能降低血脂、预防动脉硬化、稳定血压、预防冠心病、胆石症等疾病。

芒果

性凉、味甘酸，有益胃止呕、解渴利尿的功效。可治疗口渴咽干、食欲不振、消化不良、晕眩呕吐、嗓音嘶哑、痰多咳嗽等病症。生吃能治疗小便不利；水煎代茶饮用能治疗慢性咽喉炎。

槟榔

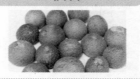

性温味辛，有杀虫、破积下气、行水治痛风的功效，是"四大南药"之一。果实营养丰富，包括脂肪、槟榔油、生物碱等。能下气、消食、祛痰、利尿，能治疗食积气滞、脘腹胀痛、水肿、疟疾等病症。

5

气滞型体质的养生食谱

糖醋肉丸子

【原料】 猪肉馅200克，菠萝1个，菠菜50克，洋葱30克，陈皮10克，乌梅汁、藕粉、西红柿酱、盐、胡椒粉、食用油各适量。

【制作】（1）陈皮洗净、泡软后沥干，备用。

（2）将菠萝、洋葱洗净分别切块，稍余烫备用。

（3）猪肉馅与盐、胡椒粉等调匀；将猪肉馅捏成丸子状炸熟，再将乌梅汁、藕粉、番茄汁、菠萝、洋葱拌匀煮熟，铺在洗净的菠菜上即可。

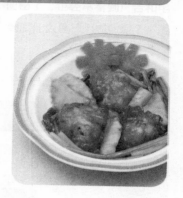

泡椒萝卜

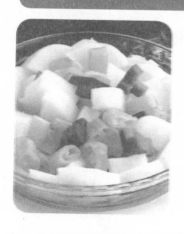

【原料】 白萝卜500克，胡萝卜、泡椒、醋、香油、白糖、盐各适量。

【制作】（1）白萝卜去皮洗净，切成小厚块；胡萝卜去皮洗净切块。

（2）将萝卜块放入小盆中，加入少许盐腌至入味，控出水分。

（3）将泡椒和泡椒水倒入小盆，加入醋、白糖拌匀，放入冰箱里冷藏数小时，食用时淋入香油即可。

干红醉雪梨

【原料】 雪梨4个，干红葡萄酒350毫升，冰块适量。

【制作】（1）雪梨洗净，去皮，切片。

（2）将雪梨片放入碗中，加入干红葡萄酒、冰块浸泡半小时。

（3）还可放入冰箱冷藏数小时，口感更好。

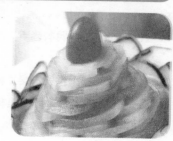

三丝冰凉瓜

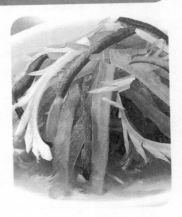

【原料】 佛手瓜 300 克,洋葱 50 克,红辣椒 1 个,盐、醋、料酒、冰块各适量。

【制作】 （1）佛手瓜去皮洗净切丝；洋葱去皮洗净切丝；红辣椒去籽去蒂并洗净切丝。

（2）水锅置火上烧沸,放入佛手瓜、红辣椒焯一下,捞出过凉水,沥干。

（3）将佛手瓜、洋葱、辣椒丝放入小盆中,加入料酒、醋拌匀,将冰块放入盘中,倒入调拌好的佛手瓜即可。

葱烧茶树菇

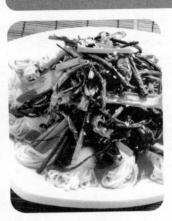

【原料】 干茶树菇 200 克,粉丝、葱、鸡精、酱油、食用油、料酒各适量。

【制作】 （1）茶树菇放温水中泡 5 分钟,洗净；葱洗净切段。

（2）粉丝放温水中泡发,放入开水煮熟,捞出控水,加入盐拌匀,放在盘底。

（3）油锅置上烧热,放入茶树菇翻炒数下,加入料酒、酱油翻炒至熟,再放盐、鸡精、葱段翻炒数下即可出锅,盛放在调好的粉丝上即可。

银耳西蓝花

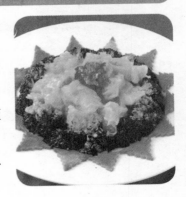

【原料】 西蓝花 200 克,银耳 200 克,葱 1 棵,醋、酱油、香油、五香粉、白糖、盐各适量。

【制作】 （1）西蓝花洗净切小块,银耳入水泡发,葱洗净切葱花。

（2）将适量的油倒入锅中,烧热后放西蓝花和盐、五香粉、酱油,炒熟后摆入盘中。

（3）将银耳放入锅中,淋入盐、白糖、香油、醋,翻炒几下,撒上葱花,倒入盘中即可。

芳香花茶最宜行气　⑦

茉莉花茶

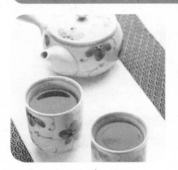

茉莉花能理气开郁、辟秽和中。情绪紧张的人不妨来一杯茉莉花茶，它浓郁的香气能使人神经松弛，在获得味道享受的同时，也有助于情绪恢复平静。

【冲泡方法】在温热的茶壶中放入适量茉莉花，注入80～90℃的热水，浸泡约1分半钟后倒入茶杯即可饮用。两泡后浸泡的时间要稍长一些。也可直接在杯中放入茶叶和热水，简单方便。

额外推荐

【薄荷茶】

散发清凉感的香气成分可养肝行气。焦躁忧郁时饮用可行气解郁。

冲泡方法：在茶壶中放入适量鲜薄荷或风干的薄荷，注入热水浸泡3~4分钟后即可饮用。加入绿茶或其他养生植物味道也很好。

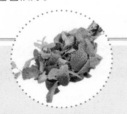

薄荷：薄荷的杀菌抗菌作用极强，饮用薄荷茶可以预防口腔疾病和口臭。拿泡过茶的叶片敷在眼睛上，能非常有效地解除眼部疲劳。

【薰衣草茶】

薰衣草茶香气浓郁，可舒缓神经紧张，冲泡时加少量即可。

冲泡方法：取适量薰衣草，用约80℃的热水冲泡。放松下来，开始享受令身心愉悦的芳香吧。

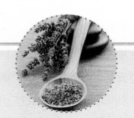

薰衣草：泡茶能改善神经性偏头痛、高血压、月经不调、消化不良、失眠等症。加热水熏蒸脸，能均衡油脂分泌，改善肤质；用来沐浴能活血通络。

【大麦茶】

大麦茶是用大麦炒制而成的，有一股浓浓的麦香，不仅能开胃助消化，还有瘦身减肥的功效。

冲泡方法：取1包大麦茶，用热水冲泡2~3分钟就可以享用浓郁的大麦香茶了。

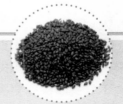

大麦茶：能消暑解毒、健脾减肥、清热解暑，还可以去腥膻和油腻，有助消化，润肤乌发。常饮能治疗消化性溃疡，夏季饮用能清暑生津。

第五章 气滞型体质

太极拳，行气健体一举两得

太极拳的重点就在于"养身"，即自我调理，舒筋活血，开穴顺气，使人体处于一种经络顺畅的状态。经常练练太极拳不仅能健身，配合音乐的韵律，还能体现出其轻灵圆活、松柔慢匀、开合有序、刚柔相济，如"行云流水，连绵不断"的意境。

太极拳应该怎么练

太极拳法有"掤、捋、挤、按、采、挒、肘、靠、进、退、顾、盼、定"等基本动作。练拳时要求静心用意，呼吸自然，动作徐缓舒畅，如行云流水。同时，太极拳也被称为"内家功"，最重视的就是练气，即修炼人体自身的精神力量，对行气养神大有裨益。

● 姿势要求

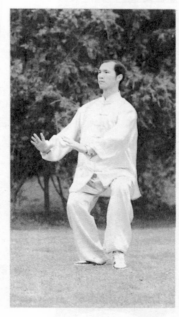

头：要正，不能歪斜，眼睛平视，轻闭嘴唇，舌抵上颚；

颈：自然竖直，不能紧张，要转动灵活；

肩：平正松沉，上耸、前扣或后张都是错误的；

肘：自然弯曲沉坠，不要太僵直或过度上扬；

腕：下沉"塌腕"，不可松软下垂，要劲力贯注；

胸：舒松微含，不可过于外挺或内缩；

背：称为"拔背"，即舒展伸拔，不可弓腰驼背；

腰：向下松沉，不可前弓或后挺，也要灵活旋转；

脊：中正竖直，保持上身的端正自然；

臀：称为"敛臀"，即稍稍向内收敛，不可外突；

胯：松正含缩，要劲力贯注下肢，不能外突扭拧；

腿：稳健扎实，转旋轻灵，移动平稳，膝部松活自然，脚掌虚实分清。

太极拳的保健功效

● 有助于稳定血压

太极拳是一种中低强度运动，能有效地提高心血管系统的功能。练习太极拳之后，人的血压会得到改善，主要表现是舒张压下降，能很好地改善心肌的供血。这对冠心病患者很有意义，对高血压患者更具有良好的保健作用。

● 降血脂、降血糖

血脂和血糖偏高已经成为我们生活中的常见病，不仅发生在老年人身上，也越来越常见于年轻人。经过研究发现，常年坚持练习太极拳，不仅能调节脂类代谢，降低血脂，还能降低血糖，使我们远离糖尿病的危险。

● 强健心脏，促进血液循环

太极拳中很多动作对气息的要求是"气沉丹田"，这种呼吸方法能促进血液回流，增强心肌营养，是对身体的一种良性刺激。这种刺激能促进心肌的功能，从而增强心脏的收缩力，有利于血液循环。

● 预防老年性骨质疏松症

人进入中年以后，骨密度逐渐下降，更年期后尤其明显。太极拳刚柔相济、舒张灵活的动作能对骨骼肌形成良好的刺激，显著改善肌肉力量及柔韧性，还能有效地调节骨钙、血钙平衡，减慢骨内矿物质的自然流失速度。

● 维持神经系统健康

太极拳练习要求"心静"，并且讲究"用意"，即注意力集中，这些都是对大脑活动的良好训练。从动作上来说，练习时要求全身上下整体协调，需要大脑对身体良好的支配和平衡能力，这对神经系统是有益的刺激。

● 改善消化功能

提高神经系统的活动能力还能预防自主神经紊乱而引起的消化系统疾病，如胃神经官能症等。此外，适度的运动会消耗能量，引起饥饿感，因此能够改善食欲，促进消化，并且有预防便秘的作用。

由此可见，常练习太极拳，不仅能行气通络、养心安神，还能改善体质、强身健体，具有延年益寿的功效。

8

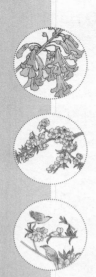

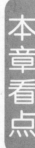

本章看点

- 你是淤血型体质吗
- 寒、滞是淤血的"罪魁祸首"
- 淤血是疼痛的"元凶"
- 多吃酸性食物，活血化淤是关键
- 饮食宜忌
- 淤血型体质的养生食谱
- 花果茶活血通淤
- 洗个热水澡，让气血通畅无阻

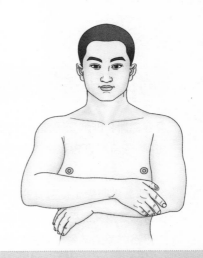

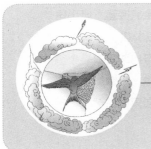

第六章
淤血型体质

血液是非常重要的一种体液，像河流一样在人体里循环流动，把营养输送到我们的四肢百骸，维持人的生命。然而，有些人却会因为情志或生活习惯等原因，导致身体里的血运行不正常了，不通畅了，就形成淤血型体质。淤血导致堵塞，各种淤滞不通的毛病自然找上门来了。

① 你是淤血型体质吗

自我舌诊

对着镜子，先来看看你的舌头吧，如果你的舌头是下面这个样子的，那你就是淤血型体质了。

❶ 舌面干燥，舌乳头较粗；

❷ 颜色发暗、紫红，有淤点或淤斑；

❸ 舌苔发黄；

❹ 舌底静脉变粗，明显可见。

体质特征

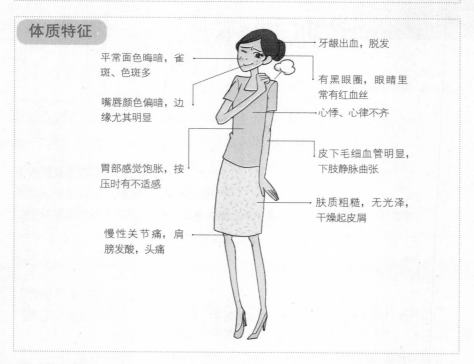

平常面色晦暗，雀斑、色斑多

嘴唇颜色偏暗，边缘尤其明显

胃部感觉饱胀，按压时有不适感

慢性关节痛，肩膀发酸，头痛

牙龈出血，脱发

有黑眼圈，眼睛里常有红血丝

心悸、心律不齐

皮下毛细血管明显，下肢静脉曲张

肤质粗糙，无光泽，干燥起皮屑

● 性格特点

是公认的"急性子"，没有耐心，遇到事情容易烦躁焦虑；有丢三落四的毛病，健忘，想着的事情一转眼就忘记。

寒、滞是淤血的"罪魁祸首" ②

"通则不痛,痛则不通",淤血是在身体里阻滞的血。究其原因,不外乎寒邪入侵、情志不遂,或久病体虚、阳气不足,正常流动的血就受到了阻碍,自然会成为淤血了。淤血和疼痛有什么联系呢?寒冷又是怎么引起淤血的呢?淤血还有其他原因吗?

"通则不痛,痛则不通"

从中医理论来说,淤血体质的形成原因可以是因热、因寒、因气、因血。最常见的气滞血淤就是因气而淤。"气为血帅""血离其气,则血淤积而不流",这就导致淤血的发生了。

为什么会出现流动不通畅的情况呢?中医认为,血液的运行,是在阳气温煦的推动下进行的。若寒邪入血致使寒凝血滞,或情志不遂导致气郁血滞,或津血亏虚导致血结停滞,或久病体虚、阳气不足,也无力推动血液的正常运行,这些都会导致淤血症,形成淤血型体质。这也是淤血体质会引起身体疼痛的原因。

为七情所伤,易致血淤

淤血型体质的形成既有外因的作用,也有内因的作用。外因就是风、寒、暑、湿、燥、火等六淫的侵袭;内因可以是五脏六腑运行失常,而湿浊内停、血脉淤阻。这就要谈到人的七情,即"喜、怒、忧、思、悲、恐、惊"。如果长时间地陷于某种坏情绪中不能解脱,必然会引起体内气血失调,脏腑功能失常,形成淤血型体质。

多静少动,气滞伴随着血淤

气血是否充盈,血脉是否通畅,对于人的健康来说是至关重要的。一旦血的运行受阻,淤血了,身体得不到血的滋养,必然会出这样那样的问题。

血的运行是我们看不见的身体内的暗流,它会随着身体的运动而加快。很多人每天除了睡觉之外,大部分时间都是坐着不动的,这时候身体里血的流动就会减慢。走到某处,如果血管受压迫或堵塞,停下来了,这就造成了血液循环不畅。久而久之,形成淤血型体质也就是自然而然的事了。

淤血还跟气滞有关。中医理论认为:"气为血之帅,血为气之母。"气滞和淤血就像是一对形影不离的好兄弟：气机不畅，行血不力，肯定会有淤血；反之，血的流通不顺畅了，不能载气而行，那也一定会气滞。气滞和淤血就是这样一种互为因果的关系。因此，也不难理解为什么造成气滞体质的原因大部分也都能引来淤血。

活血通络的按摩手法

　　按摩是用各种手法刺激皮肤、肌肉、血管、关节神经等处，使局部的血液循环得到改善，并促进新陈代谢，可用来缓解各种疼痛。按摩的功效就是能舒筋通络、活血散淤。下面介绍几种常用的按摩手法。

❶ 按：有节奏地按压。

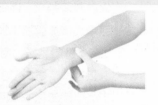

❷ 揉：在穴位上做旋转动作。

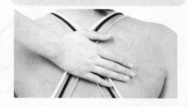

❸ 搓：用单手或双手搓擦。

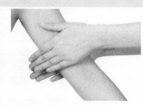

❹ 掐：用手指使劲压穴位。

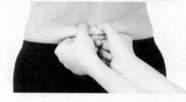

❺ 摩：在穴位上做柔和的摩擦。

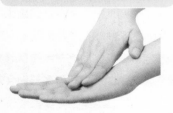

❻ 推：用力推挤皮肤肌肉。

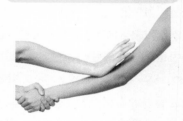

❼ 叩：用掌或拳叩打肢体。

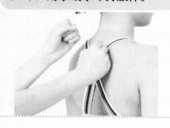

❽ 拿：用手指提捏或捏揉肌肤。

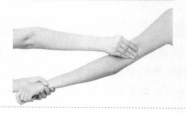

淤血也是"吃"出来的

前面我们说过，如果血液黏稠了，不容易流动，就会形成淤血。而我们血液的成分、黏稠度会在很大程度上受到饮食的影响，我们吃进去的东西被消化之后，分解出来的糖、蛋白质、脂肪会直接被吸收，进入血液。如果我们总是吃高脂肪的食物，血液中的脂肪浓度也会变高，其中的甘油三酯等脂肪类的物质就像河流中漂浮的藻类一样，不仅会使血液变得更加黏腻，还会到处堆积、阻塞河道，使血管变得狭窄，血液的流动就会因受阻而减慢。

血寒则凝，受寒自然血淤

《黄帝内经》中有这样的论述："血得温而行，遇寒则凝。"中医中所讲的"寒"，有"外寒"和"内寒"之分。导致血淤的寒既可以是六淫之"外寒"，即指环境温度的降低，也可能是"内寒"，如心、脑血管病很多都是"内寒"所致。

为什么有时人们一觉醒来就会发现淤青，这可能就是夜里着凉，受了外寒。同样道理，长期居住在寒冷地区的人也容易形成淤血体质，就是因为寒邪侵入了血脉，寒凝则血滞。就好像水冻成冰块就无法流动一样，血液受冻也会凝结成块，形成淤血。

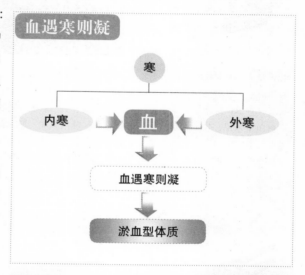

◆ 冷凝蛋白与血液流动　　　　　　　　　　　　　　　　　　TIPS

据研究，正常人的血浆中存在着一种冷凝蛋白，它在温度低时会凝结成固体。寒冷的环境中，血液中这种蛋白固体增加，自然黏稠度升高。脑梗死、急性心肌梗死等疾病也都和这个原因有关。

②

③ 淤血是疼痛的 "元凶"

淤血型体质会带来腰痛、颈痛等各种身体疼痛，还是长淤斑和色斑的罪魁祸首。淤血型体质的人还会受到高血压、静脉曲张之类的典型的循环系统疾病的困扰，淤血体质的女性则备受痛经的折磨，而男性则在前列腺增生的阴影中苦不堪言。由此可以看出，淤血带来的痛苦是不容忽视的。

高血压——最常见的淤血不通

随着生活水平的提高，人们的饮食质量得到了很大改善，同时工作的忙碌和紧张也给人们带来了前所未有的压力和疲劳，这时候高血压也偷偷地侵袭了人们的身体。据调查，目前我国高血压的发病率已经高达 11.68%，也就是 10 个人中就有 1 个人患高血压。到底是什么让我们的血压升高的呢？

中医将高血压归为 "头痛""眩晕""肝风" 的范畴，认为 "淤滞不行，皆能眩晕"。用通俗的说法就是，淤血体质的人气血运行受到阻滞，不能通行的时候，就像水坝里的水位一样越积越高，就成了高血压。

◉ 合理饮食降血压

高血压患者要控制食量，每餐不要吃得过饱，这样也有助于控制体重。主食多吃杂粮、粗粮，如糙米、玉米、荞麦等，对控制血压有很好的效果。海带、菠菜、蘑菇、萝卜、南瓜、土豆、苹果、柿子等都是降血压的好食物。保持低盐高钙饮食，不饮浓茶、咖啡，更要严格控制饮酒。

降低血压的小动作

（1）耸肩膀：两侧肩关节上下前后活动，做环转，每次 2 分钟。

（2）按摩腹部：左右手掌相叠，以肚脐为圆心，慢慢转动，直到有热的感觉。

（3）推额头：把双手大鱼际紧贴在前额中央，由太阳穴揉到风池穴，反复操作，约 2 分钟。

（4）捏掌心：先用左手拇指按右手掌心，向外一直按到指尖，再返回掌心，重复按摩到各个手指。然后换左手掌。

（5）握拳：双手前伸，手臂伸直，重复握拳、张开的动作，每次 10 下。

（6）叩脚掌：坐在椅子上，用拳头叩击脚掌，每侧每次各 50 下。

高血压除了能引发脑卒中、冠心病之外，还能导致肾脏功能损伤和动脉瘤的形成。它的另一种危害就是造成男性性功能障碍，也就是我们常说的"阳痿。"调查显示，在患高血压的男性中有80%出现了性功能障碍的症状。

特效穴推荐

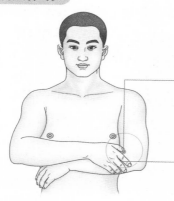

曲池穴

位置：屈肘成直角，在肘横纹尽头筋骨间凹陷处。

功效：能治疗肩肘关节疼痛、肠胃炎、扁桃体炎、咽喉炎、高血压等疾病。

手肘内屈成直角，用右手拇指指腹垂直掐按，早晚各1次，每次1~3分钟。

● 对症茶方

【菊花山楂茶】

配方：菊花 15 克，山楂 20 克，冰糖适量。

制作：山楂加适量水，煎煮成山楂汁，滤渣取汁，加入菊花、冰糖泡茶饮用。

对症食谱

【核桃糯米粥】

原料：核桃 150 克，糯米 80 克，白糖或盐适量。

制作：（1）核桃去皮去膜，加适量清水放入打汁机中打碎成汁。

（2）糯米淘洗干净，放入锅中，加水小火熬成粥，粥熟后加入核桃汁、盐或白糖稍煮片刻即可。

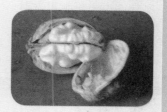

【瓜子桃仁粥】

原料：瓜子 30 克，桃仁 15 克，粳米 100 克，白糖适量。

制作：（1）桃仁去皮、加水研磨或捣烂成泥状。

（2）粳米洗净放入锅中，再加入桃仁泥、瓜子和适量水，一起煮成稀粥，加白糖调味即可。

第六章　淤血型体质

③

颈椎病——发生在头颈部的淤滞

颈椎连接着头部和胸部，与上肢相邻。虽然是脊椎骨中体积最小的结构，却是活动频率最高、负重较大、活动最灵活的节段，极易发生损伤。颈椎骨之间的连接叫做颈椎间盘，这就是颈椎病发生的主要部位。正常的颈椎是略向前弯曲的，而低头的姿势使颈椎向前弯曲，这正是在和颈椎的正常生理曲度"作对"。这样会加重颈椎的负担，椎间盘承受的压力增大，加速颈椎的衰老。如长时间的低头、伏案写字，或者使用位置比较低的电脑屏幕，都会使颈椎的正常生理结构受到影响，进而引发颈椎病。

● 通向大脑的道路变窄了

很多长时间伏案工作或面对电脑工作的人，都会受到颈椎病的困扰。中医将颈椎病归为"痹症"的范畴，患颈椎病的人会感觉脖子僵硬、疼痛，牵连的肩背都会酸痛。还会出现头昏头痛，恶心眩晕，甚至手臂无力、手指发麻，严重地影响着人们的生活质量。

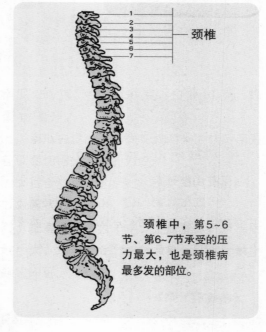

颈椎

颈椎中，第5~6节、第6~7节承受的压力最大，也是颈椎病最多发的部位。

● 好习惯消灭颈椎病

1. 不睡软床：木板床是适合颈椎病患者的好选择。

2. 枕头要适宜：枕头合适的高度是8~10厘米，侧卧与肩相平。

3. 保暖不可少：天冷时可以戴围巾保暖，避免直接吹空调的冷风。

4. 闲来放风筝：放风筝是锻炼颈椎的一种好方法。

5. 平时多活动：动作轻柔地转动颈部，或抬头低头交替地活动。

◆ **频繁落枕不容忽视** TIPS

如果常常出现落枕，就要引起注意了，这也许就是颈椎病的一个信号。落枕说明颈椎周围的韧带已经失去弹性了，颈椎得不到有效的固定，容易发生错位，可能累及椎间盘，引发颈椎病。

特效穴推荐

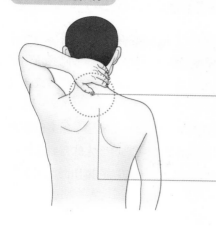

大椎穴

位置：背部正中线上，第7颈椎棘突下凹陷中。

功效：能舒筋活络，治疗颈椎病、肩背痛、头痛、中暑、支气管炎等。

手伸到肩后反握对侧颈部，虎口向下，用拇指指腹揉按。先左后右，每次各揉按1～3分钟。

● 对症茶方

【山楂陈皮乌龙茶】

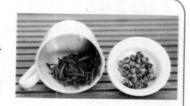

乌龙茶能消脂瘦身，这一效果归功于茶中的单宁酸，它可以降低血液中的胆固醇含量，实验证明，每天喝1000毫升乌龙茶，能有效抑制血液中的胆固醇上升。

配方：山楂 30 克，陈皮 10 克，乌龙茶 5 克，冰糖适量。

制作：陈皮、山楂洗净，放入锅中，加水煎煮 30 分钟，滤渣取汁，冲泡乌龙茶，加冰糖适量，闷泡 10 分钟即可。

对症食谱

【生姜粥】

原料：生姜 20 克，粳米 100 克，葱 2 ～ 3 根，米醋适量。

制作：(1) 生姜洗净后捣碎；葱洗净，切成葱花；粳米洗净备用。

　　　(2) 生姜和粳米一起放入锅中，加水煮粥，快熟时加葱花、米醋即可。

【杭芍桃仁粥】

原料：杭白芍 20 克，桃仁 15 克，粳米 100 克，冰糖适量。

制作：(1) 桃仁洗净捣烂成泥状；杭白芍研碎加水 500 毫升煎汁，滤渣取汁。

　　　(2) 桃仁泥、杭白芍汁同洗净的粳米一起煮粥，加冰糖调味即可。

③

痛经——淤则不通，不通则痛

大多数女性的痛经，在月经来潮前后开始，持续 1~2 天，有的甚至一直持续到月经期结束。常见有痉挛性小腹疼痛，严重时有阵发性绞痛，疼痛可累及腰骶、外阴和肛门，并伴有面色苍白，手足发凉，出冷汗，甚至恶心呕吐。当经血通畅时，这些症状就会很快消失。

中医认为："通则不痛，痛则不通。"淤血型体质的人很容易发生痛经，很多时候淤血伴随着气滞，使人气血不畅，包括经血在内，都不能运行顺畅。这些人的月经血常常是凝住的、颜色发暗呈红色的血块，因此会在子宫口受阻，不能被顺利排出而刺激子宫发生痉挛性收缩，从而导致痛经。

◉ 原发性痛经？继发性痛经？

原发性痛经：有人从来月经的第一天起就痛经，这就是原发性痛经。如果没有先天的子宫结构功能异常的话，这种痛经一般是正常的。只要采取适当的措施缓解疼痛就可以了，不需要特别地去治疗。

继发性痛经：原来没有痛经，后来却长期出现痛经，这就需要引起注意了。这有可能是体质变化或不注意经期饮食起居造成的，但也不排除子宫发生病变的可能，如子宫内膜异位症、子宫肌瘤、盆腔炎等感染性疾病都会引起严重的痛经。

◗ 合理饮食，赶走痛经

含B族维生素的食物▶ 　鱼类、肉类、谷物、绿叶蔬菜

功效：维生素B_6和维生素B_{12}能消除水肿、乳房胀痛，缓解情绪低落。

含维生素C的食物▶ 　各种蔬菜，橙子、柠檬、猕猴桃等水果

功效：扩张血管，有助于减轻痛经，帮助吸收铁质。

含维生素E的食物▶ 　果仁、甘薯、麦芽、蛋

功效：减轻血管闭塞，使血液循环通畅，缓解痛经。

含铁质的食物▶ 　红色肉类、动物肝脏、全麦、干果

功效：补充流失的铁质，提供造血的原料。

含钙、镁的食物 　奶类、深色蔬菜、豆制品、果仁、海产品

功效：能消浮肿、松弛肌肉、缓解疼痛、安抚情绪。

特效穴推荐

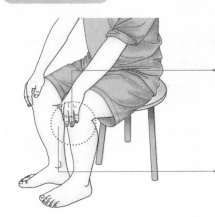

足三里穴

位置：外膝眼下3寸，胫骨外侧约1横指处。

功效：能增强体力，治疗高血压、低血压、冠心病、痛经、月经不调等。

正坐，用中指的指腹垂直按压，早晚各1次，每次1~3分钟。

● 对症茶方

【山楂荔枝酒】

配方：山楂50克，荔枝核50克，葡萄酒1000毫升。

制作：把山楂和荔枝核加入到葡萄酒中，浸泡1个月左右即可饮用。

用法：每日2～3次，每次15～20毫升。月经前3天开始服用。

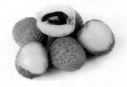

对症食谱

【韭菜炒羊肝】

原料：韭菜150克，羊肝250克，食用油、盐、鸡精各适量。

制作：(1) 韭菜洗净，切成段；羊肝洗净切片，焯水后捞出。

　　　(2) 锅里加少许油，油烧热后放入羊肝，急火炒。

　　　(3) 快熟时，加入韭菜翻炒片刻，用盐、鸡精调味即可。

◆ 元胡止痛片　　　　　　　　　　　　　　　　TIPS

　　为了赶走疼痛，很多人会想到止痛片。中医使用元胡止痛片来缓解痛经，元胡性辛苦且温，能活血散瘀、行气止痛，对身体的副作用小，可治疗血瘀气滞而致的脘腹疼痛、胸痹心痛、痛经、跌打损伤等。

3

4 多吃酸性食物，活血化淤是关键

淤血型体质是由于血液离开了经脉，不能及时排出或者消散，长久滞留于脏腑组织之内，导致血液运行不畅。所以调理淤血型体质的关键，就要牢记"三多三少"原则，即多吃活血、行气、生血类食物，少吃胀气、油腻、甘甜类食物。

行气活血的食物是首选

淤血型体质的形成，在于气血淤滞。既然血"淤"住了，自然就要想办法把它化开。所以调理体质的根本，就在于活血化淤。因此，可以多吃些行气活血的食物，如山楂、醋、玫瑰花、橘子、油菜、木瓜等，都具有活血祛淤的作用。

淤血型体质的人和其他体质不同的是可以适量饮酒。中医认为，酒有行气助阳、祛风散寒、舒筋活血的作用。适量饮酒，能扩张血管，促进循环系统的兴奋，还能刺激唾液和胃液分泌，起到健胃作用。最好的选择是红葡萄酒，此外黄酒、米酒、白酒等也有类似的作用。也不妨在做鱼做肉的时候加一点酒，不仅能保健，还能使菜肴的味道更加鲜美。

生血养血有益处

淤血会阻碍经络，影响气血的正常运行，使得新鲜的血液无法及时滋养身体，从而给身体带来各种疼痛。久而久之，五脏六腑及身体各组织功能就会衰退，人就会出现各种"血不养神"的症状。如果能适当地补血养血，使身体内血气充足，器官得到营养，自然就能改善这些症状。所以，淤血型体质的人平常除了要多吃具有活血化淤功效的食物，还要多吃能养血、生血、止血的食物，如红枣、黑木耳、丝瓜等。

远离肥腻和太甜的食品

肥腻的食物，如肥肉、奶油及甜食等难以消化，经常吃会影响脾胃的运化功能，也会导致气滞而淤血。油腻的东西吃多了还容易引起高脂血症，这是淤血型体质应该尽力避免的。高脂血症会使血液黏稠度增高，而加重淤血的程度，所以淤血型体质最好少吃此类食物。

在膳食中应该多加一些黑木耳等菌类食物，它们扮演着"肠道清洁工"的角色，能带走肠壁上堆积的脂肪。此外，米醋和山楂也是很好的选择，不仅能软化血管，还能降低血脂和血液的黏稠度。

饮食宜忌 ⑤

禁忌食物

不适合淤血型体质的食物有甘薯、土豆、芋头、蚕豆、黄豆、黑豆、油炸食物、糯米，还有肥腻的食物，如肥肉、动物油脂及太甜或难消化的食物。

适宜食物

西红柿

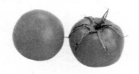

性微寒、味酸，可生津止渴、凉血平肝、软化血管、促进钙、铁元素的吸收，帮助胃部消化脂肪和蛋白质。生吃可以补充大量的维生素C，熟食所摄取的番茄红素还能预防心血管疾病和肿瘤的发生。

油菜

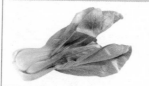

性凉，有活血化淤、解毒消肿、宽肠通便等作用，可治疗乳痈、习惯性便秘等。富含膳食纤维，能够降血脂。对于抵御皮肤过度角化大有裨益，还能降低胰腺癌发病的危险。

海参

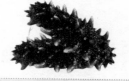

能生百脉血、活血化淤、补肾经、益精髓、滋阴壮阳、治息痢。适宜身体虚弱、高血压、高脂血症、冠心病、动脉硬化、病后产后体虚的人食用。能治疗因肾阳不足而引起阳痿遗精、小便频繁。对关节病有着极佳的效果。

空心菜

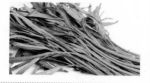

性微寒、味甘。可洁齿、防龋、除口臭、健美皮肤，堪称美容佳品。夏季常吃，可防暑解热、凉血排毒、防治痢疾。富含钙质和纤维质，有助于心肌收缩，对降低血压有很好的效果。

韭菜

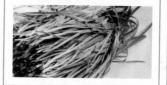

韭菜除了有温补肾阳和健脾胃的作用，还可行气理血、润肠通便，可治疗痛经。将韭菜捣碎成汁，可治疗跌打损伤引起的淤血，新鲜的韭菜汁和姜汁同服，可以治疗心痛、中风后遗症及尿血症。

注意：变质的韭菜含有大量毒素，绝对不能食用！

蒜薹

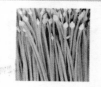

可温中下气、补虚强身、调和脏腑。含有丰富的纤维素，能调治便秘，预防和治疗轻中度痔疮；具有明显的降血脂及预防冠心病和动脉硬化的作用。所含的大蒜素还能抑制致病细菌的生长。

柚子

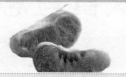

可理气化痰、健脾消食、散寒燥湿、清肠通便，同时还能促进伤口愈合。具有降低血液中胆固醇、降血糖、降血脂、减肥、养颜等功效。可以预防贫血症的发生，并促进胎儿发育，适合孕妇食用。

甲鱼

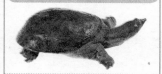

性寒味咸，具有滋阴清热、补虚养肾、补血补肝的功效。富含胶原蛋白、维生素D等营养，能增强抵抗力，调节内分泌，用于治疗头晕目眩、虚热盗汗等症状。适宜慢性肝炎、糖尿病、肾炎的患者食用。

墨鱼

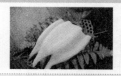

墨鱼有"血分药"之誉，有养血活血、通经催乳、调经止带、滋阴益肾作用，是治疗女性贫血、血虚、闭经的美味佳肴，常用于肝肾两虚或血虚所致的经闭、崩漏、产后乳汁不足等症，尤其适用于女性食用。

虾

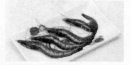

性温味甘，有补肾壮阳、养血固精、化淤解毒、开胃化痰、通络止痛等功效。能治疗肾虚阳痿、遗精早泄、乳汁不通、筋骨疼痛、皮肤瘙痒、身体虚弱和神经衰弱等症。能预防高血压、冠心病和心肌梗死。

螃蟹

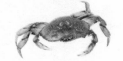

螃蟹性寒凉，有清热散血和滋阴补髓作用，可养筋益气、活血化淤。跌打损伤者将螃蟹焙干研末，以酒送服，还可散血和补益筋骨。女性产后枕痛，以焙干的螃蟹送酒喝，还可帮助散去体内淤血块。

桃仁

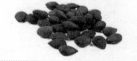

性平味苦，有破血行瘀、滋阴滑肠的作用，可辅助治疗痛经、闭经、跌打损伤及大便干结，体内有淤血者，常食桃仁还可起到散淤的作用。有抗凝血作用，可使血压下降，最适合高血压患者食用。

葡萄酒

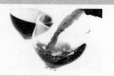

葡萄酒中含有较多的花色苷、前花青素、单宁等酚类化合物，适量饮用，可降低血液中胆固醇和血脂的含量。每天一小杯红葡萄酒，不仅能镇静神经、舒缓情绪，还可预防动脉粥样硬化、心脏病和乳腺癌。

益母草

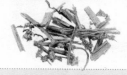

性凉、味辛苦，具有活血通瘀、调经、利尿消肿的功效。可治疗月经不调、急性肾炎性水肿、痛经、经闭、尿血、便血、痢疾等疾病。含有多种微量元素，能增强免疫细胞活力、防治动脉粥样硬化、抗衰老、抗疲劳。

三七

性温，味甘、微苦，生用可止血化淤、消肿止痛。"为其善化淤血，故又善治女性症瘕，月事不通，化淤血而不伤新血，允为理血妙品。外用善治金疮，以其末敷伤口，立能血止痛愈。若跌打损伤，内连脏腑经络作疼痛者，敷之可消。"

淤血型体质的养生食谱

凉拌蒜苗

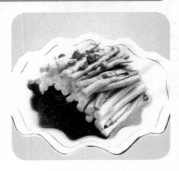

【原料】蒜苗 400 克，醋、香油、红辣椒等各适量。

【制作】（1）蒜苗择洗干净切段；红辣椒洗净切碎。

（2）锅置上烧热，放入蒜苗焯熟，捞出沥干。

（3）蒜苗放入小盆中，加入调味料拌匀即可。

百合墨鱼粒

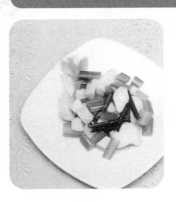

【原料】西芹 150 克，墨鱼 200 克，百合 50 克，红辣椒 1 个，盐、味精、食用油各适量。

【制作】（1）西芹洗净切成段；墨鱼洗净去皮切成粒；红辣椒洗净切粒；百合洗净。

（2）锅中加入水煮沸后，放入墨鱼粒、芹菜段、红辣椒、百合稍余烫后捞出。

（3）锅中加油烧热，加入所有材料炒熟后，再加入盐、味精炒匀即可。

油菜炖金针菇

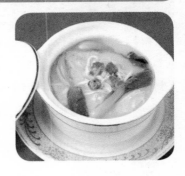

【原料】金针菇 100 克，油菜 4 棵，香油、鸡精、盐、鸡汤各适量。

【制作】（1）金针菇泡发，去蒂洗净；油菜择干净，叶子一片片撕下来，淘洗干净。

（2）水锅置上，放入鸡汤烧热，放入金针菇，加盐直到金针菇煮熟。

（3）加入油菜煮 2 分钟，淋入香油即可。

豆角炒白菜

【原料】 白菜 200 克，豆角 300 克，红辣椒 2 个，盐、
食用油、鸡精、葱各适量。

【制作】 （1）白菜取心，洗净切片；豆角洗净切段；
红辣椒洗净去籽去蒂，一半切碎，一半切片；
葱洗净切碎。

（2）葱花、红辣椒末放入热油爆香，加入白
菜心、盐煸炒至熟，铲出。

（3）锅底留油，放入豆角、红辣椒煸炒数下，
加入盐、鸡精炒熟，装盘，然后放入白菜即可。

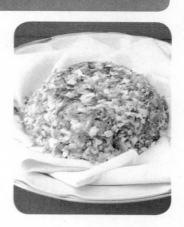

墨鱼烧油菜

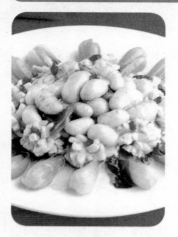

【原料】 墨鱼 100 克，墨鱼蛋 100 克，油菜 200 克，
枸杞子、料酒、酱油、芡汁、食用油各适量。

【制作】 （1）小油菜洗净焯水，加入调味料腌至入味，
如图装盘；墨鱼蛋洗净。

（2）墨鱼放碱水或者清水中浸泡至肉质柔软。

（3）墨鱼、墨鱼蛋放入热油中煸炒至五分熟，
加入料酒、酱油、枸杞子翻炒均匀，倒入泡
墨鱼的清水烧开，小火炖几分钟。

（4）倒入芡汁，收汁后铲出墨鱼，倒在摆好
的油菜上即可。

豆苗核桃仁

【原料】 豆苗 200 克，核桃仁 100 克，红辣椒、酱油、
味精、盐各适量。

【制作】 （1）将豆苗洗净焯水；红椒洗净去籽切丝。

（2）将核桃仁去皮放入蒸锅内蒸熟，掰成四
瓣。

（3）将核桃仁与豆苗、红辣椒丝放一起，加
酱油、味精、盐拌搅拌均匀即可。

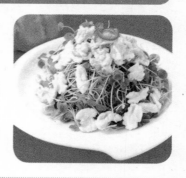

花果茶活血通淤

玫瑰花茶

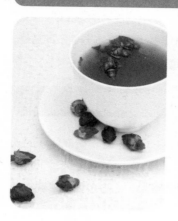

　　血行不畅的淤血者饮用玫瑰花茶，不仅能促进血液运行，还能改善痛经及月经不调等症状。玫瑰花茶能够缓解疼痛，也适合胃痛、胃炎等患者饮用。玫瑰花独特的甜香味道能消除紧张感，还能够实现女性美容养颜的愿望。

【冲泡方法】在温热的茶碗或茶壶中放入适量玫瑰花（2朵／人），倒入沸水，盖上茶盖浸泡约1分钟后即可饮用。喝茶时最好将茶盖拉出一丝小缝，像古人那样品茶，乐趣无穷。

额外推荐

【郁金茶】

　　郁金是一味中药，能保护肝脏、祛脂和抑制肝脏的纤维化。

冲泡方法：约500毫升水中投入1袋郁金茶茶包（约5克），小火煮沸后改中火加热约5分钟，之后便可饮用。

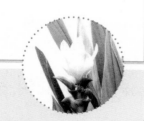

郁金：《本草纲目》中记载："郁金，清气化痰，散淤血之药也。"秋天的郁金茶富含姜黄素，可促进血液运行，缓解痛经、腹痛及宿醉等。

【红花茶】

　　红花是促进血液运行的佳品，能通络行血、化淤止痛。

冲泡方法：约600毫升水中投入1袋红花茶茶包（约5克），小火煮沸后改中火加热约5分钟，取出茶包后即可饮用。

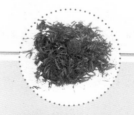

红花：能预防高血压、高脂血症和心肌梗死，还有镇痛、镇静作用。红花油用来治疗跌打损伤、淤血疼痛。但它能引起子宫收缩，孕妇绝对禁用。

【菊花山楂茶】

　　菊花能疏风散热、清肝明目。

冲泡方法：准备菊花10克、山楂15克，水烧开后加入锅中，小火煮10分钟。再加入红茶包，待红茶入味时，用滤网将茶渣滤出。再根据个人口味，加白糖调味就可以了。

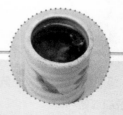

菊花：芳香行气，能清热解毒，还有明目的功效。配合山楂活血化淤、消食开胃的作用，非常适合淤血体质的人饮用。

第六章　淤血型体质

⑧ 洗个热水澡，让气血通畅无阻

说起洗澡，大家一定都不陌生，古代人称其为"沐浴"。它不仅能清除身上的污垢汗渍，还有消除疲劳、舒筋活血、改善睡眠、促进皮肤的新陈代谢、提高抵抗力等多种益处。此外，如果进行药浴、桑拿、温泉浴等，还能治疗某些疾病。

怎样洗澡最健康

洗澡水的温度过高过低都不好，与体温相接近，在 35 ~37℃最好。淤血体质的人可以适当提高水温，最好不要洗冷水澡。

无论冬夏，洗澡的时间都以 15~30 分钟为宜，不要洗得太久，防止因心脑缺氧缺血而出现身体不适，甚至虚脱昏厥。

饱餐后和饥饿时不应洗澡，否则会引起低血压、低血糖。劳累时要适当休息后再洗澡。饮酒后也不能马上洗澡。

脑血管病患者不宜常洗澡，因为洗澡会加速血流，容易引起血管破裂。老年人体力较弱，皮肤干燥，也不宜频繁洗澡。

正确洗澡，轻松缓解10种病症

1. 消化不良、食欲不振：饭前半小时，用 40℃以下热水泡澡 20 分钟，并用冷水刺激一下胃部，能提高食欲。

2. 胃及十二指肠溃疡：在 42℃左右的热水中泡澡 5 分钟，可减少胃酸的分泌量，减轻和控制溃疡的病情。

3. 高血压：每天晚上用 40℃的温水泡澡 25 分钟，能降低血压，保持血压平稳。

4. 颈部、肩部疼痛：用 40℃左右的热水淋浴 5 分钟左右，同时活动疼痛部位，可促进血液循环。

5. 手脚经常冰冷：先用热水淋浴，身上暖和后，再用冷水冲 10 秒，交替 5 次，能促进血液循环。

6. 急性腰痛：腰部受伤时，在疼痛缓解后，用 42℃的热水泡澡 20 分钟，有助于消肿止痛。

7. 足部水肿：先用热水从脚尖往脚背冲淋，再边踏步边用 18℃左右的冷水冲淋，每次 10 秒钟，交替 5 次。

8. 糖尿病：用 40℃左右的温水洗澡，可有效地增加胰岛素的分泌，还能使内脏功能得到改善。

9. 心脏病：把胸部以下浸泡在 40℃的温水中，保持 20 分钟，能扩张心血管，改善心脏供血。

10. 便秘：热水冲淋腹部的同时，用手掌在腹部按顺时针、逆时针方向交替进行按摩，可缓解便秘。

● 精油按摩手法

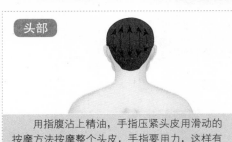

头部

用指腹沾上精油，手指压紧头皮用滑动的按摩方法按摩整个头皮，手指要用力，这样有利于精油的渗透。

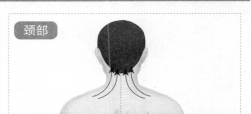

颈部

按摩颈部的动作是在颈部画小圈，稍微加力即可；沿颈椎两边分别画圈按摩，从颈底向上按摩到头发边缘为止。

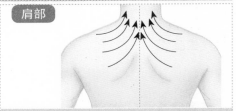

肩部

结合滑动轻抚和揉捏的两种手法，利用拇指和手掌紧贴皮肤，从肩膀向上到颈部，重复来回用力地按摩。

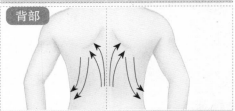

背部

和肩部手法相同，力量可轻可重，但注意不要按摩脊椎。从背面的腰部内侧向上，按摩到肩膀，再向下到背部外侧，重复多次。

精油按摩，活血化淤效果好

精油按摩是一种非常有益健康的按摩方法，不仅能活血化淤，还能给身体增添一份芬芳的香气。按摩最好的时机就是在刚洗完澡时，这时精油通过按摩，能很快渗入皮肤，被吸收到身体里。还可以直接把精油添加到浴盆中泡澡，也有非常好的效果。

◆ 活血化淤精油推荐   TIPS

植物精油主要是由挥发油成分组成的，并且具有芳香气味，大部分的精油都具有行气活血、化淤止痛的功效。其中效果最好的有薄荷精油、玫瑰精油、茉莉花精油、玉兰花精油、柠檬精油、茴香精油、生姜精油、肉桂精油等。

8

本章看点

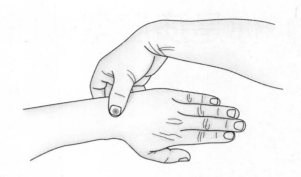

第七章
痰湿型体质

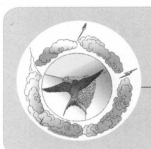

　　身体的津液运行不利，堆积在体内成了多余的水湿，时间一长便郁结而生痰。痰湿体质就这样形成了。"痰"在人的身体里会给健康带来很大的威胁，高脂血症、糖尿病等顽固的疾病都和痰湿体质有着密切的关系。只有化痰祛湿才能恢复身体的健康。

你是痰湿型体质吗

自我舌诊

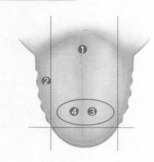

对着镜子，先来看看你的舌头吧，如果你的舌头是下面这个样子的，那你就是痰湿体质了。

❶ 舌质颜色淡，整体比较胖嫩；

❷ 舌边能看到成排的牙印；

❸ 舌苔比较厚，常常显得白腻；

❹ 热性痰湿会出现黄色舌苔；寒性痰湿会出现白色舌苔。

体质特征

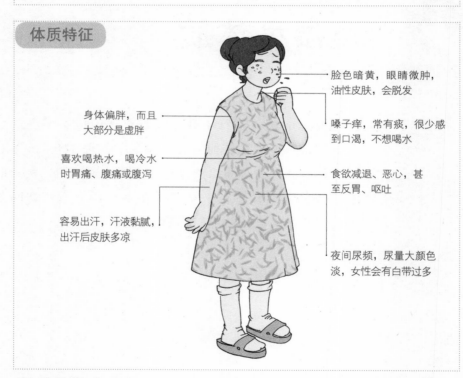

脸色暗黄，眼睛微肿，油性皮肤，会脱发

身体偏胖，而且大部分是虚胖

嗓子痒，常有痰，很少感到口渴，不想喝水

喜欢喝热水，喝冷水时胃痛、腹痛或腹泻

食欲减退、恶心，甚至反胃、呕吐

容易出汗，汗液黏腻，出汗后皮肤多凉

夜间尿频，尿量大颜色淡，女性会有白带过多

● 性格特点

一般是脾气好的人，性格温和，从不乱发脾气；

平时待人谦恭，性情沉稳，遇事从容镇定；

做事有毅力，忍耐力强。

痰湿是身体里积了"湿" ②

　　水在人体内扮演者非常重要的角色，它们不仅构成人体体重的70%，更重要的是担负着各种营养物质的输送。只有营养物质和水被运输到需要的地方，身体的各种代谢才能顺畅进行，而痰滞正是妨碍了这一过程的进行。当身体处于新陈代谢不佳的状态，水分无法正常流动而停滞，与各种废物一起成为黏稠而混浊的状态，在经络、皮肤、腹部、心脏、血管等处堆积，这就是痰湿。

甜腻的食物积滞了痰湿

　　有的人非常喜欢吃甜食，对甜点、蛋糕、糖果、饮料来者不拒，这个爱好在无形中慢慢地损伤脾脏功能。的确，脾这个器官很喜欢甜味，适当地吃甜食对脾脏有益，但如果完全没节制地吃甜食，时间久了就会伤了脾。所以，经常吃甜食的人，食欲不好，消化功能也都不太好，这都是脾胃功能受损的表现。

　　中医上所说的"脾"，并非特指哪个器官，它是以脾脏为主，借助于经络分支与六腑把全身组织联系起来的一个系统，具有运化、统血等作用。脾的运化功能减弱，如果吃了难以消化的东西，血液就不能把精微之气及时运走。这些东西聚集在脾胃，不能参与新陈代谢，长期滞留着就成了痰湿。

　　还有的人没规律、没节制地饮食，常常暴食暴饮，又多吃些油腻不易消化的食物。久而久之，消化不掉的肥厚油腻食物便在体内转化为不被人体所吸收的病态津液，即"痰"。痰越积越多，身体便会觉得很沉重。这样的人一方面表现出体形肥胖、身体壮硕，肚子一天比一天大，另一方面又因脏腑组织不能得到足够的水谷精微之气，而出现身体易于疲劳倦怠，经常饥饿又爱吃东西。于是，痰湿的人往往陷入"肥胖—疲劳—饥饿—过食"的恶性循环。

痰湿体质的恶性循环

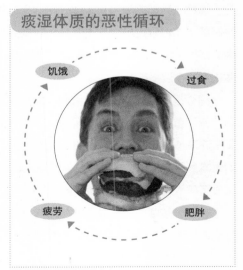

饥饿　过食　肥胖　疲劳

缺乏运动，体内聚生痰湿

痰湿体质者还有一个共同特征，就是喜静不喜动，身体本来就胖胖的，还有事没事就喜欢往沙发上靠，一会儿就进入了梦乡。他们还会狡辩说，身体太胖了、太重了，运动不起来。

其实，痰并非人体固有的物质，而是体内津液运化失常、凝滞结聚而成的病理产物。健康的人之所以没有痰，是因为体内津液运化正常，最终都转化为营养物质被人体吸收了。身体的血要靠气来推动，气的运行带动血的运行；而身体里的湿则要由血带着输送到全身，或随着活动消耗掉，或排到身体外面去。

越不运动，就越容易聚生痰湿。人若一直窝着不动，气就不能正常地升降出入运动，身体就会出现气机阻滞、气机失调的病症。气行不畅了，这些能生湿的东西就积住了，自然而然就形成了痰湿。这就是内湿，它完全是发生于身体内部，是气血运行变化所导致的。

要改变痰湿型体质，首先就要从身体内部的调节做起，无论是散步还是慢跑，或者其他运动，都能起到养气的目的，有助于活动筋骨，保证气血的通畅。只有保证了气血的充足，人体内气血通畅了，水液才能正常地运化，而不至于阻滞而形成"痰"。

从身体外面来的痰湿

身体中的"痰"是中医上所说的"无形之痰"，它是聚积在体内水湿中的污秽部分凝聚而成——那就是脂肪、黏液。脂肪和黏液有"痰"的性质，具有污秽、黏滞、稠厚的特征。

这种"无形之痰"有一部分是从身体外面来的。可能由于饮食不当，如吃的食物属性偏湿，或水分过多，偏于生冷，而直接把"湿"带进了身体里；或因消化不良，食物中的精微之物积滞成了身体里的"湿"。无论怎样，这些湿都是从外面进入的，打破了身体正常的水液平衡。

同样是饮食失调、大鱼大肉，却并不是每一个人都会成为痰湿体质，这也跟环境中的"湿"有关系。如江南梅雨季节，几乎天天下雨，空气潮湿。生活在这样环境中，而又不注意祛湿的话，难免受到外湿的侵犯。中医有"外湿因阻脾胃使湿从内生"的说法，如果本身就已经有了内湿，从外面进入体内的外湿又散不出去，体内的水湿就越积越多，化成了痰，渐渐就形成了痰湿体质。

此外，如嗜酒、挑食等不良习惯，也大多属于伤脾、伤气的行为，长久如此必然会导致体内津液代谢失调而郁结成痰。

痰湿的人，从头到脚都生病 ③

随着生活水平的提高，体重磅上，人们的重量也在飞快增长。随着体重的增长，人们的身体也出现了越来越多的毛病，高脂血症、高血压、冠心病都接踵而来，威胁着人们的健康。肥胖，成为了困扰很多人生活的大问题，那么痰湿和肥胖又有着怎样的联系呢？

肥胖——痰湿型体质者难逃的命运

既然是说肥胖，那么我们就先来看看，到底体重是多少才能叫做肥胖呢？我们可以根据体质指数（BMI）来确定。体质指数是最常用的一种确定体重范围的方法，它的计算公式是用体重的千克数除以身高的平方。一般体质指数大于 23 就已经可以称为肥胖了。

体质指数

体质指数	＜ 18.5	18.5 ～ 22.9	23 ～ 24.9	25 ～ 39.9	＞ 40
体重范围	体重过轻	正常范围	轻微偏重	中度肥胖	严重肥胖
计算方法：体质指数（BMI）＝体重（千克）／身高（米）的平方。					

● 肥胖也要分三类

即使是肥胖也有不同的类型，《黄帝内经》根据人的胖瘦体形，把人分为三种：脂人、膏人和肉人。

其中最健康的一种是"肉人"。这种人虽然体型大，体重也可能超过正常值，但脂肪并不多，是以肌肉为主，体格很壮实。常见于体力劳动者、运动员等。

还有一种比较健康的是"脂人"，现代医学上称为"均一性肥胖"。这种人体形看起来虽然肥胖，但脂肪分布得很均匀，比例很好，没有某一部位的脂肪含量严重超标，特别是没有"大肚子"。

剩下的一种就是痰湿体质最常见的"膏人"，是我们常见的"苹果型肥胖"。现代医学把这种人称为"腹型肥胖"。看起来最明显的特点就是大腹便便，"小肚子"大，脂肪很集中地聚集在腹部，显得"肉肥下垂"，皮肤也松弛不紧致。这种类型的人因为体内水湿运行不利，整个身体的调节和代谢都不正常，所以最容易出现高血压、高脂血症、糖尿病等疾病。

　　人的五脏六腑在脚上都有相应的反射区。如果经常用热水洗浴脚部，能有效刺激足部穴位，增强血液循环功能，调理脏腑，从而达到强身健体、祛除病痛的目的。用陈皮5克、茯苓皮5克，加适量水，煎煮20分钟后，加水至1000~2000毫升。煎好的水倒进盆里，把脚放进去，浸泡30分钟。

● 痰湿者的饮食减肥法

　1. **化痰祛脂法**：青椒饭、荠菜饭、杏仁薏苡仁粥、黑木耳汤、萝卜汤、雪羹汤。

　2. **降脂消食法**：玉米须粥、黑豆粥、薏苡仁防风粥、丝瓜粥、三鲜消滞饮。

　3. **健脾利尿法**：薏苡仁粥、赤小豆粥、茯苓粥、扁豆粥、荷叶粥、冬瓜粥。

　4. **泻下通便法**：大黄饭、番泻叶粥等。适用于肥胖症伴有热结便秘的人。

特效穴推荐

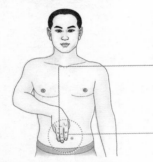

天枢穴

位置：在中腹部，肚脐左右3指宽处。
主治：能够治疗便秘、腹泻、肥胖、月经不调、不孕等病症。

　　轻举双手，手掌心向下，用食指、中指、无名指的指腹垂直下按并向外揉压，早晚各1次，每次1~3分钟。

● 对症茶方

【绿豆陈皮茶】

配方：绿豆30克，陈皮5克，绿茶包1袋，白糖10克。

制作：(1) 将陈皮洗净，切成小块；绿豆洗净，浸泡2小时。

　　　(2) 砂锅洗净，将绿茶与陈皮放入，先加水800毫升煮滚，再以小火煮5分钟，滤渣取汤。

　　　(3) 在汤内加入泡软的绿豆与少许白糖，续煮10分钟，滤出汤即可饮用。剩余的绿豆可留待以后食用。

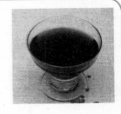

对症食谱

【赤小豆鲤鱼汤】

原料：鲤鱼1条（约500克），赤小豆60克，盐适量。

制作：(1) 去掉鲤鱼的鳞、鳃和内脏，洗净后切成鱼段；赤小豆浸泡2小时。

　　　(2) 泡好的赤小豆加水，煮至七成熟，加入鲤鱼段，小火煮至烂熟，加盐调味即可。

糖尿病——过分甜腻伤了身体

糖尿病，顾名思义，就是在尿里面有糖存在。正常情况下，人身体里的糖通过正常的代谢，是不可能出现在尿液里的。人的肾脏像个水坝一样，当人体血液中的糖分没有超过"警戒线"的时候，就不会出问题，而当血液中的糖超过了肾脏的"警戒水位"，就会越过"水坝"直接排出来了。

很多糖尿患者在生病之前都爱吃甜食，却没有意识到这样做的危险性。正常情况下，糖是人每天必需的，可以通过我们的饮食进入身体里，食物分解后就成了葡萄糖，为我们的活动提供能量。如果摄入的糖过多，生成的葡萄糖过多，这些多余的糖就会因为代谢不掉，而滞留在血液中，导致高血糖，成了扼杀人们健康的罪魁祸首。

中医讲"过甜伤脾"。前面我们讲到过"脾主运化"，吃进去的水谷精微都是靠脾运送到全身的，脾受了伤，自然物质堆积而生湿生热，湿热进而炼液为痰。于是，促成了痰湿体质，进而诱发了肥胖和糖尿病。

◎ 小心肥胖带来糖尿病

据研究表明，糖尿病与腹部肥胖有着密不可分的联系。腹部肥胖会影响到人的腰臀比例，即腰围和臀围数值的比例。它代表着脂肪在腰腹部的积累程度，脂肪积累得越多，肚子越胖，腰围越大，这个比例就越大。

它的危害是，当腰臀比例变大了，会引起身体对胰岛素的抵抗，而且腰臀比例愈大，这种抵抗就越强。这时，胰岛素不能正常地发挥作用了，血液里的糖既不能顺利地转移出去，不能到达各个器官，也不能被身体充分地利用。但这些多余的糖分不可能总是留在血液里，总要有个出路，于是就从我们的尿液中被排出了身体，这就是糖尿病了。

◎ 糖尿病患者也能吃饱吃好

患糖尿病的人生活很痛苦，由于日常食物几乎都含有糖类物质，所以他们，这也不敢吃，那也不敢碰，总是处于"半饥半饱"的状态。其实，有研究表明，糖尿患者只要科学饮食，也是可以吃饱吃好的。

这就要提到"食物升糖指数"的概念，它是指人食用一定量的食物后会引起多大的血糖反应。食物升糖指数的数值越小，食用后对血糖的影响越小。根据它，糖尿病患者也可以大胆地选用水果、豆类食品和富含膳食纤维的食物，既可满足口腹之欲，又有利于血糖控制。

研究还发现，混合膳食对食物升糖指数也有很大影响。如同样吃 50 克

③

米饭，单独吃米饭的升糖指数为 80.1，而米饭搭配蒜苗（含膳食纤维 2.2 克）的升糖指数为 57.9；只吃馒头的升糖指数为 80.1，如果加了酱牛肉（含蛋白质 51 克）后升糖指数就变成了 49.4。这是因为纤维素能抑制糖类的吸收，而蛋白质和淀粉一同食用则可促进胰岛素分泌，使血糖水平降低。

特效穴推荐

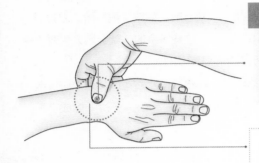

阳池穴

位置：在人体的手腕部位，即腕背横纹上，前对中指和无名指的指缝。

功效：治疗风湿病、耳鸣、眼睛红肿、咽喉肿痛、糖尿病等症。

手平伸，用另一只手拇指指尖垂直揉按，早晚各 1 次，每次 1~3 分钟。

● 对症茶方

【鲜榨苦瓜绿花饮】

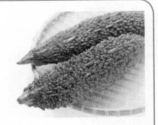

印度科学家经研究发现，苦瓜中含有一种名为"多肽 –P"的化学物质，和胰岛素有相似的效果，并可作为治疗糖尿病的辅助药物。

配方：苦瓜 150 克，黄瓜 100 克，绿茶叶 5 克。

制作：苦瓜洗净，保留瓜瓤，和黄瓜一起切片，与绿茶一同榨汁，并尽快饮用完毕。

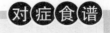

对症食谱

【蚌肉苦瓜汤】

原料：苦瓜 250 克，蚌肉 100 克，盐适量。

制作：（1）将活蚌去泥沙，取蚌肉洗净；苦瓜洗净切片。

（2）苦瓜和蚌肉一起放在锅里，加清水适量煮汤，熟后加盐调味即可。

【凉拌莴笋】

原料：莴笋 400 克，红辣椒若干个，酱油、醋、香油、鸡精、盐各适量。

制作：（1）莴笋去皮，洗净切成丝；红辣椒洗净去籽去蒂，切丝。

（2）将莴笋块放入小盆中，加入少许盐腌出水，挤干水分，加入鸡精、酱油、醋、香油等拌匀，装盘即可。

高脂血症——血液里积了太多的"痰"

高脂血症与高血压、高血糖合并在一起称为"三高"。这三种疾病已经成为威胁人们身体健康的隐形杀手，它们潜伏在人们的身体里，悄悄地破坏着身体各个器官的功能，甚至威胁人们的生命。

人们之所以害怕高脂血症，是因为它会使心脏和大脑供血不足，还容易导致脂肪肝、肝硬化、脑血栓、胰腺炎、心肌梗死、动脉粥样硬化，进而引起肾脏、心脏等器官的功能衰竭，这时生命就要走向末路了。

◉ 血脂与血栓

血液中的游离脂肪像海洋里的鱼虾一样到处游荡，是人体中的"危险分子"。当遇到血流缓慢的地方，它就会附着在血管壁上，渐渐地堆积成脂肪层，为血栓的形成埋下了"定时炸弹"。一旦脂肪层脱落下来，堵塞了血管就发生了血栓。

从表面来看，高脂血症就是血浆中多余出来没用的脂质，使血液黏稠或者呈混浊的状态。这些多出来的脂质——让血液变浑浊的东西，也就是中医所说的"痰"或"湿"。其实，这些"痰"或者"湿"，原本也是人体可以吸收利用的津液。因此从中医的角度来说，要治疗高脂血症就要化痰祛湿，把这些多余的津液从身体里清除掉。

◉ "四低一高"的饮食原则

高脂血症的人要特别注意饮食，坚持"四低一高"的原则，即低热量、低脂肪、低胆固醇、低糖、高纤维膳食。控制热量的摄入，动物脂肪和胆固醇的摄入量要严格控制，尽量不吃或少吃动物内脏，蛋类每天不宜超过1个，吃含有花生油的植物油，对改善高脂血症有好处。

（1）可多吃海鱼：海鱼中含有不饱和脂肪酸，能使血液里的胆固醇氧化，降低血浆中的血脂浓度。不饱和脂肪酸还能使血小板的凝集时间延长，抑制血栓的形成而防止中风。鱼肉中的亚油酸含量丰富，可以增加微血管的弹性，防止血管破裂，减少发生高血压并发症的风险。

（2）多喝茶水：茶水特别是绿茶，具有明显的降脂功效。胆固醇高并伴有心血管疾病的人每天喝1杯茶水，长期坚持能降低胆固醇，保护心血管，还能减肥。

（3）多吃山楂：山楂对高脂血症引起的心血管问题有预防和治疗作用，不仅能够降血脂，还能软化血管，改善动脉硬化的症状。

③

高脂血症的人，应该忌吃螃蟹等高胆固醇含量的食物。据测定，每100克河蟹中含胆固醇23.5毫克，而每100克蟹黄中的胆固醇则高达46毫克。因此，高脂血症的人应少吃或不吃蟹黄，蟹肉也应少吃。

特效穴推荐

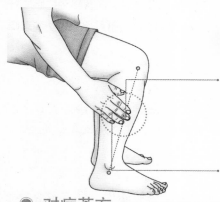

丰隆穴

位置： 位于足外踝上8寸处，大约在外膝眼与外踝尖的连线中点。

功效： 治疗高血压、肥胖、神经衰弱、支气管炎，能有效地化痰止咳。

正坐、屈膝，用食指、中指的指腹按压，早晚各1次，每次1~3分钟。

对症茶方

【山楂荷叶饮】

配方：山楂15克，陈皮10克，荷叶12克。

制作：将上述材料分别清洗干净，切碎后，一起放入砂锅，加水煎茶，滤去茶渣，取汁代茶饮。

对症食谱

【山楂鲤鱼汤】

原料：鲤鱼1条（约500克），山楂25克，料酒、姜片、葱花、精盐各适量。

制作：（1）洗净的鲤鱼切成块，放料酒、精盐腌15分钟。

（2）山楂放入锅中，加入少量水，上火煮熟，放入鱼块、姜片，小火煮15分钟，加入葱花、盐等调味即成。

【花生仁拌芹菜】

原料：芹菜300克，花生仁200克，植物油、醋、大蒜、精盐各适量。

制作：（1）芹菜择洗干净，切段，焯水沥干；大蒜捣碎成泥。

（2）油锅置上烧热，放入花生仁炸至金黄，捞出控油，沥干去红衣，把芹菜、花生仁放入小盘中，加入醋、精盐、大蒜泥拌匀即可。

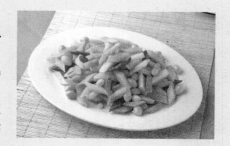

把痰湿从身体里赶出去

既然痰湿型体质是身体里积累了水湿，那么我们要做的就是"排水"，把身体里的水湿赶出去。具体要怎么做呢？就要饮食做起，从调理脾胃开始，祛痰祛湿。在这方面，食物的性味就起到了很大的作用，只有正确地选择食物，才能把痰湿型体质调养得更加健康。

祛湿从调理脾胃开始

前面我们说过，脾将食物转化为水谷精微，运送到该运送到的地方。一切生命活动的持续，无不依赖于脾胃的这种运化作用。当脾受到损伤的时候，生理功能就会下降，结果就是水谷、水湿运化不利，人体会出现便溏、水肿、身体困重、食少等痰湿内盛的症状。

事实上，痰湿型体质者的脾胃已经受到了伤害，会有口淡无味、口腻、口甜、口苦等口味异常，进而影响了食欲。因此，此时的方法应该重在脾胃的调养。多吃些健脾养胃的食物，如山药、薏苡仁、香菇、银耳、南瓜、胡萝卜、鱼类等。

一般中医里认为，甘味能够补脾养气，但对痰湿体质的人来说，有些甜腻的食物却不能吃，因为它不但不补脾，反而会伤脾。

化痰饮食，向"痰"宣战

中医认为，痰湿的体质是因为水湿没能及时排泄，停留在体内，在热的作用下，便郁热成不正常的津液，即"痰"。"痰"就像我们身体里的垃圾，破坏身体内的环境，堆积久了就会引起其他疾病，如肥胖、高脂血症、糖尿病。所以要想改变痰湿体质，"痰"是我们必须要清除掉的"敌人"。

相对于"生痰"，我们要做的就是"化痰""祛痰"，很多食物都具有化痰祛痰的效果。这里说的化痰祛痰，和我们通常说的感冒时止咳祛痰是不同的。所谓化痰祛痰，不仅是

◆ 少吃甜腻的东西   TIPS

我们熟悉的元宵、奶油炸糕中就包有大量的糖和油，又甜又腻，很不好消化，会影响到脾的功能而生痰。如果的确非常喜欢吃黏的东西，山药是不错的选错，由于它滑润、好消化、不滋腻，因此适合痰湿型体质的人。

指吃了之后使人不咳痰，更是彻底地消除体内淤积的水湿。这类食物有大蒜、茼蒿、柿子、杏仁、苹果、甘蔗等。

多吃苦味食物，赶走身体里的"湿"

追根溯源，痰是由湿而生，而身体里堆积的湿多了，又会因湿而生热。有些人又爱喝酒，酒会像催化剂一样，助长身体里的湿转化成热，这就是形成了痰湿体质的一种类型——湿热。湿热的人，要想解决"痰"的问题就不能不考虑如何祛湿清热。

在中医理论上，一切食物和中药都有酸、苦、甘、辛、咸五味的"性味"之别。其中"苦"的食物大多数为苦味的，一般具有清热、泻火、泻下、燥湿及降逆等作用，对祛除身体里的湿热最有效果。

俗话说"良药苦口利于病"，用在这里再恰当不过了。湿热体质在日常饮食中应该主动地多吃"苦"，好好地祛一祛身体里的湿热。如鲤鱼、赤小豆、金针菜、莴苣、薏苡仁、扁豆、冬瓜等，都是湿热型体质者不错的选择。

温阳之物，祛邪化痰

在中医看来，痰湿型体质者处于阳虚阴盛的状态。水湿旺盛，而阳气虚弱，不足以抵御外邪，导致邪气有机可乘，侵入人的身体。"医圣"张仲景就说过："病痰饮者，当以温药和之，"意思就是痰湿滞留在身体里的患者，应该服用温补的药来与湿邪对抗。温药可以有效的助阳，人身体里阳气足了，自然就有了祛除痰湿邪气的力量。

拒绝甜腻的诱惑

中医认为，肥厚甘腻类食物的脂肪和糖含量都很高，食后不但会使人发胖，而且还会造成消化功能的下降，容易引起消化不良及胃肠功能紊乱，既影响人体对营养的正常吸收，又容易郁结体内而致病，是谓"香美脆味，厚酒肥肉，甘口而病形"。

痰湿体质者的胆固醇、甘油三酯、血糖含量偏高，所以日常饮食要以清淡为主，不吃肥厚甘腻类难以消化的食物，即不吃油腻肉食，如肥肉、油煎或油炸的食品。

● 痰湿型体质的宜忌食物

适宜清补的食物	不宜甜腻的食物
√ 蔬菜水果，如薏苡仁、海带、冬瓜、芥菜、白萝卜、山药、香菇等	✕ 甜食、猪肉、肥鸡、甜牛奶、浓茶、酒类、油炸品等

黄帝内经养生智慧全书

饮食宜忌 ⑤

禁忌食物

不适宜痰湿体质食用的有甜、黏、油腻、酸涩、肥甘、厚味的食物，饴糖、石榴、红枣、柚子、枇杷、李子、酒，忌暴饮暴食或进食速度过快，也不宜多吃盐。

适宜食物

薏苡仁

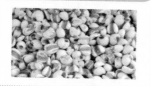

甘淡微寒，有健脾祛湿、利水消肿、清热化痰、化脓等功效，《本草纲目》记载其能"健脾益胃"。用作盛夏消暑用。适合水肿、脚气病、小便不利、湿痹、脾虚者食用。以薏苡仁煮粥，可有效消除身体的燥热和沉重感。

高粱

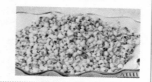

性平味甘，素有"五谷之精""百谷之长"的盛誉。有健脾和中、燥湿祛痰的作用，主要功效在于补气、健脾、养胃、止泻。特别适用于小孩消化不良、脾胃气虚、大便稀溏等症，患有慢性腹泻的人适宜常吃。

赤小豆

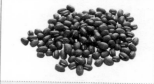

性平味甘，有"心之谷"之称。它能"治水肿皮肌胀满""通气、健脾胃"。具有清热解毒、健脾益胃、利尿消肿、止吐等功能，可治疗小便不利、脾虚水肿、脚气病等症。与鲤鱼一起煮汤，有很强的利尿消肿作用。

绿豆

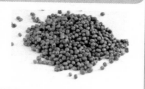

性寒味甘，具有清热解毒、消暑利水作用，常用来缓解夏季的暑热烦渴、痰热哮喘、头痛目赤及水肿尿少。适宜高血压、动脉硬化、糖尿病及肾炎患者食用。夏季常食绿豆粥可清热消暑，缓解暑热困乏和疲劳。

红萝卜

性凉味辛，有清热生津、开胃健脾、顺气化痰及消食化滞等作用。对于腹胀腹痛、消化不良及咳嗽痰多有较好的疗效，可改善食欲不振、咽喉炎、扁桃体炎、声音嘶哑等症。痰湿型体质者常喝红萝卜汁可有效缓解暑热困倦。

竹笋

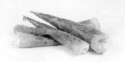

性凉味甘，是典型的清热化痰蔬菜，可治疗脾虚有湿、体倦乏力、水肿、少食便溏等痰湿症状。常食可防治高血压、高脂血症，还可促进肠道蠕动，排出体内湿热，是痰湿体质者天然的祛湿减肥品。

白菜

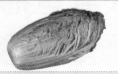

性平味甘，有解热除烦、通利肠胃、养胃生津、除烦解渴、利尿通便的功效。适宜习惯性便秘、肺热咳嗽、腹胀及发热之人食用。用白菜干加红糖、姜片、水煎服可治疗感冒。大白菜切碎煎浓汤，外用可治疗冻疮。

茼蒿

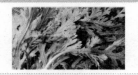

性温味甘，既可补脑、降血压，又可消除浮肿、润肺养心，能改善失眠多梦、咳嗽痰多、食欲不振、腹胀腹泻等症。茼蒿煎汁，与蜂蜜共饮，能祛湿化痰止咳。单喝茼蒿汁，可治疗午后的湿热、头昏目眩等症。

芥菜

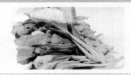

性平味辛甘。叶用叫雪里红，茎用可做成榨菜，都有一定的消热化痰作用。能顺气开胃、解毒利湿、健脾开胃作用，对于湿热困倦、小便不利、消化不良、腹胀腹痛等症有较好的疗效。

冬瓜

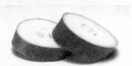

性凉味甘，有化痰止渴、利尿消肿、清热祛暑、润肺生津等作用，用于改善水肿、痔疮、小便不利、肝硬化、高血压等症。以利尿见长，以冬瓜和红豆或鲫鱼熬汤，可利小便，缓解暑热头晕目赤的症状。

南瓜

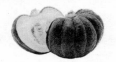

性温味甘，具有补中益气、化痰排脓、解毒杀虫等作用，能改善高血压、久咳多痰、水肿腹水、小便不畅等症状。保护胃黏膜，促进胃溃疡的愈合。与蜜糖同吃治哮喘；南瓜加红枣煮汤服食能治疗支气管炎。

金针菇

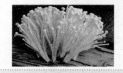

赖氨酸和精氨酸含量丰富，含锌量高，促进儿童的身高和智力发育。金针菇还可抑制血脂升高，降低胆固醇，防治心脑血管疾病，可以预防和治疗肝病及消化性溃疡，还能抵抗疲劳、抗菌消炎、抗肿瘤。

莴笋

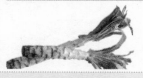

生吃热炒均相宜。能增强胃液的分泌，促进胆汁的分泌。适合高血压和心脏病患者食用。莴笋中所含的氟元素，能保证骨骼的结实；碘维持身体的正常代谢。莴笋叶营养也非常丰富，可治疗秋季咳嗽。

苦瓜

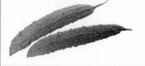

性凉味苦，能清热解毒、明目利尿，可抗病毒和防癌，还有明显的降血糖作用，对糖尿病有一定疗效。夏季常吃可祛湿解暑热，经常上火的人食用可清火祛燥。大便困难者，以鲜苦瓜煮水饮用，能通便排毒。

扁豆

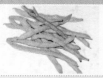

性平味甘，有健脾、和中、益气、化湿、消暑等功效，常用来治疗脾虚呕逆、暑湿吐泻、食少便溏、泄泻水肿等病症，是痰湿体质者的天然保健品，有助于缓解痰湿型体质者夏季及午后的沉重感、疲倦无力等。

黄帝内经养生智慧全书

痰湿型体质的养生食谱 ⑥

冰糖鲜百合

【原料】 白糖 50 克，冰糖 20 克，百合 300 克。

【制作】 （1）百合泡发，洗净，削去黄尖，可用手撕
成细片，备用。

（2）百合片放入沸水中焯一下，捞出装入
碗中，加入冰糖，上笼蒸煮 2 分钟后取出。

（3）待冰糖化开后即关火，再撒上少许白糖，
可增加菜品的光泽度和食欲感。

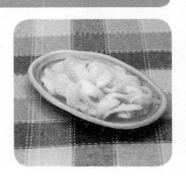

粉蒸胡萝卜

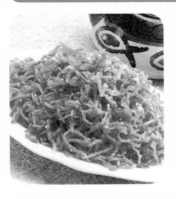

【原料】 胡萝卜 400 克，葱花、芝麻、香油、淀粉、
盐适量。

【制作】 （1）胡萝卜去皮洗净切丝；葱洗净切碎；芝
麻放炒锅里炒香。

（2）用盐将胡萝卜丝腌至入味，然后放在淀
粉上滚均匀，装盘，放入蒸笼里蒸熟。

（3）胡萝卜丝蒸熟后，放入葱花再蒸 1 分钟，
取出撒上芝麻、香油即可。

翡翠海鲜冬瓜盅

【原料】 带皮冬瓜，银耳 20 克，虾仁、鱼肉、火腿、
莲子各 80 克，香菜、盐、清汤、胡椒粉、
香油水淀粉各适量。

【制作】 （1）虾仁及鱼肉洗净；火腿略洗并切丁；
银耳浸泡约 1 小时，撕成小块。

（2）把虾仁、鱼肉用水淀粉拌匀，放入清汤
中略滚，再与银耳、火腿、莲子一起下入冬
瓜盅中，撒上盐、胡椒粉、香菜、香油即可。

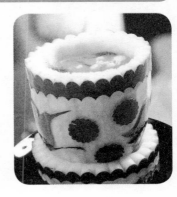

葱油莴笋

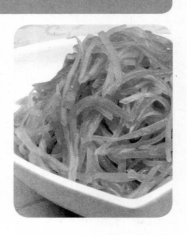

【原料】 莴笋 400 克，食用油、鸡精、酱油、香油、醋、葱、盐各适量。

【制作】（1）莴笋去皮、去老根，洗净切成丝，放入小盆中，加盐腌出水，挤干水分；葱洗净切碎。

（2）油锅置上烧热，放入葱花爆香，捞出葱花。

（3）将热油淋入莴笋丝，加入鸡精、酱油、醋、香油等拌匀，装盘即可。

紫菜炒鸡蛋

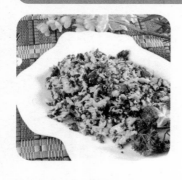

【原料】 紫菜 50 克，鸡蛋 3 个，葱、盐、尖椒各适量。

【制作】（1）紫菜泡发洗净，撕开成丝沥干；葱洗净切段；尖椒洗净切丝。

（2）鸡蛋打入碗中，加少许盐搅匀。

（3）油锅置上烧热，放入尖椒、葱爆香，加入紫菜翻炒数下，放入盐，倒入蛋液，翻炒至熟即可。

凉拌苦瓜

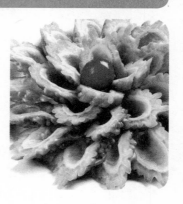

【原料】 苦瓜 400 克，鸡精、盐、食用油、醋、大蒜等各适量。

【制作】（1）苦瓜洗净去瓤，切成薄片，放入盐水中浸泡半小时；大蒜捣碎成泥。

（2）水锅置上烧沸，放入苦瓜烫一下，立刻捞出过凉水，沥干后加入盐、鸡精拌匀。

（3）油锅置上烧热，将热油淋入苦瓜，放入大蒜泥、醋，拌匀即可食用。

乌龙茶祛湿化痰

乌龙茶

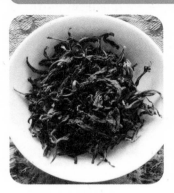

乌龙茶具有良好的利尿作用，其蕴含的丰富多酚可吸收食物中的脂肪，并排出体外，严重虚胖的痰湿者一定要经常饮用。

【冲泡方法】在温热的茶壶中放入适量乌龙茶茶叶，加入热水浸泡 1~2 分钟。品尝乌龙茶时最好使用功夫茶具，茶壶中的茶先注入茶海，再由茶海注入闻香杯，最后注入饮用茶杯。边寻味闻香杯中的余香，边品尝韵味十足的乌龙茶，是何等的闲适风雅。

额外推荐

【普洱茶】

普洱茶具有利尿作用，且越浸泡越香醇。

冲泡方法：在茶壶中放入适量普洱茶，加入热水浸泡约 20 秒，头一泡为洗茶，倒掉不用；再次加入热水浸泡约 1 分钟即可饮用。

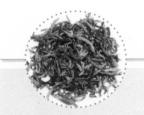

普洱茶：普洱茶膏黑如漆，醒酒第一，消食化痰、清胃生津的效果非常好。冲泡宜选腹大的壶，可冷饮也可热饮。

【薏苡仁茶】

薏苡仁茶有助于痰湿者排出体内堆积的水分，有效消除水肿，且可改善长痘等肌肤问题。

冲泡方法：1000 毫升沸水中加入 1 袋市面上出售的薏苡仁茶茶包（约 5 克），小火煮 2~3 分钟后即可饮用。

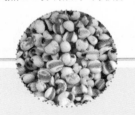

薏苡仁茶：能利尿、通血脉、祛油脂，长期饮用有益健康，还能美化皮肤。能减轻口唇及口腔发炎，缓解眼睛疲劳感。

【蒲公英银花茶】

蒲公英银花茶能清热解毒、祛湿排脓。

冲泡方法：将蒲公英、金银花倒入清水，以大火煮开转小火慢煮 20 分钟。在熬煮的过程中，需定时搅拌，最后盛出前，加白糖调味，去渣取汁当茶饮。

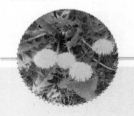

蒲公英：可清热解毒，消肿散结，有显著的催乳作用，治疗乳腺炎十分有效。无论煎汁口服，还是捣泥外敷，皆有效验。

每天走一走，祛湿健身有益处

我们每天都走路，其实步行也是一种简便易行的健身方法，如果能正确地走路，就更有益我们的身心健康。

步行健身的好处

据科学家研究，走路锻炼对人的身体健康有以下好处。

好处 1：增强心肺功能

步行提供足够的运动量，改善血液循环，预防感冒等呼吸道疾病，以及动脉硬化等心血管疾病。

好处 2：保持良好体形

步行能增加消化液的分泌，尤其是早餐后步行上班可加快消化和吸收，有助于减肥。

好处 3：提高睡眠质量

每天坚持走路 30 分钟以上，尤其是睡前走路，有助于提高夜间睡眠质量。

好处 4：控制血糖和血压

正确的步行健身能够调节内分泌，使血压保持稳定，同时还有控制血糖的作用。

好处 5：治疗颈椎疾病

步行健身时抬头挺胸、双肩摆动，是刺激肩颈部的有效活动，有助于治疗长期伏案造成的颈椎疾病。

好处 6：改善情绪

步行是对脚掌一种有效的按摩方法，能够刺激脚掌上的诸多穴位，有助于缓解压力和解除忧虑，可提高大脑的兴奋性。

好处 7：预防骨质疏松症

步行运动能促进骨骼和肌肉的血液循环，为骨质提供更多的钙质，配合含钙食物，能预防老年性骨质疏松症。

功能性步行健身法

10 点 10 分走

两手侧上举，像钟表 10 点 10 分的样子，每次走 200 步。每天坚持，能锻炼两肩膀之间的背部肌肉，治疗颈椎病。

健康4步走

每走4步中有3步吸气，1步呼气，呼气时要尽可能快、猛，这样能锻炼肺部功能。每天坚持走10分钟，可防止肺功能退化。

扭着走

扭着走能按摩肠胃，主要是治疗便秘。方法是先原地扭，再扭腰摆胯地走路，使肠胃蠕动得更快。每天坚持扭步走10分钟会有很好的效果。

抬腿走

每天抬腿走几十步到上百步，能锻炼腹股沟部位的肌肉，可以防止老年人患腹股沟疝，也能防止走路摔倒。

弹着走

练弹着走每天坚持半小时以上，可有效地促进血液循环，锻炼足弓等部位，防止足弓塌陷、长脚垫、第1趾外翻。

正确地安排时间，走出健康

想要达到步行健身的目的，科学地安排锻炼时间很重要。在不适宜锻炼的时间，就千万别盲目逞强，否则不仅不能达到锻炼的目的，反而会事与愿违、危害身体。正确的锻炼时间有以下两个阶段。

这些时间可以走

9:00~11:00

这个时间段，人吃过早餐，已经补充了适量的水分和能量，内脏和各个器官开始正常工作了，正适合人们户外步行运动。

15:00~21:00

丰富的午餐提供了足够的营养和热量，经过30分钟左右的午休，人体的精神开始旺盛起来。此时的温度和人体的状态都适合外出步行健身。

这些时间不宜走

5:00

有些老年人天还没有亮就爬起来外出步行锻炼，而且速度很快。这样是非常危险的，因为清晨人的心脏最脆弱，此时快走锻炼容易突发心脏病和脑出血。

饭后半小时

肠胃内充满了需要消化的食物，此时运动，就会使大量的血液分布到四肢，引起消化不良。肠胃会随行走震动，在重力作用下容易引起胃下垂。

8

图书在版编目（CIP）数据

黄帝内经养生智慧全书 / 于雅婷, 孙平主编. —南京 : 江苏凤凰科学技术出版社, 2016.6（2021.1 重印）
（含章·健康养生堂书系）
ISBN 978-7-5537-3741-6

Ⅰ.①黄… Ⅱ.①于… ②孙… Ⅲ.①《内经》- 养生·（中医）Ⅳ.①R221

中国版本图书馆CIP数据核字(2014)第203072号

黄帝内经养生智慧全书

主　　　编	于雅婷	孙　平	
责 任 编 辑	樊　明	祝　萍	
助 理 编 辑	冼惠仪		
责 任 校 对	郝慧华		
责 任 监 制	方　晨		

出 版 发 行　　江苏凤凰科学技术出版社
出 版 社 地 址　　南京市湖南路 1 号 A 楼，邮编：210009
出 版 社 网 址　　http://www.pspress.cn
印　　　刷　　文畅阁印刷有限公司

开　　　本　　718 mm×1 000 mm　1/16
印　　　张　　22
字　　　数　　250 000
版　　　次　　2016年6月第1版
印　　　次　　2021年1月第2次印刷

标 准 书 号　　ISBN 978-7-5537-3741-6
定　　　价　　45.00元

图书如有印装质量问题，可随时向我社出版科调换。